不調が消え、免疫力アップ

毎日の冷えとり漢方

川嶋 朗
東京有明医療大学教授

河出書房新社

はじめに

病院に行くほどではないけれど不調を感じていたり、体質だから仕方がないと長年あきらめてきた症状があったりするなど、ちょっとした不調に悩む女性をよく見かけます。


そのお悩み、漢方にお任せください。

漢方は、そういった不調を改善することを得意分野としています。

しかも方法は簡単。

体の冷えをとり、温めるだけ。


どこを、どのくらい行なう、など細かい決まりはありません。

冷えているところを温めると気持ちがいいので、気持ちがいいところを温めてください。


それだけ？と思う方もいるかもしれません。

じつは、症状は異なっても原因を探っていくと、体の「冷え」に行き着くことがとても多いのです。

そのため、特定の症状を治そうと「冷えとり」を始めた結果、ほかのうれしい効果が表れるということも少なくありません。プラスアルファの効果が得られるのも「冷えとり漢方」の特徴です。

第1章では、冷えのデメリットや原因などを解説。
第2章では、冷えとりの実践方法をふんだんに紹介。
第3章では、症状別の改善法を載せました。

体が温まると、気持ちも温まります。
気持ちが温まると、前向きに軽やかになります。

漢方には、日々をより元気に過ごし、美しく生きる知恵が詰まっています。
体も心も、毎日の暮らしが健やかになる手がかりに本書がなれば、それ以上の喜びはありません。

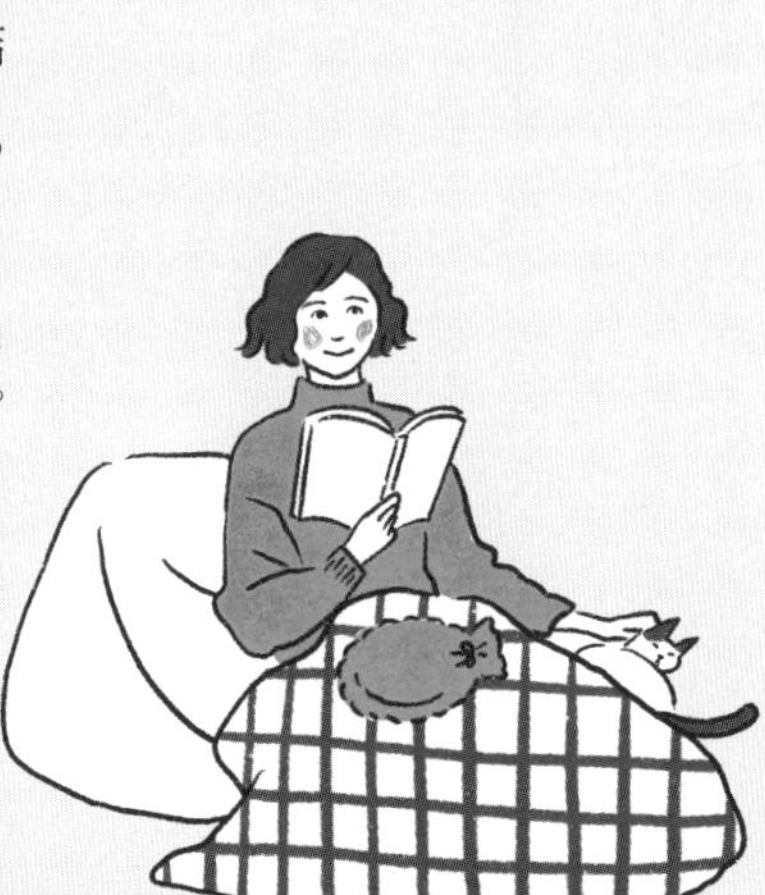

川嶋 朗

毎日の冷えとり漢方　もくじ

はじめに……2

第1章 冷えの悩み、漢方でラクになります！

その不調、その悩み、体の「冷え」が原因です……12
すぐにわかる、あなたの「冷え」チェック……14
体が冷えていると、いいことは何ひとつありません……16
冷えをとると体すっきり、免疫力アップ……うれしい連鎖がどんどん……18
未病は「今ならまだ間に合う」という体からの大事なサイン……20
漢方のアプローチが女性の体をやさしく整える……22
温めて、本来からだに備わっている「自然治癒力」を呼び覚ます……24
がんばらず「ゆったり」ととり入れるのもポイント……26

第2章

心も体もポカポカに！

今日から始める漢方の冷えとり習慣

外から体を温める …… 34

温める7つのポイントを押さえる …… 36

湯たんぽでお腹を温める …… 38

蒸しタオルで、首と目をじんわり温めて疲れもとる …… 40

カイロは肩甲骨のあいだと仙骨付近に貼ると全身ポカポカ …… 42

座る時間が多いなら、三角タオルをイスにはさんで血流の滞りを防いで …… 44

腹巻きは夏冬問わず身に着けたい …… 46

くつ下は5本指くつ下が○ 足首を締めつけないタイプを選んで …… 48

足先にアルミホイルで長時間ポカポカをキープ …… 50

室内では脱ぎ着しやすいカーディガンなどを1枚持っておく …… 52

おでかけはインナーで調節する …… 54

内から体を温める …… 56

キンキンに冷えたものは避けて、常温以上の温かいものを選ぶ …… 58

朝起きたら白湯を1杯飲む …… 60

温め食材の代表の生姜を上手にとり入れる …… 62

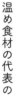

色の濃い食材は体を温める「赤、黒、橙色」など …… 64
秋・冬が旬の食材、寒冷な地域が原産地の食材は体を温める …… 66
土のなかにできる野菜は体を温める …… 68
果物は生よりドライフルーツが〇 …… 70
ねぎ、にんにくなどの薬味、とうがらしなどのスパイスを活用する …… 72
生サラダより温野菜、冷奴より湯豆腐 …… 74
ティータイムは黒茶でいっぷくを …… 76
よく噛んで食べると、体温は上昇、体脂肪は減少する …… 78

動いて体を温める

…… 80
移動時間を利用して1日10分歩く …… 82
発熱器官の筋肉は、大きい筋肉を鍛えると効率的 …… 84
「ながら運動」でちゃっかり筋トレ完了 …… 86
運動はレジスタンス運動と有酸素運動の組み合わせがベスト …… 88
パソコン作業は「肩すぼめ体操」と「肩まわし体操」で血流を促して …… 90
座ったまま足のレジスタンス運動で基礎代謝を上げる …… 92
ゴルフボールの「足裏マッサージ」で日中ずっと冷えとり …… 94

1日の終わりには「ふくらはぎ」をマッサージして疲れと冷えをとる……96
冷えに効くツボは「三陰交」と「湧泉」……98
すきま時間に「指組み」で末端から全身の血めぐりを促す……100
芯から体を温める……102
38〜40度のお風呂に1日10分入る……104
入浴後は30分以内に布団に入る……106
就寝時間のベストタイムは22時 朝は日の光をたっぷり浴びる……108
手浴・足浴は「気持ちいい〜」と実感しやすくリラックス効果も……110
サウナ効果に似た「ひざ下入浴法」で自律神経を元気にする……112
呼吸に意識を向けてみる……114
映画を観ておもいっきり泣く 漫才を見ておもいっきり笑う……116
その薬、ほんとうに必要？飲む前に、自分でちゃんと考える……118
「冷えとり」はマニュアル化できない。あなたの「気持ちいい」が判断基準……120
毎朝、起きぬけに体温を計る……122

第3章

冷えがなければ不調知らず！

お悩み・症状別 漢方の処方箋

1 頭痛……130
2 肩こり、首のこり……132
3 髪のトラブル……134
4 耳鳴り……136
5 目のかすみ、疲れ、クマ……138
6 鼻水、鼻づまり、花粉症……140
7 口内炎……142
8 せき、のどの痛み……144
9 肌のトラブル……146
10 かゆみ、湿疹……148
11 むくみ……150
12 胃痛、胃もたれ……152
13 便秘……154
14 下痢……156
15 痔……158
16 頻尿……160
17 生理痛……162
18 不妊……164
19 腰痛……166
20 ひざの痛み……168
21 こむら返り……170

22 水虫 172
23 手足の冷え 174
24 やせにくい、太りやすくなった 176
25 めまい 178
26 のぼせ 180
27 不眠 182
28 疲れ、だるさ、倦怠感 184
29 風邪をひきやすい 186
30 怒りっぽい 188
31 不安、焦燥感 190
32 思い悩みがち 192
33 やる気が出ない 194

知っておくと安心！
漢方薬の豆知識 28
押したい場所がひと目でわかる！
ツボMAP 124
タイプ別・養生ノート
漢方の体質診断 196
季節を感じて過ごしたい
冷えとりカレンダー 210

参考文献
川嶋 朗編著 **『冷え外来』** 医歯薬出版
寺澤捷年著 **『JJNブックス 絵でみる和漢診療学』** 医学書院
室谷良子監修
『ピクチャーブック 爪のケア・手足のケア技術』 看護の科学社
薬日本堂監修
『毎日役立つ からだにやさしい 薬膳・漢方の食材帳』 実業之日本社

この本の使い方

● 持病のある方、体調に不安のある方、特定の疾患があり現在治療を受けている方、妊娠中または妊娠していると思われる方は、実践前に主治医に相談してください。

● 傷口や炎症部分、ねんざや関節炎など熱を持っている部分、細菌の感染などで化膿している部分、痛みを伴う炎症、明らかに腫れている部分は温めてはいけません。

● 湯たんぽ、蒸しタオル、使い捨てカイロ、ドライヤーなどの温めアイテムは、やけどや低温やけどをしないように注意してください。市販のものについては、商品の説明書をよく読んで使用してください。

● ツボのなかには、妊娠中の方は避けたほうがよいツボもあります。実践前に主治医に相談してください。

● 温めすぎや無理はしないでください。冷えとりは「気持ちがいい」を基準に実践してください。

第1章

冷えの悩み、漢方でラクになります！

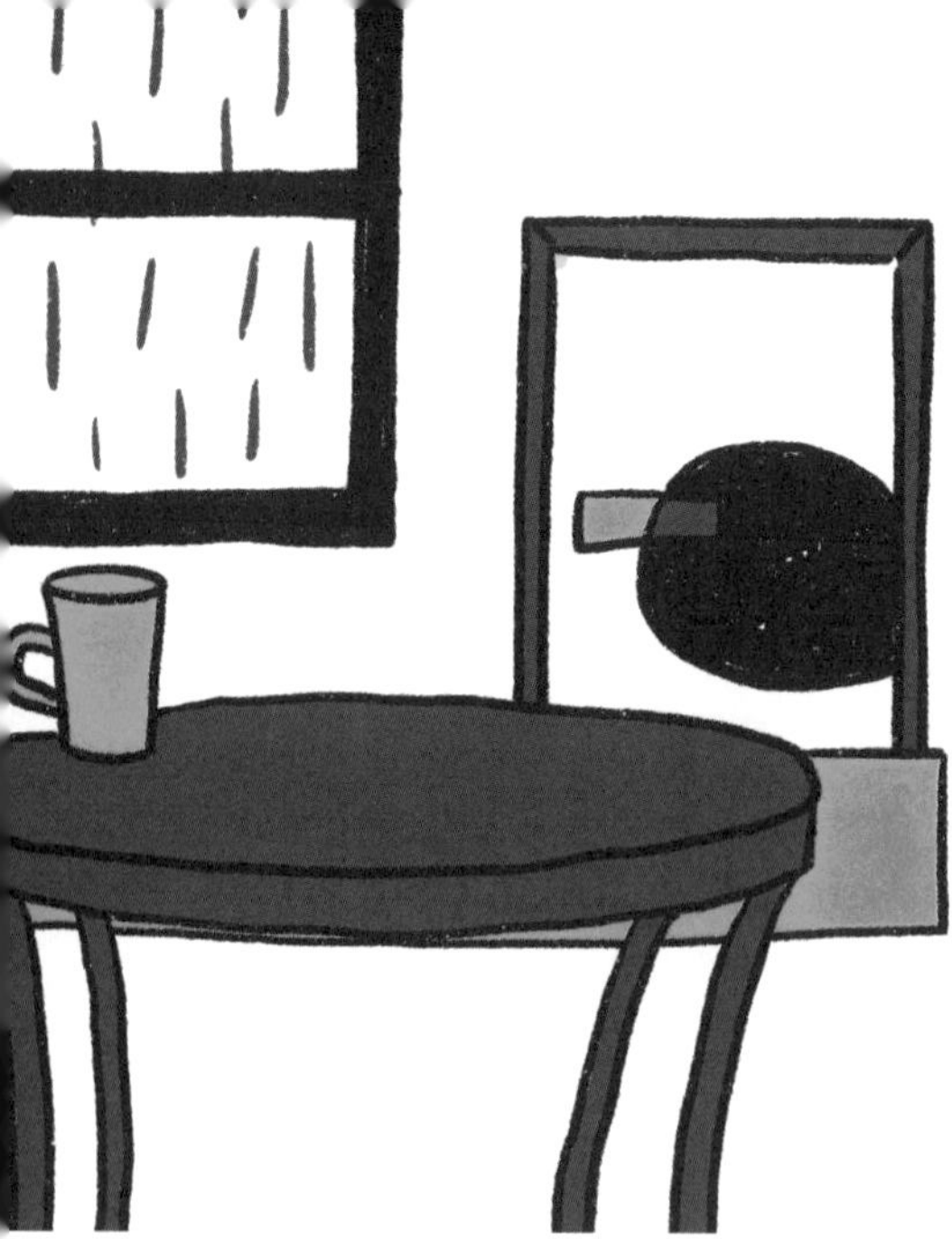

その不調、その悩み、体の「冷え」が原因です

自覚のないまま冷えを抱え込んでいることも

「病院に行くほどではないけれど……」「体質だから仕方ないか……」「そういう年齢なのかな……」

そんなふうに、なんとなく自分の体に不調を感じながらも我慢していること、ありませんか?

たとえば肩こりや頭痛、生理痛、便秘、肌荒れ、むくみ、疲れやすい、太りやすくなった、寝つきが悪い、不安、イライラ……など。症状はバラバラですが、漢方医学の観点から原因を紐解《ひもと》くと、じつはいずれも体の「冷え」に行き着きます。

肩こりなどの痛みは、冷えて筋肉の血流が減っているため。便秘は内臓の冷え。肌荒れやむくみ、疲れる、太るなどは冷えによる代謝不良の典型例。睡眠障害は冷えによる自律神経のバランスの乱れが疑われますし、体の冷えは心にも影響します。

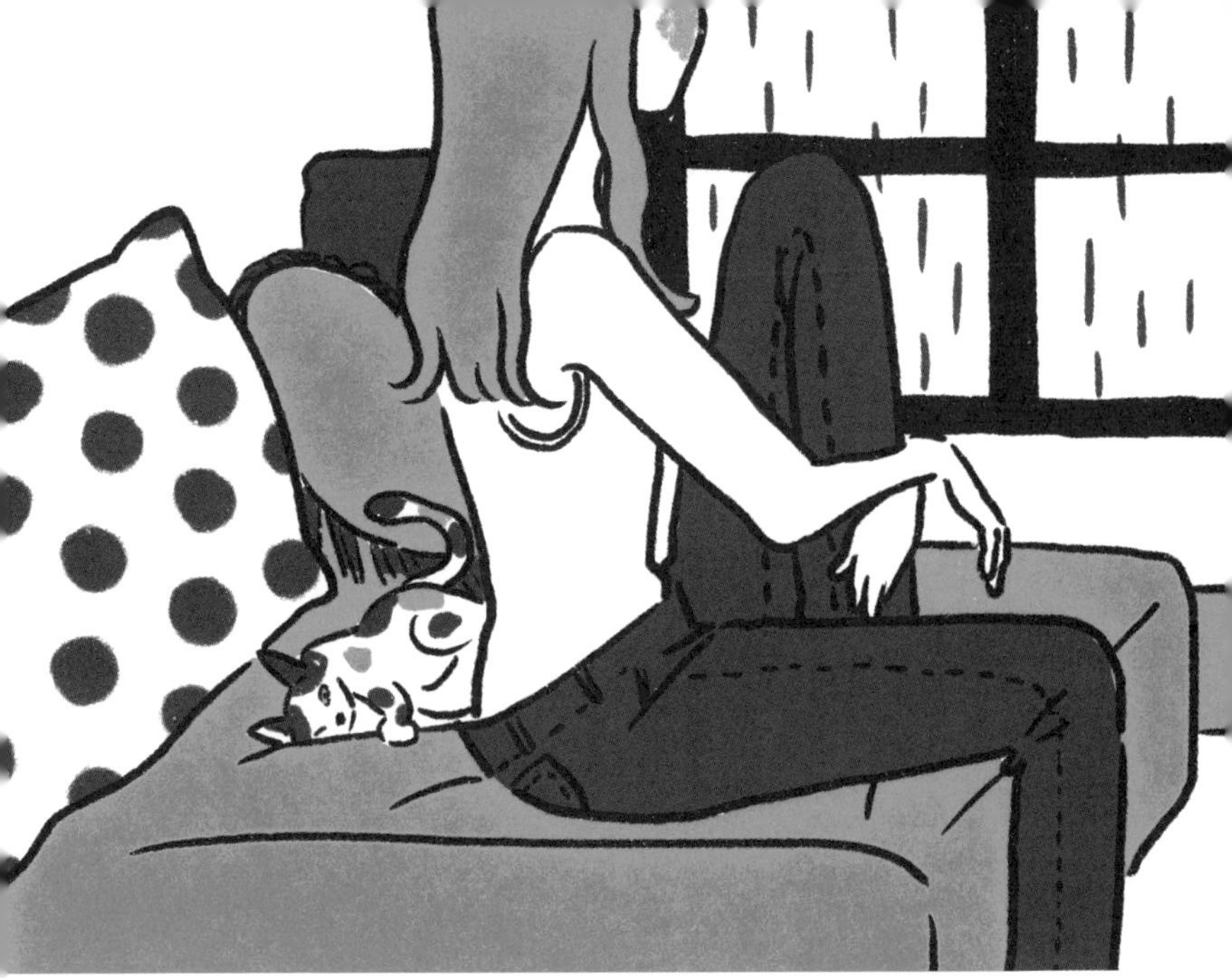

「冷え」と聞くと、「わたしは寒くないから大丈夫」と思う人もいるでしょう。しかし「冷え」と「寒さ」は違います。

「寒さ」は、自分のいる環境における温度の低さを体感したもので、一過性です。それに対して「冷え」は体のなかに入り込み、体が本来活動しやすいベストな温度より低くなり、常態化していることを意味します。そのため、本人が気づかないことも多いのです。

注意してほしいのは、自覚のない「冷え」がじつに多いということ。

「冷え」は、手足が冷たい冷え症が有名ですが、手足は温かいのにお腹が冷たいというパターンもあります。また必ずしも体に冷たい部分があるとも限らず、先に挙げた不調として表れるというケースも少なくありません。

すぐにわかる、あなたの「冷え」チェック

冷えは放っておくと危険
だから早めに気づきたい

残念ながら「冷え」は、擦り傷のように多少放っておいても、次第にかさぶたができて治っていくというものではありません。むしろ放置するとどんどん悪化し、不調の原因になるばかりか、重い病気の引き金にさえなってしまうのです。

だから早めに気づいて対処したいもの。「冷え」を知るための、とても簡単なチェック方法を紹介しましょう。

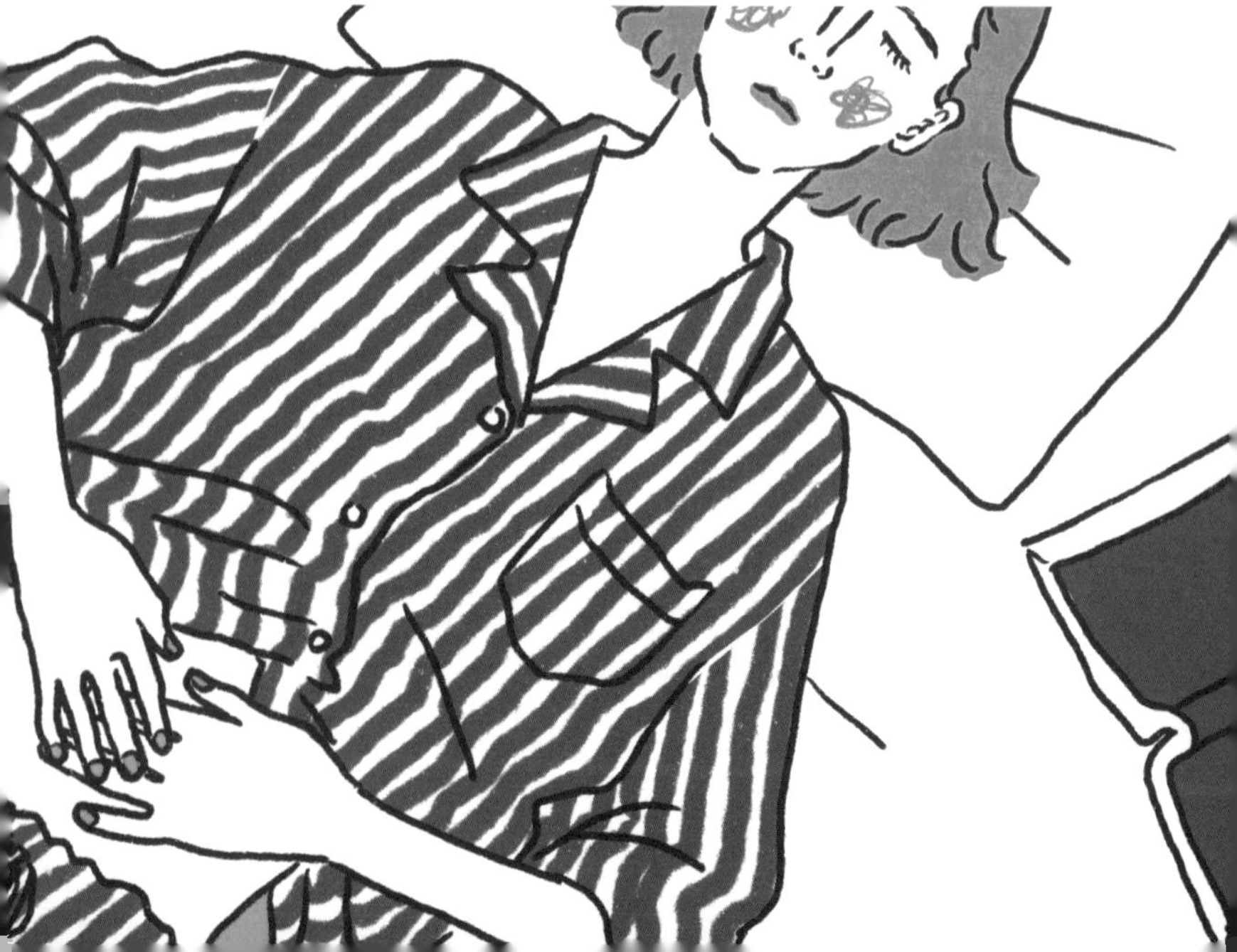

チェック方法①

朝、起き上がる前に、布団のなかでわきの下に手を入れてください。次に、その手をお腹に当ててみてください。

いかがですか？　お腹のほうが冷たいと感じたら、あなたの体は冷えています。

寝ているときというのは、体は布団のなかにあるので外気の影響を受けません。そのため体表面の温度は均一になるはずなのです。暑くて布団をはねのけていた場合は、判定対象外とします。

チェック方法②

もうひとつ。耳を折ってみてください。もし痛ければ、あなたは冷えている可能性があります。

耳は毛細血管のかたまり。痛みを感じるのは、体が冷えているために血流が滞り、末端まで血が届いていないからです。

チェック方法③

温かいものに触れたときの感覚でも判断できます。「気持ちいい」「心地よい」と感じたら、それは体が熱を欲しているという証拠。

そのほか、第3章に挙げた症状にひとつでも心当たりがあるようなら、一度「冷え」を疑ったほうが無難です。

なお、平熱が35度台であれば、疑いの余地はありません。

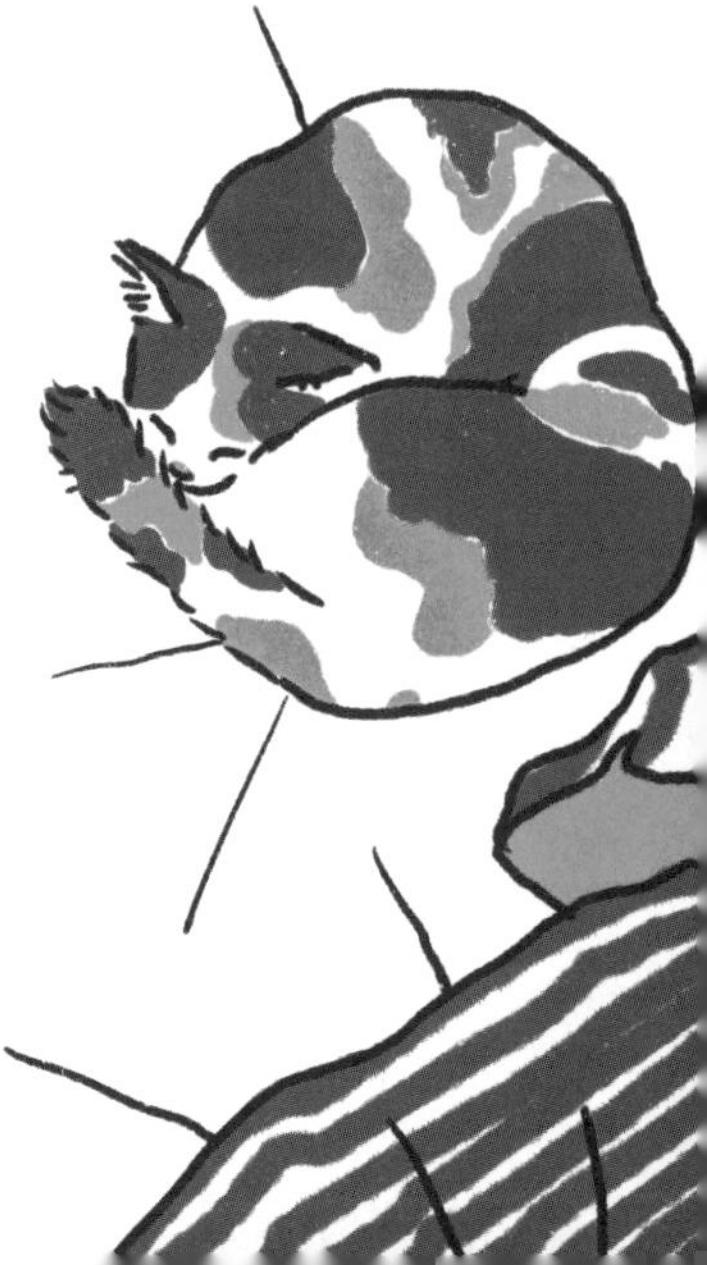

体が冷えていると、いいことは何ひとつありません

冷えて血液はドロドロ 新陳代謝は低下、がんのリスクも

残った肉じゃがを冷蔵庫に入れておくと、取り出したとき、表面に白いかたまりができていることがありますね。そう、脂《あぶら》です。脂は冷えると固まる性質があります。冷えた体内では、これと同じようなことが起きています。

わたしたち人間の血管は、地球2周半の長さに相当します。血液は、これほどの長い距離をすみずみまで素早くめぐり、酸素や栄養分を届け、老廃物を運び出し、日々健康を維持しています。

ところが体が冷えると、余分な脂肪分が固まって体内に残ったり血管の内側に付着したりします。のみならず、冷えを感知した体は血管を収縮させるので、血流はますます滞り、血管は詰まりやすく、血液はドロドロに。

これによって、肌荒れや太る要因のほか、動脈硬

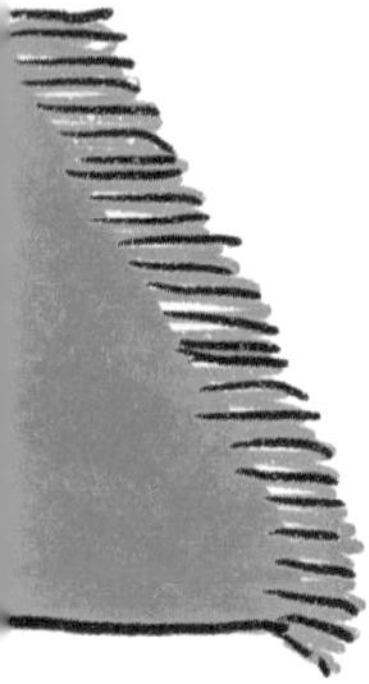

化や糖尿病、肝臓や腎臓の疾患《しっかん》など、深刻な病気の発端を作り出してしまうのです。

それだけではありません。体が冷えると、酵素《こうそ》の働きが鈍くなります。

酵素は、あらゆる生命活動に関わる重要な物質です。細胞の合成や分解・代謝を行なったり、ウイルスや病原菌を退治する免疫を活性化したり。

また、老化の原因となる活性酸素を中和するのも酵素です。

もちろんホルモンの合成にも関わっているので、冷えると必要なホルモンがうまく作られなくなります。それは女性ホルモンも例外ではありません。

また遺伝子修復酵素は、ウイルスや紫外線などによって傷ついた遺伝子を修復していますが、冷えて働きが鈍くなれば傷ついた遺伝子はそのままに。そこから、がん細胞が発生する可能性が指摘されているのです。

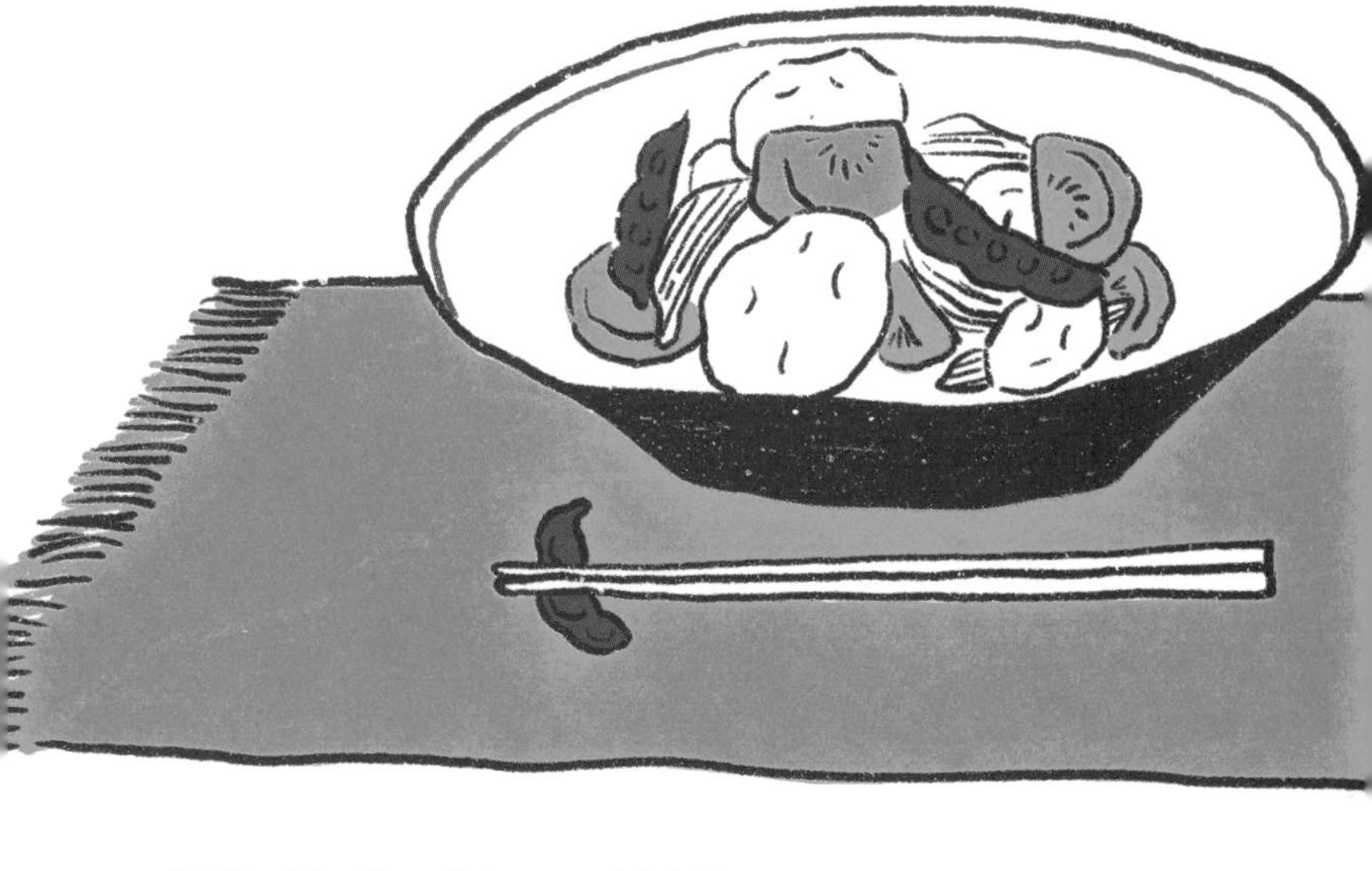

冷えをとると体すっきり、免疫力アップ……うれしい連鎖がどんどん

温めると血流や代謝が回復
さらにHSPも生まれる

まず、知っておいてほしいのは、「冷え」は治るということ。

もし、「体質だから仕方がない」と思っている悩みや不調があるとするなら、それは今の体質であって、一生続くものではありません。体質は変えられます。

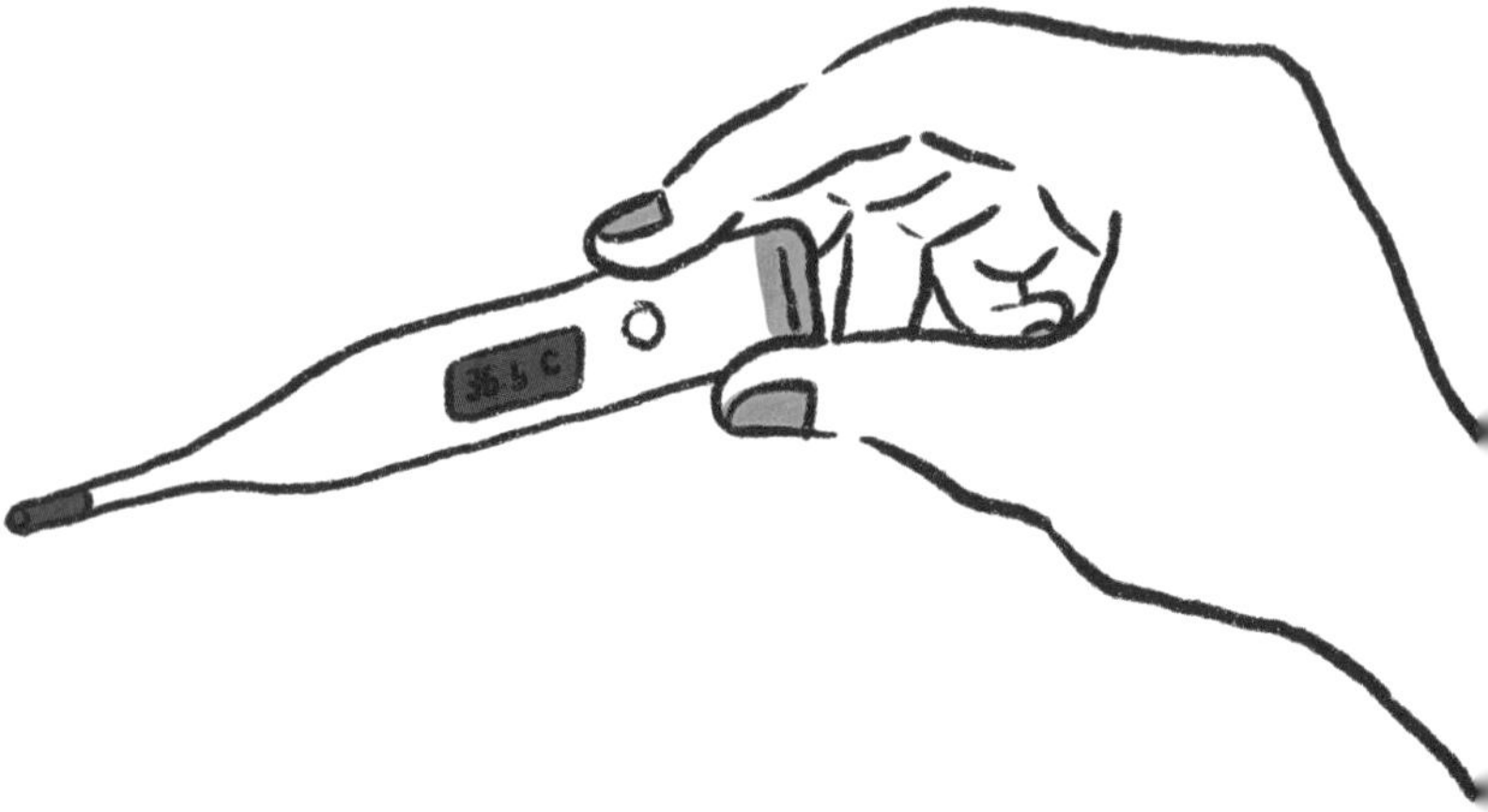

方法は至極簡単。温めればいいのです。

17ページでお話しした酵素は、体内温度が38度前後で最も活発に活動します。この体内温度を維持するには、体温は36・5～37度がベスト。

平熱がこのあいだになるように、体を温めて冷えをとりましょう。詳しい方法は第2章で紹介していきます。

血管は冷えると収縮しますが、温まると拡張します。冷えて固まった脂肪も、温まれば溶け出します。血液もドロドロからサラサラに改善すれば、血流が回復。すると代謝も上がり、さらに体が温まるという好循環が生まれます。

きちんと酸素と栄養がいきわたり、老廃物を回収するスムーズな血液循環になれば、不調はすーっと消えていくでしょう。

また、体に適度に熱を加えると、リンパ球の数が増えます。リンパ球の数は、免疫力を表すものさしのひとつ。つまり、体を温めると免疫力が上がるということです。

さらに、ヒートショックプロテイン（ＨＳＰ）が生まれることもわかってきています。

ＨＳＰとは、傷んだ細胞や異常細胞を修復するたんぱく質です。体温プラス2度ほどの温度で体に熱を加えると、最も活発に生成されます。先に述べたように理想体温は36・5～37度なので、ＨＳＰ生成には38～40度くらいで温めるのがよいということになります。

この温度は、ちょうど１０４ページで推奨しているお風呂の温度と同じです。

日本には、古くから湯治《とうじ》という習慣がありました。ＨＳＰが発見されたのは１９６２年ですが、先人たちはそれよりずっと以前から、体を温めることが痛みを和らげ不調を治すということを知っていたのです。

未病は「今ならまだ間に合う」という体からの大事なサイン

つらい症状やなんとなくの不調をもう我慢しないで

「未病《みびょう》」という言葉をご存じですか？　文字どおり、まだ病気にはなっていない状態、病気と健康のあいだという意味です。

「冷え」は、未病の代表的症状です。

漢方医学では、古くから未病を重視してきましたが、西洋医学にはこの概念がありません。未病は、漢方特有の概念なのです。

分析科学的な手法を用いる西洋医学は、病人より

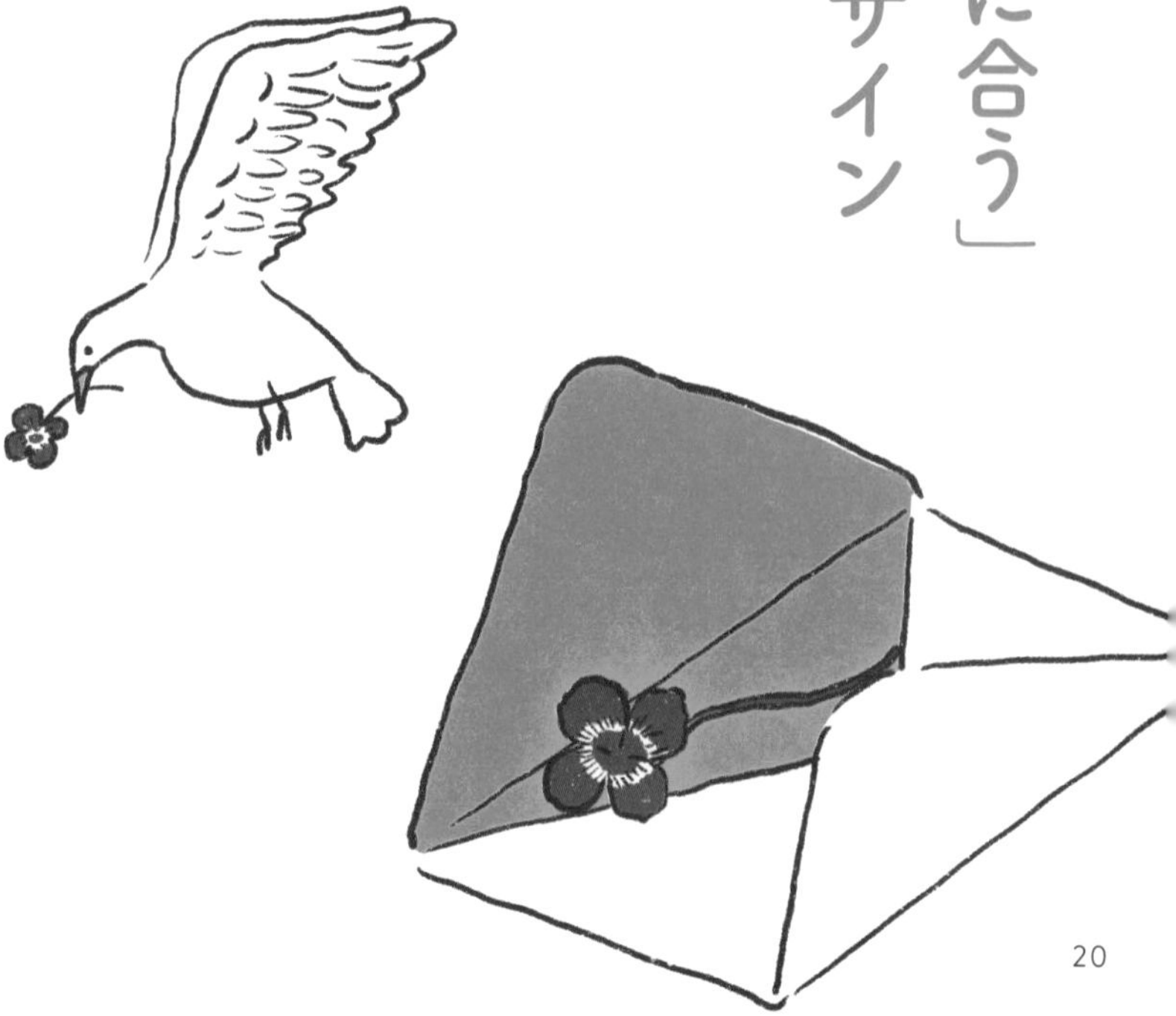

病気そのものに研究対象を絞り発展してきました。そのため、検査で数値に問題が見られなければ、とくに処方もなく帰されるのが通例です。それもそのはず。概念がないので病名もなく、当然、治療法もないからです。病名が付いたとして、「不定愁訴《しゅうそ》」と言われるのが関の山。

冒頭で、未病は「まだ病気にはなっていない状態」と述べましたが、確かに痛みやつらさ、不快感など、なんらかの症状があるのが未病です。そしてやっかいなのは、未病は個人的な感覚でもあり、他人、とくに第三者には共感しづらいといった特徴を持つこと。だから抱え込んでしまう人も多いのですが、もう大丈夫。未病は漢方の得意分野です。

漢方には、心と体は一体であるという「心身一《しんしんいち》如《にょ》」の考え方があります。そのため局所的な症状のみではなく、心も含めた体全体、人間そのものを診ます。未病を重んじてきたため予防医学に長《た》けており、その処方も湯たんぽをはじめとした温罨法《おんあんぽう》や食《しょく》養生《ようじょう》、生活習慣の知恵など、ひとりでできる簡単なものが充実しています。

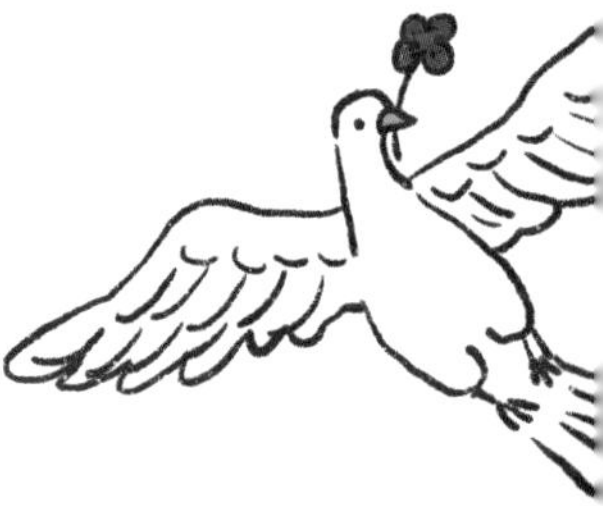

医学の是非を問うているのではなく、得意分野が異なるということです。それを見極めて使い分けが必要でしょう。ケガで傷口が開いてしまったら、当然西洋医学に頼るべきですが、未病なら漢方です。

大事なのは、未病を見過ごさないこと。未病は、「今ケアすれば健康に戻れるけれど、このままいくと取り返しがつかないよ」という体からのメッセージなのです。

漢方のアプローチが女性の体をやさしく整える

漢方はバランスの医学 「補」と「瀉」が治療の基本

漢方医学では、わたしたちの体は「気《き》・血《けつ》・水《すい》」の3つの要素で成り立っていると考えます。

「気」は、目には見えない生命の根源的なエネルギーといったもの。元気、気力、気合いの気です。「血」と「水」は、どちらも体内をめぐる体液で、体を潤《うるお》して栄養を与えます。赤い色が「血」、無色を「水」とします。現代で意味する血液と水分と捉えてよいでしょう。

気が満ち足りて正しくめぐっている状態を「正《せい》気《き》」、気が足りず気が病んだ状態を「病気《びょうき》」と言い、「病は気から」の語源はここにあります。

気・血・水は、元をたどれば「万物は気によってできている」という東洋の考え方が大前提にあり、血も水も元は気から変化したとされています。

このように、漢方において気は最も重要な概念ですが、では気だけが充分あればよいのかというとそうではありません。

3つがバランスよくめぐっていることが大切で、バランスが乱れると「冷え」などの不調が生じるわ

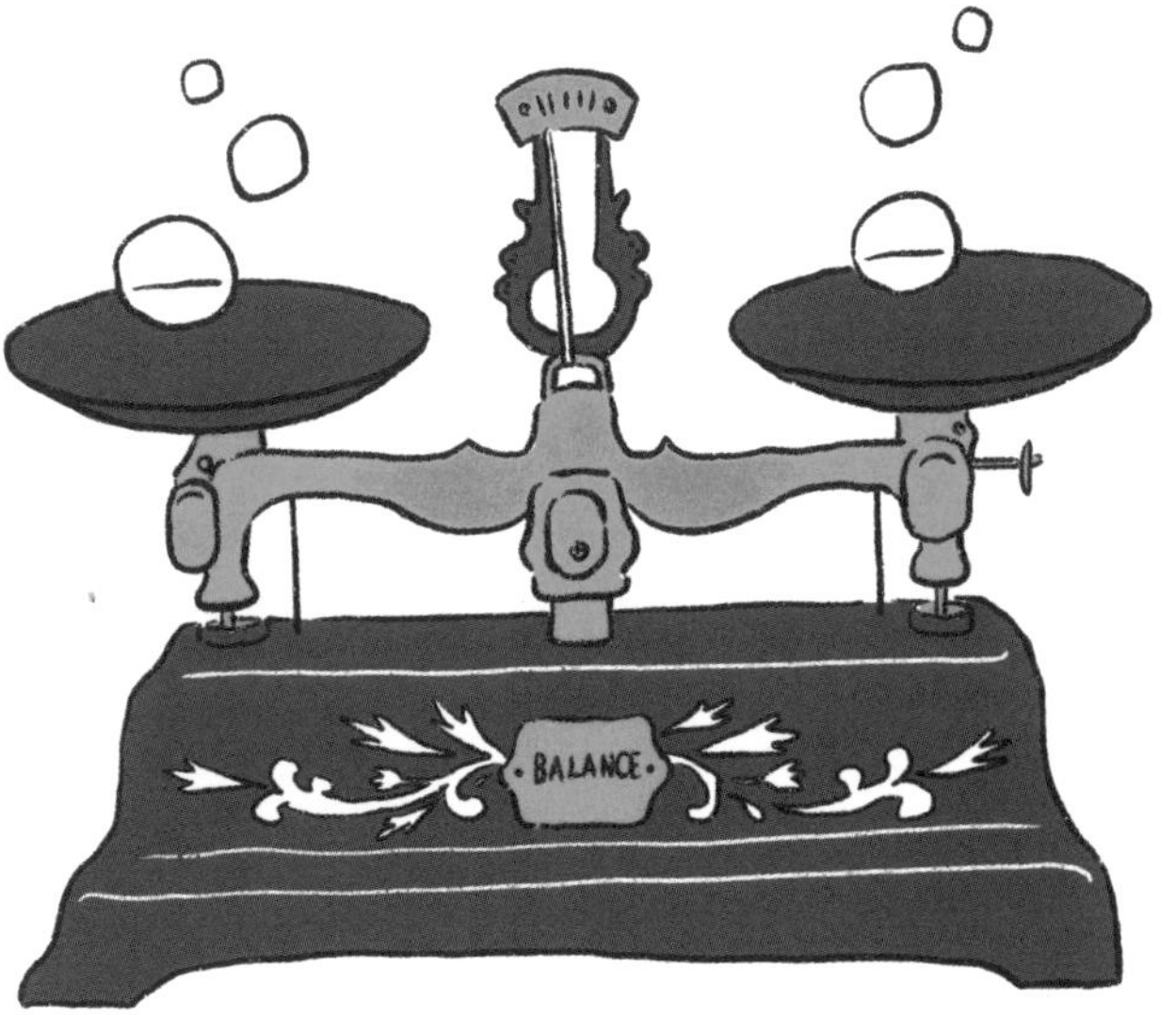

けです。

漢方ではこの気・血・水がベースにあるため、「補《ほ》」と「瀉《しゃ》」——足りなければ補い、あり余れば瀉する（捨てる）——により「整える」ことが治療の基本になります。

女性の体は、女性ホルモンの分泌量が更年期でがくっと落ちることで知られていますが、じつはこれを縮小したような変化が月経周期のなかでも起きています。

生涯のみならず、月単位でも大きく揺れ動いているので、体に与える影響は少なくないでしょう。

実際、月単位の女性ホルモンの変動により、月経前症候群（PMS）に悩む女性も少なくありません。イライラしたり集中力が低下したりなど、身心のバランスも崩しやすい状態にあります。

漢方はバランスの医学。こうした視点からも女性にはとくに適しているのかもしれません。

温めて、本来からだに備わっている「自然治癒力」を呼び覚ます

人間も自然の一部
負のスパイラルから抜け出すために

現代人は、どうしてこんなに冷えてしまったのでしょうか。

四季のある国土で暮らすわたしたちは、もともとは暑さ寒さにしなやかに対応する体を持っていました。夏は汗をかいて熱を外に逃がし、冬は体の組織を引き締めて体内で熱を作る、といった自律神経の体温調節機能がきちんと働き、安定した体温を保っていたのです。

ところがエアコンの普及により、自分で熱を作ったり逃がしたりする必要がなくなったため、もともと体に備わっていた体温調節機能は鈍ってしまい、冷えたら冷えたまま……。

そこへ追い打ちをかけたのが冷蔵庫の普及。冷たいものを口にする機会が増え、内臓は季節を問わず冷やされています。

乗りものの発達により、近所のコンビニに車で行き、スマホを見ながらエスカレーターに乗る時代。筋肉を使わないので熱も産生されません。

このような生活を繰り返していれば、体は冷える

一方。負のスパイラルに陥っていたのです。

漢方医学では、「人間の体も自然の一部」と捉えます。

そのため、自然界の動きに準じた生活をしていないと、体は不調になると考えます。

こうした漢方の観点からすると、「冷え」は自然に逆らった代償、文明と社会環境が生んだ現代病とも言えるでしょう。

とはいえ、仙人になる覚悟でもしない限り、すべての文明を手放すことは不可能です。

それならば、体を温めてください。冷えがとれて血流が戻れば、代謝も上がり、本来、体に備わっている体温調節の能力も、自然と呼び起こされるはずです。

すべての人に備わっている潜在的な自然治癒力を尊重し、それを高めて治癒へと導くのも漢方の特徴です。

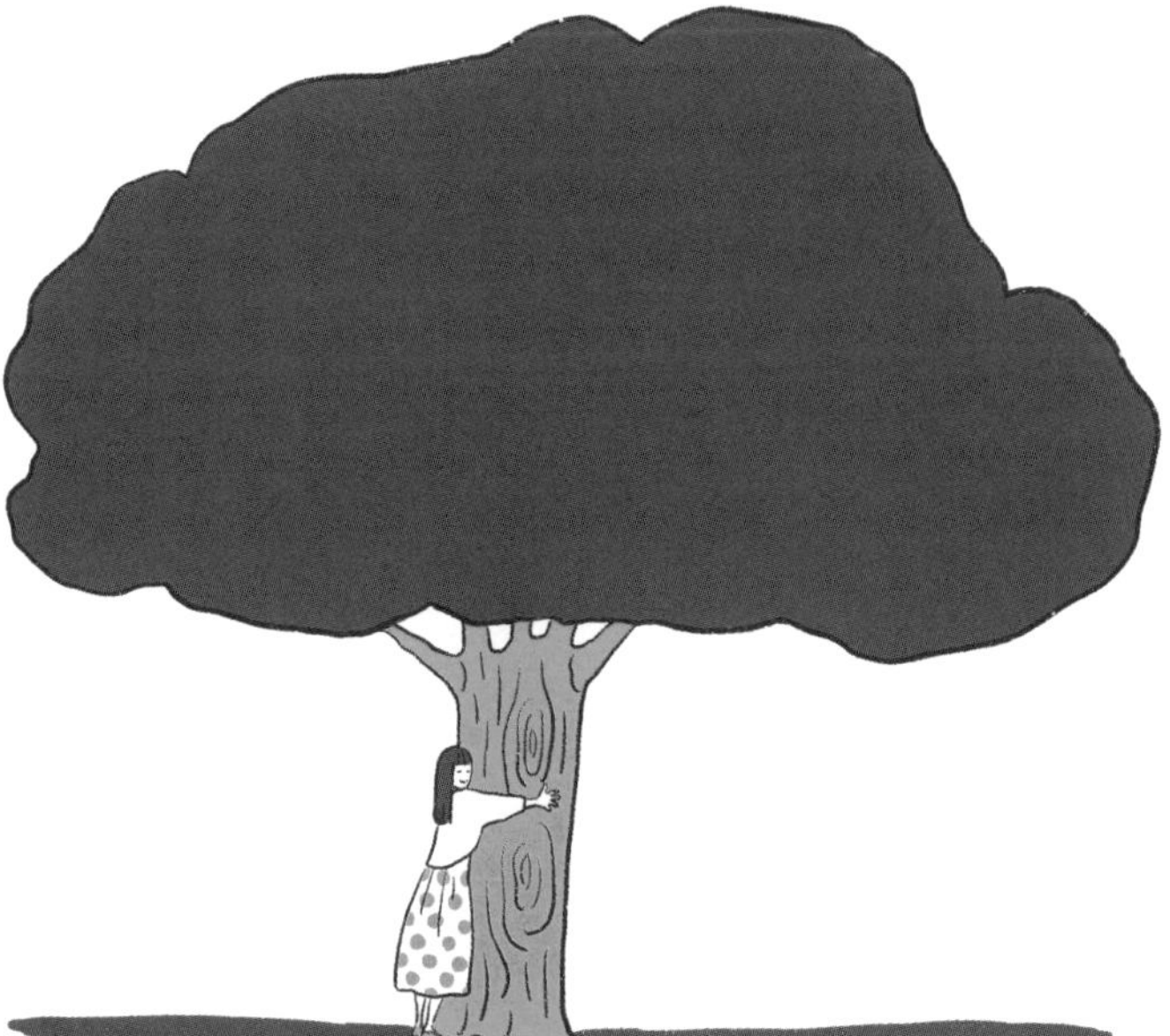

がんばらず「ゆったり」ととり入れるのもポイント

ストレスや緊張感も体を冷やす原因に

漢方医学は、じつは日本の伝統医学です。

中国の伝統医学が日本に伝わったのは、6世紀前半のこと。その後、日本の風土やわたしたち日本人の体にマッチするように改良を重ね、独自の発展をしました。

漢方は、先人たちの知恵の宝庫。第2章では、すぐに実践できるものや現代社会に応用したものを紹介しています。

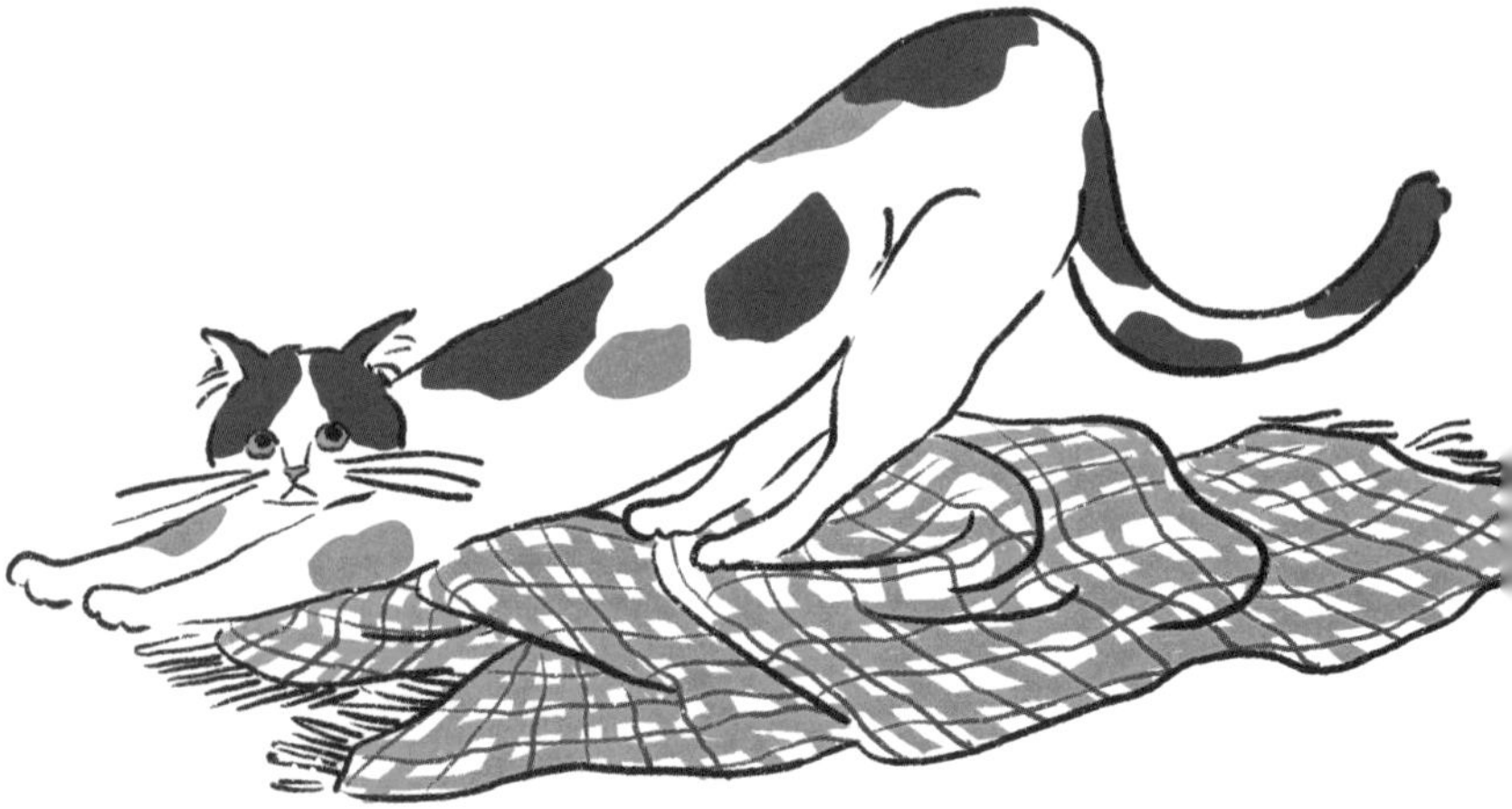

まずはパラパラとページをめくって、気に入ったものからやってみてください。

ポイントは、がんばっちゃダメ、のんびりやること。なぜなら、なにかを「しなければいけない」という緊張感はストレスになり、体を冷やしてしまうからです。

体温は、血行がよければ上がり、悪ければ下がりますが、これをコントロールしているのは自律神経です。

自律神経には、「交感神経」と「副交感神経」があります。交感神経は緊張・活動の担当で血管を収縮させ、副交感神経はリラックス・休息の担当で血管を拡張させます。

たとえば、昼間の仕事中は交感神経にスイッチが入り、血管を収縮させて体温を下げ、活動のためのほどよい緊張モードにしています。夜は副交感神経にスイッチが入り、体をゆるめてリラックスさせ、お休みモードへ。

ふたつがバランスよく機能していると、わたしたちは健康で快適に過ごすことができます。

ところが、仕事が続いて休みもないといった場合、交感神経にスイッチが入りっぱなしで血管は収縮したまま。血行が悪くなり、体は冷えます。先に挙げたストレスも同様、交感神経にスイッチが入るので体温は下がります。

24ページで冷えの原因をお話ししましたが、じつはひとつ欠けているものがあります。それはストレスです。現代社会はストレス社会。現代人はストレスを抱えている人が多く、必然的に交感神経にスイッチが傾き、冷えている人が増えてしまったのです。

もちろん、適度なストレスは必要ですが、過度のストレスには要注意。

それでは、気軽にゆるりととり入れて、気づけば元気になりましょう。

知っておくと安心！

漢方薬の豆知識

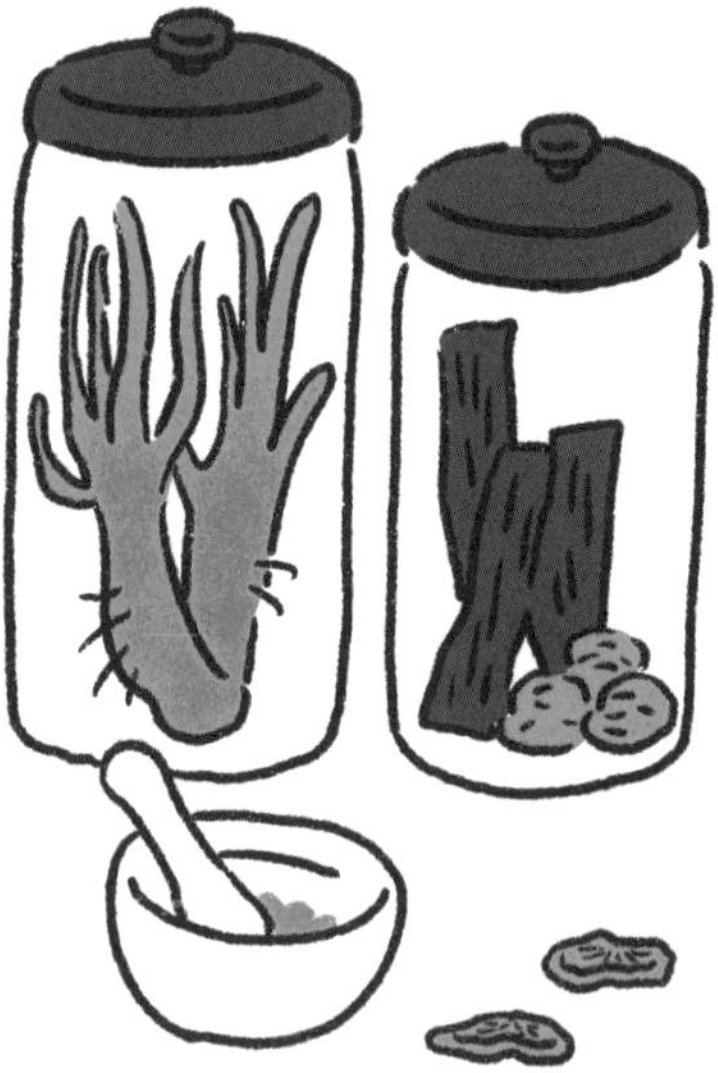

西洋医学と漢方医学は治療に対する考え方が異なり、薬もまた異なります。

一般的に、西洋薬は単一薬なのに対して、漢方薬は複合薬です。

植物をはじめとした自然界にある薬効のある物質を、薬効成分のみを精製することなく、乾燥や蒸すなどの加工をしたものを「生薬《しょうやく》」と言います。その生薬を組み合わせたものを「方剤《ほうざい》」と言い、一般的に漢方薬と言う場合は方剤を指していることが多いでしょう。

漢方では、表面に現れている症状を治す「標治《ひょうち》」のみならず、根本的な原因を治療する「本治《ほんち》」も重視します。漢方薬の処方に際しては、個々人の体質や体格なども加味して処方が決まります。ここでは、主な生薬と方剤を紹介します。

主要な生薬

黄連《おうれん》

【原料】キンポウゲ科のオウレンの細かい根をほとんど取り除いた根茎を乾燥させたもの。

【効能】健胃、抗菌作用など。また、神経過敏を鎮静する効果もある。

桂皮《けいひ》・桂枝《けいし》

【原料】シナモンの仲間であるクスノキ科のケイの樹皮を乾燥させたもの。

【効能】気のめぐりを整え、発汗させて熱を下げる効果。鎮静作用、鎮痛作用などもある。

柴胡《さいこ》

【原料】セリ科のミシマサイコまたはケイリンサイシンの根や根茎を乾燥させたもの。

【効能】消炎作用や解熱作用がある。代謝機能の調節も。

地黄《じおう》

【原料】ゴマノハグサ科のアカヤジオウの根を乾燥させたもの（乾地黄）、それを蒸したもの（熟地黄）。

【効能】下痢止め、腎機能の強化のほか、熱を下げる作用もある。

生姜《しょうきょう》・乾姜《かんきょう》

【原料】ショウガ科のショウガの根茎を乾燥させたものが生姜、皮を除き煮沸後に乾燥させたものを乾姜と言う。

【効能】消化機能の調整作用のほか、乾姜は呼吸器系の不調にも効果的。

大黄《だいおう》

【原料】タデ科のダイオウやその同属、種間雑種の根茎を乾燥させたもの。

【効能】血と気の滞りを改善。便秘の改善や代謝の改善、消炎・鎮痛作用など幅広い効果がある。

人参《にんじん》

【原料】ウコギ科のオタネニンジンの細根を除いた根、またはこれを軽く湯通しして乾燥させたもの。朝鮮人参。

【効能】疲労回復効果、抗炎症作用。生体機能活性化に効果的。

附子《ぶし》・烏頭《うず》

【原料】キンポウゲ科のハナトリカブトまたはオクトリカブトの塊根を加工処理（減毒）したもの。子根を附子、母根を烏頭と呼ぶ。

【効能】鎮痛、利尿、代謝促進など。

麻黄《まおう》

【原料】マオウ科のマオウ、その同属植物の、地上茎を乾燥させたもの。

【効能】せき止め効果、去痰効果や、抗炎症作用がある。また、発汗・解熱作用もある。

主要な方剤

処方名	構成生薬	効能・適応症状
黄連解毒湯《おうれんげどくとう》	黄芩《おうごん》、黄柏《おうばく》、黄連《おうれん》、山梔子《さんしし》	体力が中等度以上で顔色が赤みを帯びる傾向がある人の、高血圧、頭痛、胃炎、めまい、動悸、更年期障害、皮膚炎など。
葛根湯《かっこんとう》	葛根《かっこん》、甘草《かんぞう》、桂皮《けいひ》、芍薬《しゃくやく》、生姜《しょうきょう》、大棗《たいそう》、麻黄《まおう》	体力が中等度以上の人の、風邪などの初期症状（発汗のないもの）、鼻炎、頭痛、肩こり、筋肉痛、手や肩の痛みなど。
加味逍遙散《かみしょうようさん》	甘草《かんぞう》、生姜《しょうきょう》、柴胡《さいこ》、山梔子《さんしし》、蒼朮《そうじゅつ》、当帰《とうき》、薄荷《はっか》、牡丹皮《ぼたんぴ》、茯苓《ぶくりょう》	体力が中等度以下でのぼせ感やイライラがある人の、冷え、虚弱体質、月経困難、更年期障害、血の道症、不眠症など。
桂枝湯《けいしとう》	甘草《かんぞう》、桂皮《けいひ》、芍薬《しゃくやく》、生姜《しょうきょう》、大棗《たいそう》	体力が虚弱で発汗したり、また消化器系が弱い人の、風邪の初期症状に効果的。
桂枝加芍薬湯《けいしかしゃくやくとう》	甘草《かんぞう》、桂皮《けいひ》、芍薬《しゃくやく》、生姜《しょうきょう》、大棗《たいそう》	体力が中等度以下で普段から胃腸が弱い人の、腹痛、下痢、便秘、急性腸炎、慢性腸炎、過敏性腸症候群など。
桂枝加苓朮附湯《けいしかりょうじゅつぶとう》	甘草《かんぞう》、桂皮《けいひ》、芍薬《しゃくやく》、生姜《しょうきょう》、茯苓《ぶくりょう》、蒼朮《そうじゅつ》、大棗《たいそう》、附子《ぶし》	体力が虚弱で冷えやすい人の、慢性関節リウマチをはじめとする関節痛や神経痛など。
桂枝茯苓丸《けいしぶくりょうがん》	桂皮《けいひ》、芍薬《しゃくやく》、桃仁《とうにん》、茯苓《ぶくりょう》、牡丹皮《ぼたんぴ》	比較的体力があり、ときに下腹部痛、肩こり、頭重、めまい、のぼせ感などがある人の、月経不順、月経異常、皮膚炎など。
呉茱萸湯《ごしゅゆとう》	呉茱萸《ごしゅゆ》、生姜《しょうきょう》、人参《にんじん》、大棗《たいそう》	体力が中等度以下で冷え、肩こりなどがある人の激しい頭痛、片頭痛などに効果的。頭痛に伴う吐き気、嘔吐などにも効果がある。
五苓散《ごれいさん》	桂皮《けいひ》、蒼朮《そうじゅつ》、沢瀉《たくしゃ》、猪苓《ちょれい》、茯苓《ぶくりょう》	のぼせ感やのどの渇き、尿量の少ない人の、めまい、吐き気、嘔吐などを伴う急性胃腸炎、下痢、頭痛、むくみなど。

処方名	構成生薬	効能・適応症状
十全大補湯《じゅうぜんだいほとう》	黄耆《おうぎ》、甘草《かんぞう》、桂皮《けいひ》、地黄《じおう》、芍薬《しゃくやく》、川芎《せんきゅう》、蒼朮《そうじゅつ》、当帰《とうき》、人参《にんじん》、茯苓《ぶくりょう》	全身が弱っている人の、貧血、皮膚の乾燥、食欲不振などの不調のとき、慢性感染症や体力低下、冷えなどに対して効果的。
小柴胡湯《しょうさいことう》	黄芩《おうごん》、甘草《かんぞう》、柴胡《さいこ》、生姜《しょうきょう》、大棗《たいそう》、人参《にんじん》、半夏《はんげ》	体力が中等度で脇腹からみぞおちにかけて苦しい人の、胃炎、胃痛、気管支炎、疲労、風邪の後期症状の改善など。
小青竜湯《しょうせいりゅうとう》	乾姜《かんきょう》、甘草《かんぞう》、桂皮《けいひ》、五味子《ごみし》、細辛《さいしん》、芍薬《しゃくやく》、半夏《はんげ》、麻黄《まおう》	体力が中等度または虚弱で薄い水様のたんを伴う鼻水やせきの出る人の、気管支炎や気管支喘息、アレルギー性鼻炎など。
当帰芍薬散《とうきしゃくやくさん》	芍薬《しゃくやく》、川芎《せんきゅう》、蒼朮《そうじゅつ》、沢瀉《たくしゃ》、当帰《とうき》、茯苓《ぶくりょう》	体力が虚弱で冷え、貧血傾向にあって疲れやすい人の、月経異常、更年期障害、自律神経失調症、腰痛、頭痛など。
八味地黄丸《はちみじおうがん》	桂皮《けいひ》、山茱萸《さんしゅゆ》、山薬《さんやく》、地黄《じおう》、沢瀉《たくしゃ》、茯苓《ぶくりょう》、附子《ぶし》、牡丹皮《ぼたんぴ》	体力中等度以下で疲れやすく、冷えもある人の、頻尿、残尿感、排尿困難、腰痛、下肢痛などに効果的。新陳代謝低下の改善にも。
半夏厚朴湯《はんげこうぼくとう》	厚朴《こうぼく》、生姜《しょうきょう》、蘇葉《そよう》、半夏《はんげ》、茯苓《ぶくりょう》	体力が中等度でのどに異物感があり、動悸、めまいなどを伴うこともある人の、不安神経症、神経性胃炎、せきなど。
半夏瀉心湯《はんげしゃしんとう》	黄芩《おうごん》、黄連《おうれん》、乾姜《かんきょう》、甘草《かんぞう》、大棗《たいそう》、人参《にんじん》、半夏《はんげ》	体力中等度で、みぞおちがつかえた感じ、悪心、嘔吐があり、下痢の傾向のある人の、胃腸炎、消化不良、胃下垂、胃炎など。
補中益気湯《ほちゅうえっきとう》	黄耆《おうぎ》、甘草《かんぞう》、柴胡《さいこ》、生姜《しょうきょう》、升麻《しょうま》、蒼朮《そうじゅつ》、大棗《たいそう》、陳皮《ちんぴ》、当帰《とうき》、人参《にんじん》	体力が虚弱で食欲不振、疲れやすい人の、虚弱体質改善、疲れとり、食欲不振、アトニー症状の改善、寝汗など。
苓桂朮甘湯《りょうけいじゅつかんとう》	甘草《かんぞう》、桂皮《けいひ》、白朮《びゃくじゅつ》、(蒼朮《そうじゅつ》)、茯苓《ぶくりょう》	体力が中等度以下でめまいやふらつきがあったり、ときにのぼせ、動悸のある人の、頭痛、耳鳴り、神経症、神経過敏など。

漢方薬 Q&A

Q1 漢方薬はどこで手に入りますか？

A 医療機関で処方してもらうか薬局などで購入できます。

漢方薬は薬局やドラッグストアなどで購入可能ですが、医療用に比べて成分の含有量は少なく作られています。また体質などによっても処方が異なるため、最初は詳しい専門医に処方してもらうほうが安全でしょう。

Q2 西洋薬と併用しても大丈夫ですか？

A 普段飲んでいる薬があれば医師に必ず確認してください。

組み合わせによっては副作用がないとは言い切れないので、常用薬があれば必ず医師に確認してください。

Q3 漢方薬はいつ飲めばいいですか？

A 食前や食間が一般的ですが、医師の指示に従ってください。

漢方薬は、成分が吸収されやすい食前や食間に服用するのが一般的ですが、なかには食後の場合もあるので、医師や薬剤師の指示に従ってください。食前は食事の約30分前、食間は食後2～3時間後が目安です。

Q4 副作用がないってほんとうですか？

A 副作用は少ないですが、合わない漢方薬は危険です。

漢方薬は「君《くん》臣《しん》佐《さ》使《し》」（主となる君薬、補う臣薬、バランスをとる佐薬、全体の調和をとる使薬）という法則に従って生薬を組み合わせ、副作用が出ないように配合が工夫されています。ただし体に合わない漢方薬は副作用の危険もあります。防ぐためにも、素人判断をせずに専門医に処方してもらうことをおすすめします。

Q5 長く飲み続けないと効果が出ないのですか？

A そうとは限りません。即効性のある方剤もあります。

漢方薬は慢性病や根本治療に処方されることも多いので長期服用のイメージがあるかもしれませんが、即効性のある方剤もあります。一般的に、処方された方剤が合っているかの判断の目安は2週間と言われています。

第2章

今日から始める漢方の冷えとり習慣

心も体もポカポカに！

漢方の冷えとり習慣

外から体を温める

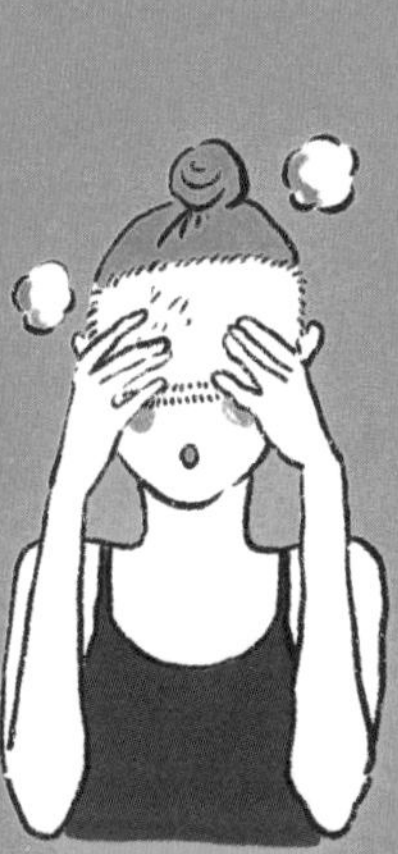

さあ、今日から冷えとり生活のスタートです。
まずは、体の外から温める方法を紹介します。

湯たんぽをはじめとした、
温めグッズを上手に活用しましょう。
衣服もちょっとしたポイントを押さえれば、ぐんと温かくなります。
まずは、体の温めるポイントを知ることからスタートしてください！

外から体を温める

温める7つのポイントを押さえる

いい理由

- 大きい筋肉があるところを温めると効率がいい。
- 「首」と名のつくところは、皮膚のすぐ下を動脈が通っているので温めて損なし。

【夏冬問わずこの7か所を温めたい】

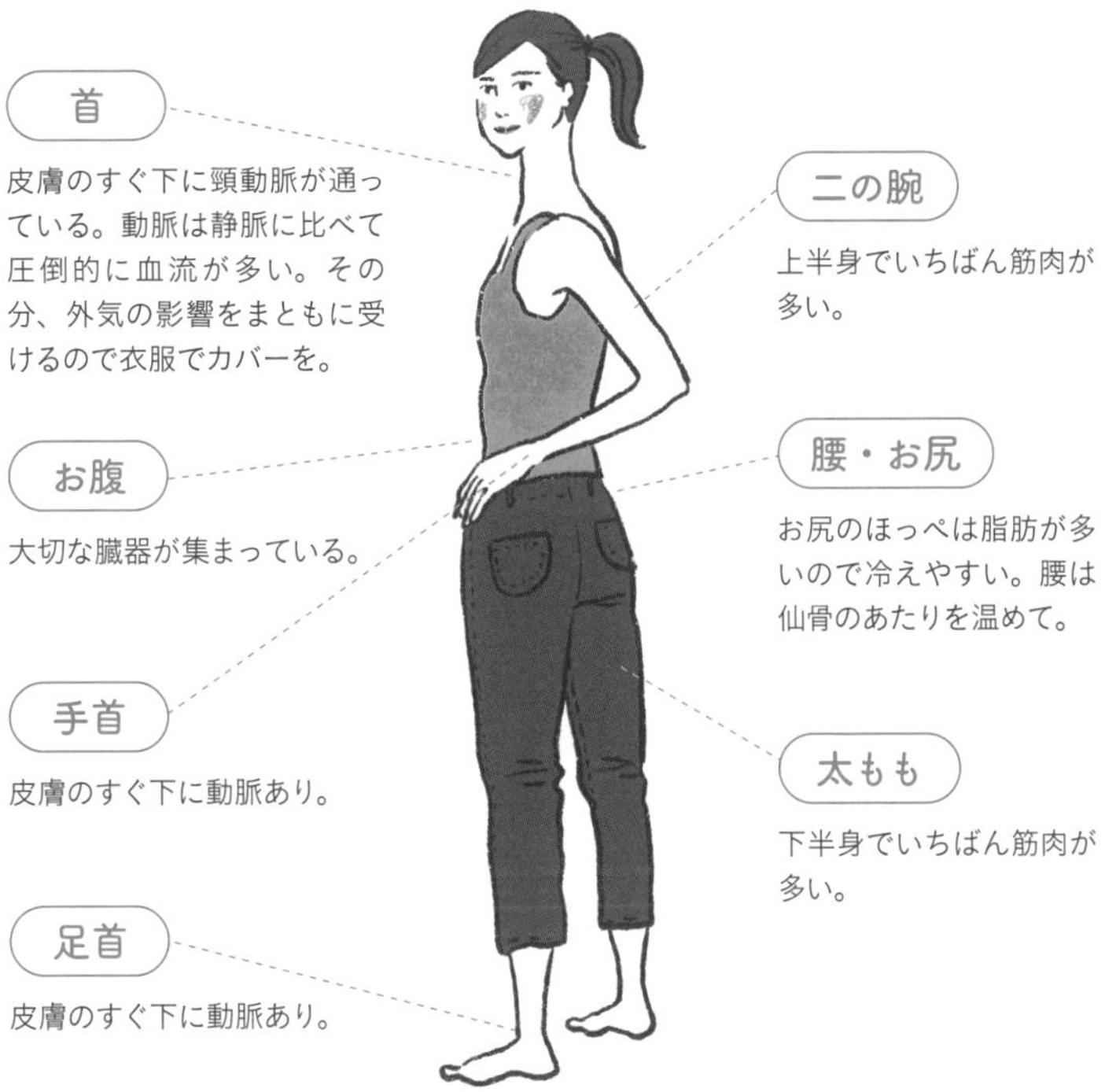

首
皮膚のすぐ下に頸動脈が通っている。動脈は静脈に比べて圧倒的に血流が多い。その分、外気の影響をまともに受けるので衣服でカバーを。
二の腕
上半身でいちばん筋肉が多い。
お腹
大切な臓器が集まっている。
腰・お尻
お尻のほっぺは脂肪が多いので冷えやすい。腰は仙骨のあたりを温めて。
手首
皮膚のすぐ下に動脈あり。
太もも
下半身でいちばん筋肉が多い。
足首
皮膚のすぐ下に動脈あり。

体温は血流で決まります。血流がよければ上がり、悪いと下がるので、血流の多いところを温めると効率よく体全体が温まります。

血流が多いのは、筋肉の多いところ。下半身なら太もも、腰・お尻、上半身は二の腕が温めポイントです。

お腹は、筋肉のみならず大切な臓器が集まっています。内臓の冷えは、ダイレクトに体にダメージを与えるので、いちばん温めたいところ。

血流の多い動脈を温めることも、全身に影響力があります。首、手首、足首は、皮膚のすぐ下に動脈が通っているので、衣服で覆う、こまめに動かして血流を促すなど、工夫してみるとよいでしょう。

外から体を温める

湯たんぽでお腹を温める

いい理由

- 気持ちいい～と実感しやすく、すぐにポカポカ。
- リンパ球の約6割が小腸に集まっているので、お腹を温めると免疫力がアップする。

【自然なぬくもりが心地よい】

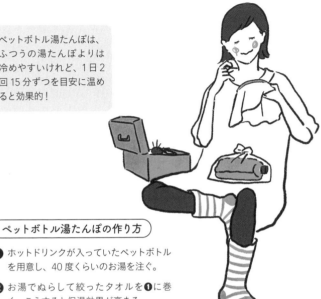

ペットボトル湯たんぽは、ふつうの湯たんぽよりは冷めやすいけれど、1日2回15分ずつを目安に温めると効果的！

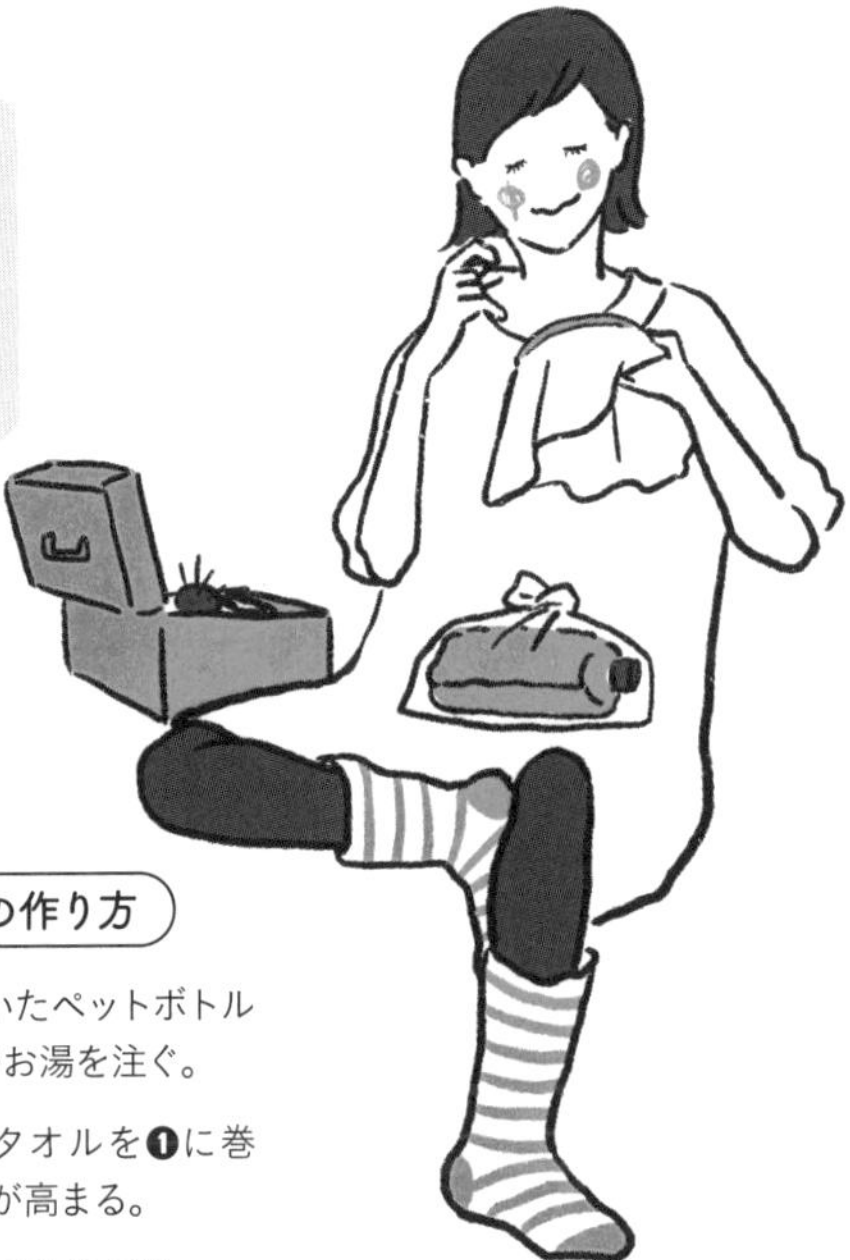

ペットボトル湯たんぽの作り方

❶ ホットドリンクが入っていたペットボトルを用意し、40度くらいのお湯を注ぐ。

❷ お湯でぬらして絞ったタオルを❶に巻く。こうすると保温効果が高まる。

❸ ❷をビニール袋に入れてできあがり。

就寝時に使う印象の湯たんぽですが昼間もぜひ活用してほしいのです。

近年は種類も大変豊富です。好みに合うものでよいのですが、日中の使用には、持ち運びしやすい小さめのほうが使い勝手がよいでしょう。

70度くらいのお湯を注ぎ（やけどをしないよう注意）、必ず厚手のタオルでくるんでください。それをお腹に当てます。温まってきたら、太もも、腰、お尻と移動させてください。なぜなら汗をかいてしまうと気化熱で逆に冷えてしまうからです。汗をかかない程度に温めて動かすのがポイント。低温やけども避けられます。

まずは手軽に、ペットボトルを湯たんぽにするのもおすすめです。

外から体を温める

蒸しタオルで、首と目をじんわり温めて疲れもとる

いい理由

●頸動脈のある首を温めると全身に温かい血がめぐり、リラックスできる。

●目元を温めると疲れがとれるほか、上半身が短時間でパァ〜ッと温まる。

【奥深い温かさでリラックス】

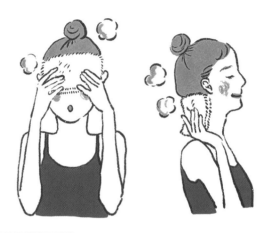

蒸しタオルの作り方

❶ フェイスタオルを水にぬらし、固く絞る。

❷ ラップに包んでレンジで１分ほど温める。

❸ ラップをはがし、軽く広げてから使いやすい大きさにたたんで首や目に当てる。

＊ラップをはがすときはやけどをしないよう注意してください。電子レンジの温める時間は目安です。機種により調節してください。

眼球を動かす神経は、自律神経の副交感神経でもあります。そのため目元を温めると目の疲れが緩和するほか、目元から上半身にかけての血流がみるみる改善され、短時間で上半身が温まってしまうのです。

首は36ページでお話ししたように、温めポイントのひとつです。首まわりから血行が促されるので、首すじの疲れが和らぐほか肩こりや頭痛、ストレスの緩和にも有効です。

パソコンや針仕事などの作業が続いたあとは、目と首を両方ケアすると、疲れのリセットに役立ちます。もちろんリラックス効果もあるので、気持ちがむしゃくしゃしたときなどにもぜひ試してみてください。

外から体を温める

カイロは肩甲骨のあいだと仙骨付近に貼ると全身ポカポカ

いい理由

- 仙骨付近は副交感神経の中枢があるので体のすみずみまで温まる。
- 肩甲骨のあいだは血管のなかで最も太い大動脈が通っている。

【ペタッと貼るだけ手軽で簡単】

近年、使い捨てカイロは種類が豊富。蒸気で温めるタイプなどもあるので、体に合うものを選んで。

＊商品によって体に直接貼るタイプ、貼ってはいけないタイプがあるので、商品の説明をよく読んで使用してください。

仙骨のあたり

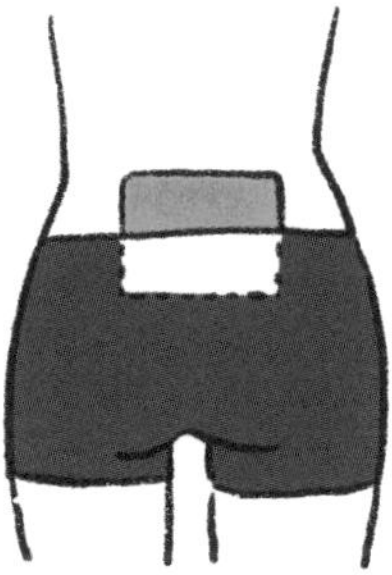

お尻の割れ目の少し上あたりに貼るとよい。リラックス効果もあり。

肩甲骨のあいだ

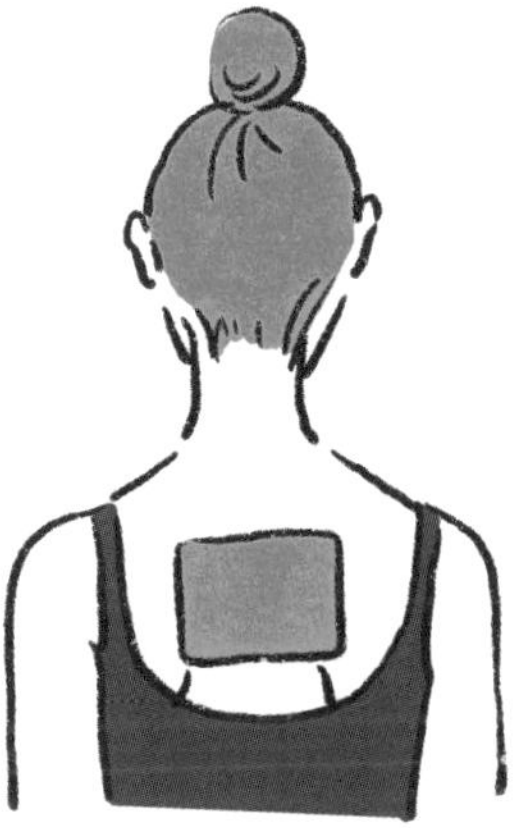

肩甲骨のあいだに貼ると体が温まるほか、肩こりや風邪予防にも効果的。

手足が寒い。ひざが寒い。そんなとき、その部分を温めるより次の2か所に使い捨てカイロを貼ると有効です。

ひとつは肩甲骨のあいだ。ここは心臓から出て全身に向かう大動脈が通っています。大動脈から温めれば、温まった血液が全身をめぐります。

もうひとつは仙骨付近。仙骨は骨盤の真ん中にある背骨の土台。このあたりは自律神経が通っていて副交感神経の中枢があります。温めると毛細血管も開いて全身の血行促進に。

カイロは温度にご注意を。一般的な貼るカイロの発熱温度は60～65度。冷えとりには、やや熱すぎます。低温やけどのリスクもあるので、40度ほどの低温タイプを選ぶと安全です。

外から体を温める

座る時間が多いなら、三角タオルをイスにはさんで血流の滞りを防いで

いい理由

- タオルをはさむだけで骨盤が寝るのを防ぎ、姿勢のゆがみがとれる。
- ゆがみがとれると、血流改善、体ポカポカ、こりもなくなる。

【タオル1枚で骨盤が起き上がる】

三角タオルの折り方

❶ フェイスタオルをタテに置き、半分に折る。

❷ さらに半分に折る。

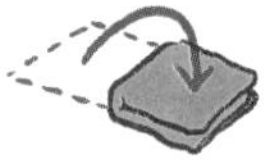

❸ 今度はヨコ半分に折り重ねる。

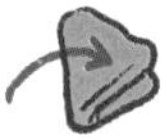

❹ 対角線に沿って山型を作る。

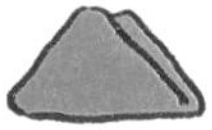

❺ 三角形の頂点と頂点が重ならないように少しずらす。

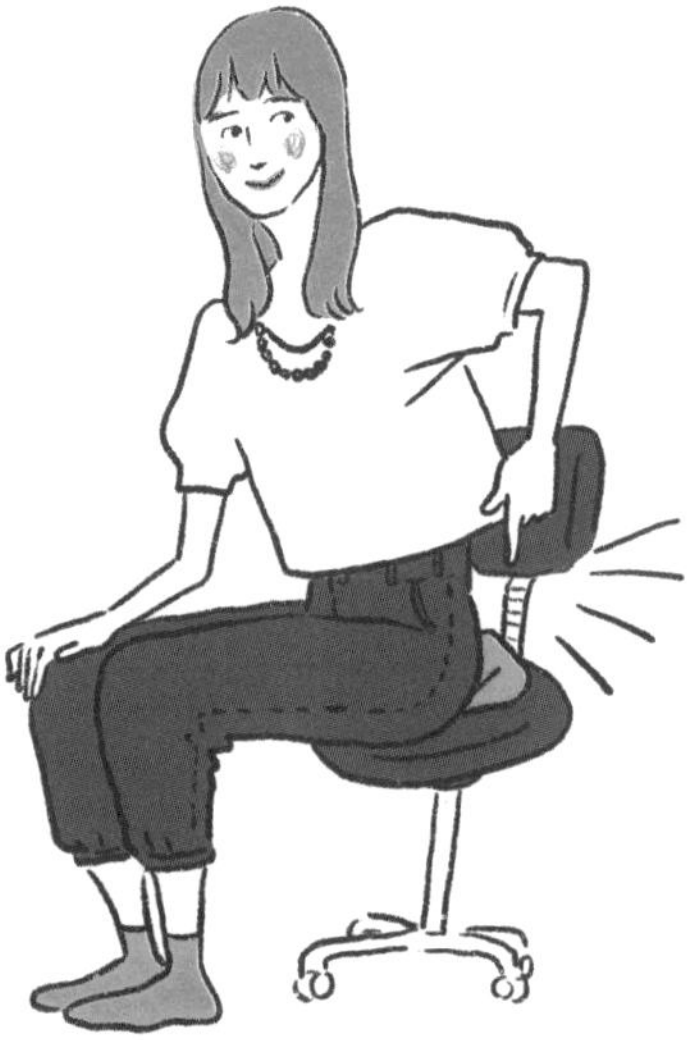

お尻に差し込む位置は、お尻の後ろ側であれば、気持ちいいと感じるところでOK！

座っているだけなのに疲れるのはなぜでしょうか？　大きな原因は体のゆがみにあります。

ふつうに座ると、意識しない限り骨盤が寝てしまい脊柱《せきちゅう》がちゃんと立ってくれません。こうした姿勢が続くと、筋肉がゆがんで心臓に戻る血流が悪くなってしまいます。当然、心臓から出てくる血流も悪くなるので、体は冷え、こりやむくみが始まり、疲労となるのです。

こうした体のゆがみを防ぐのが三角タオルです。お尻にはさむと骨盤が起こされ、脊柱が立つのをサポートしてくれます。家にあるタオル１枚でできますので、デスクワークの多い人にぜひ試してほしい豆知識です。

外から体を温める

腹巻きは夏冬問わず身に着けたい

いい理由

- 1枚で、お腹はもちろん腰と背中も温めてくれる。
- お腹の冷えが要因の生理痛、下痢、便秘、肌荒れ、むくみなど、女性に多い悩みの改善に効果的。

【腹巻きは女性の強い味方】

最近は種類も素材も豊富。綿やシルクなどの吸湿性にすぐれたものや薄手で洋服に響きにくいタイプもある。締めつけないタイプを選んで。

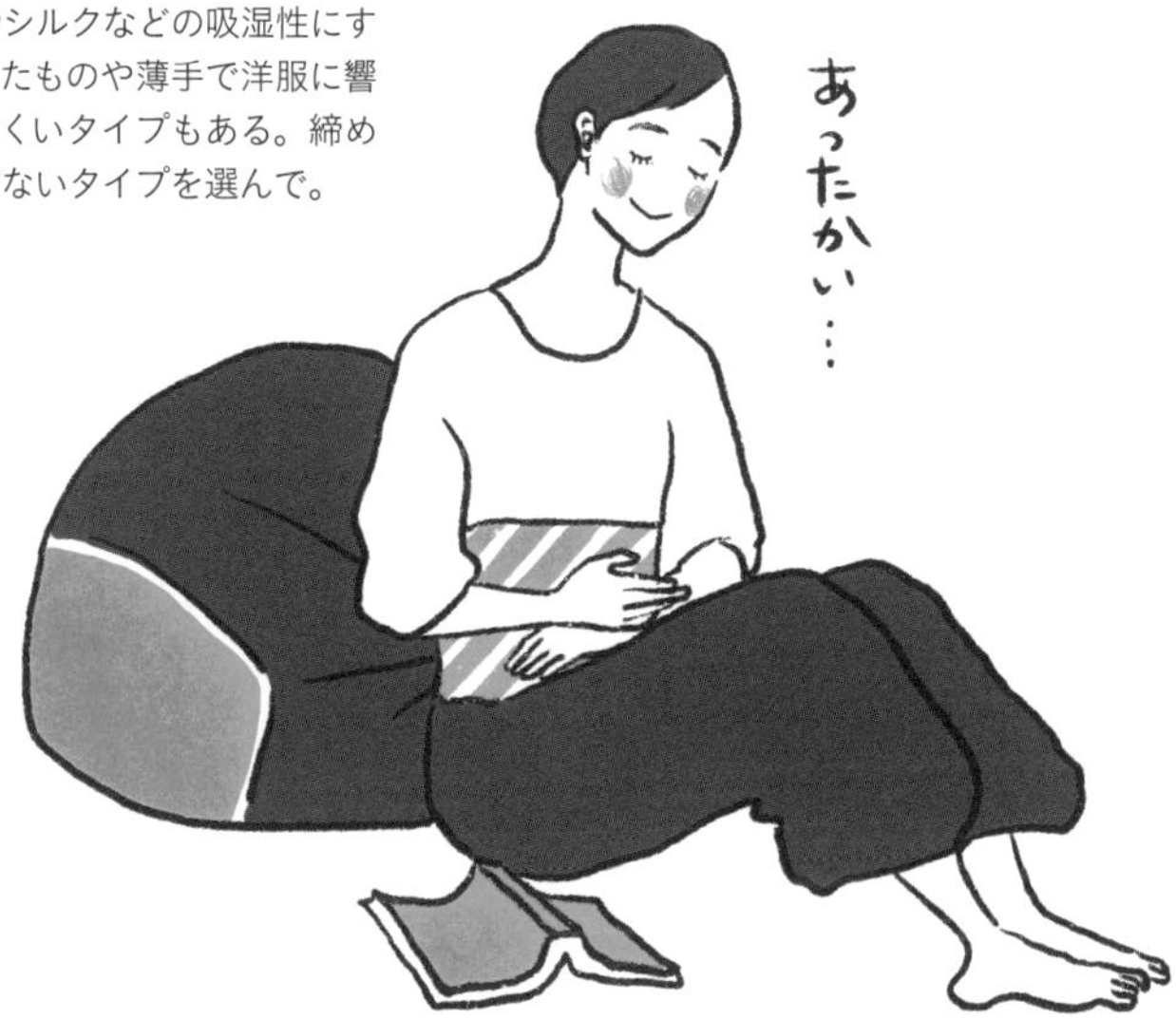

お腹には胃や腸、腎臓、子宮に卵巣など大事な臓器が集まっています。内臓の冷えは各臓器の働きにダイレクトに影響しやすいので、腹巻きで自分のお腹を守ってあげてください。

薄手のタイプでも1枚で驚くほど温かく、身に着けると安心感を得られるのが腹巻きのいいところ。何枚もの重ね着より、腹巻きプラスをぜひお試しください。とくに薄着になる夏こそ必須にしたいもの。現代の夏は室内が寒いことを意識しましょう。

つらい生理痛も腹巻きで緩和することが少なくありません。お腹を温めることは基礎代謝の底上げにもなります。腹巻きで日々養生《ようじょう》しておくと、体質改善にもつながります。

外から体を温める

くつ下は5本指くつ下が○
足首を締めつけないタイプを選んで

いい理由

- 足の指のあいだやつけ根が刺激されて血行がよくなりポカポカに。
- 足の指のムレを防ぐので、不快なにおいや水虫の予防・改善にも有効。

【足指1本ずつがのびのびして快適】

1本ずつ足指のつけ根までしっかりはくことがポイント。
生地に余りがないようにつけ根をぐっと押すことで、
毎回八風のツボ刺激にもなる。指先に生地が余っていると、
筋肉のねじれや転倒の原因にもなり逆効果。

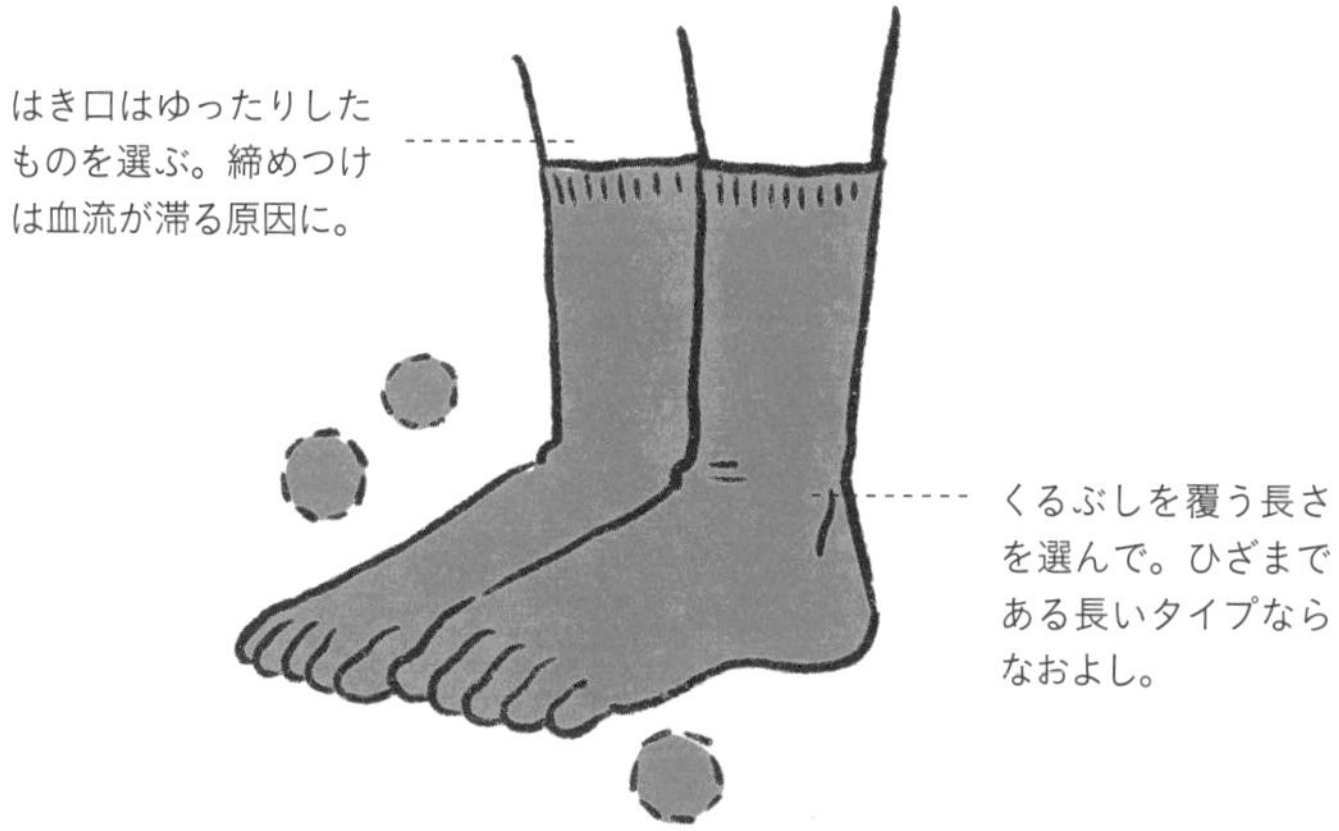
はき口はゆったりしたものを選ぶ。締めつけは血流が滞る原因に。
くるぶしを覆う長さを選んで。ひざまである長いタイプならなおよし。

5本の指が1本ずつ独立する5本指くつ下は、通常のくつ下に比べて足指が締めつけられないこと、また足の指のあいだの汗を吸い取ってくれることが大きなメリットです。

足指のあいだには、「八風《はっぷう》」というツボがあり、ここが刺激されることも相乗効果となって、滞りがちな足先の血流がぐんぐん促されるので冷え知らずに。

水虫や不快なにおい、さらに外反母趾や扁平足などの予防・改善にも有効。

こんなに有能な5本指くつ下も、締めつけると逆効果になってしまいます。足首まであるものを選び、きつくないサイズ、はき口がゆったりしたタイプを選んでください。

外から体を温める

足先にアルミホイルで長時間ポカポカをキープ

いい理由

- キッチンから、ひとちぎり拝借するだけで手軽にできる。
- アルミホイルは輻射熱《ふくしゃねつ》を反射する性質があり、保温効果がバツグン。

【アルミホイルは保温効果あり】

方法1

10cm四方程度に切ったアルミホイルを、くつ下の上から指先を中心に覆い、軽くぎゅっと押さえる。その上に、もう1枚くつ下を重ねてはくか、そのまま靴をはいてもよい。

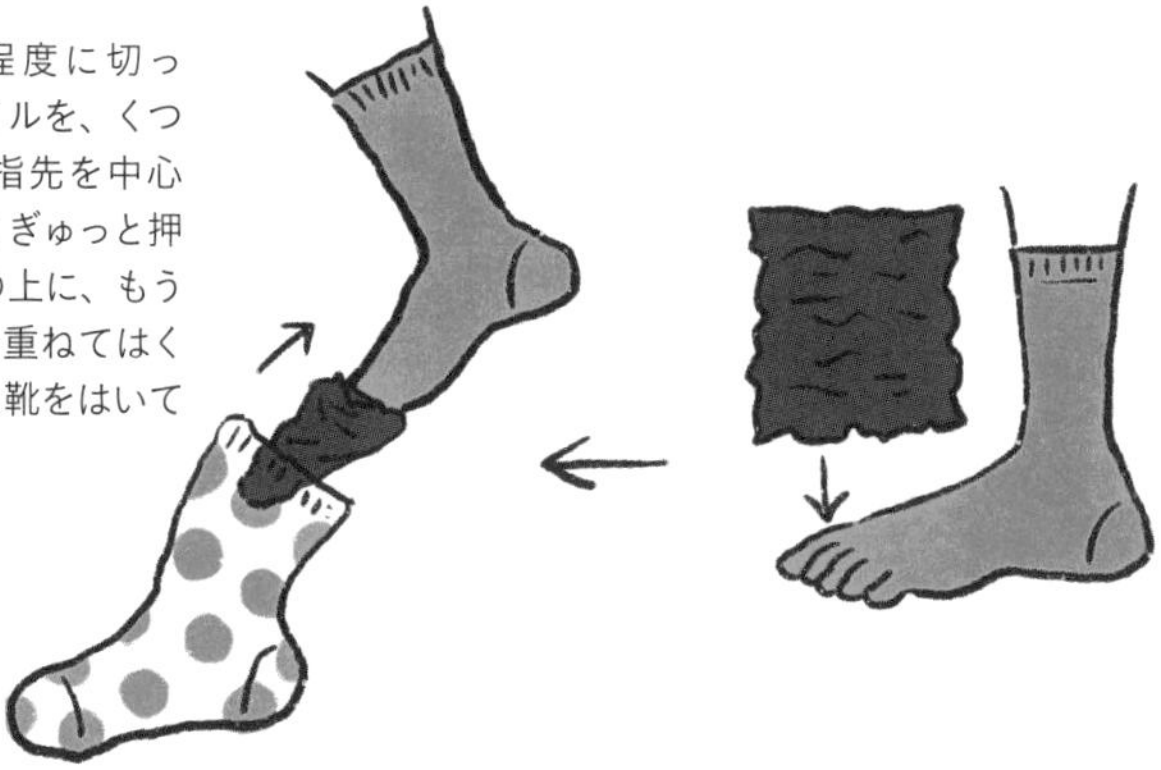

方法2

スリッパまたは靴にアルミホイルを入れ、指先まわりの内側に貼ってテープなどで固定する。

方法3

足が入る程度の段ボール箱を用意し、内側にアルミホイルを貼る。そのなかに足を入れる。

いろいろ試したけれど足先が冷えてしょうがない。という人に朗報です。アルミホイルを使うと冷えの解消に役立ちます。

アルミホイルには、輻射熱という物体から放たれる熱を反射する性質があります。この性質を利用して足先に巻くことで、体から放散する熱をアルミホイルに反射してもらい、熱を内側に閉じ込めるのです。

たとえば、野宿をするときにテントでアルミのシートなどを敷いたりしますね。これと同じ考え方です。

方法は3つほどあります。合うものを選んで実践してみてください。

これは、効果的に体を温める方法として災害時にも推奨されています。

外から体を温める

室内では脱ぎ着しやすいカーディガンなどを1枚持っておく

いい理由

- エアコンの温度調節ができない環境にいるときは、自分の服装で調節する。
- 暑い、寒いに無駄なストレスを抱えずにすむ。

【室内では羽織ものをいつもお供に】

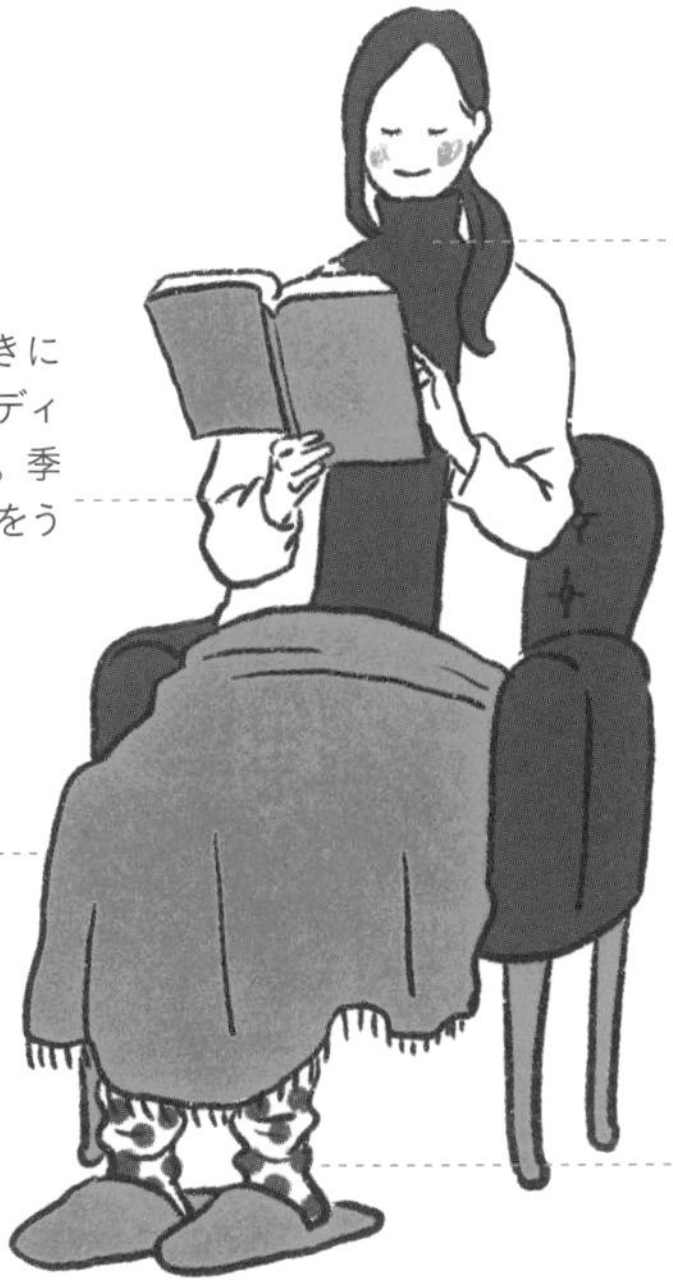
◎
夏はエアコンの冷風から首を守る。
◎
肩や背中が寒いときにさっと羽織れるカーディガンやショールなど。季節で素材や厚さなどをうまく使い分けて。
○
ひざ掛けでお腹や太ももを覆うのもよい。
○
くつ下の重ねばきや足首を覆うレッグウォーマーもよい。

「夏は寒い。冬は暑い」

近年、こう訴える人が増えています。健康な人からすると、なんだそりゃ？と思うかもしれませんが、エアコンの普及により現代社会は季節が逆転してしまったのです。

室内の服装のポイントは、夏も冬も脱ぎ着しやすい羽織ものを必ず1枚持っておくことです。ブランケットやショールでもかまいません。さっと体を包んだり、ぱっと脱いだりできることが大切です。

とくに夏の冷房は、人によってはストレスにさえなってしまうことも。

薄着の季節は首が無防備になっていることが多いので、室内ではストールを巻くなどの工夫もよいでしょう。

外から体を温める

おでかけはインナーで調節する

いい理由

●夏はTシャツの下に1枚インナーを着ると汗を吸い取ってくれる。

●冬はもこもこと重ね着をするより、腹巻き＋二の腕を包むインナーとスパッツやレギンスを活用すると温かい。

【腹巻き＋インナーをお約束に】

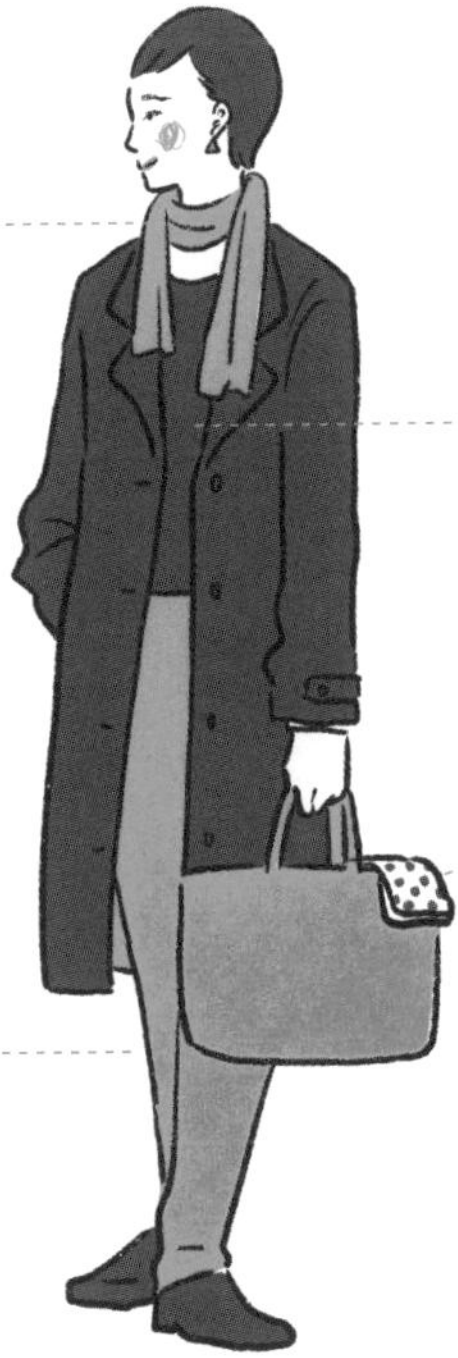

○
ショールやマフラーで首を守る。冬は帽子や耳当ても活用。

○
シャツの下には、腹巻き＋夏はキャミソール、冬は二の腕を覆うインナーを。

○
夏も冬も室内外の温度差にご用心。汗は放っておくと冷えるので、汗をふき取るハンカチ1枚は必携。

◎
服の下にスパッツやレギンスを1枚はいて太ももを夏も冬も冷やさない。

冷えとりの服装の基本として、「上半身は薄く、下半身は厚く」がポイントだとよく言われます。しかしこれは「上は薄着して」という意味ではありません。「下半身が冷えやすいので重点的に温めて」という意味。

下半身は心臓からも太陽からも遠くにありますね。だから単純に冷えやすいのです。

体は冷えると脂肪をつけて守ろうとします。スパッツやレギンスで太ももやお尻を冷やさないようにしましょう。

上半身では、夏は素肌にTシャツ1枚は禁物。腹巻き（46ページ）とキャミソールなどを必ず1枚Tシャツの下に着てください。保温でもあり汗の吸収にもなります。

漢方の冷えとり習慣

内から体を温める

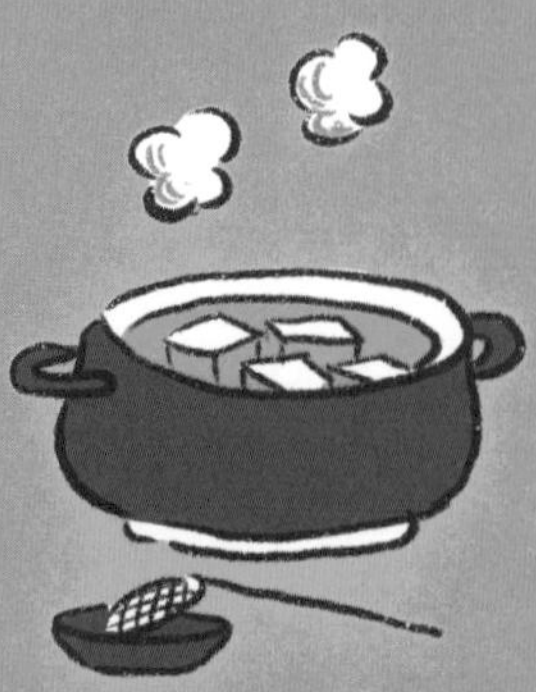

体の内側から温めることも大切です。

飲みものや食べものなど、何気ない普段の生活を冷えとり習慣に変えて、

体をポカポカにしましょう。

難しく考える必要はありません。

冷たいものは避けて、温かいものを摂るというのが基本です。

また食材の旬を知ると、

今まで以上に食事の楽しみが増えるかもしれません。

内から体を温める

キンキンに冷えたものは避けて、常温以上の温かいものを選ぶ

いい理由

- シンプルな考えなので、冷えとりの第一歩として始めやすい。
- 冷たいものを体に入れると、内臓がびっくりして働きが低下してしまう。

【身近な「冷たいもの」にご注意！】

アイスドリンク

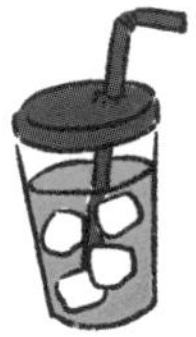

氷入りのアイスコーヒー、アイスティー、アイスラテなど。

コンビニや自販機で買う水、お茶

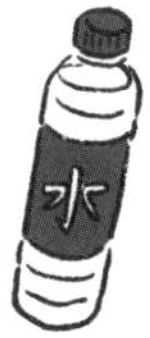

キンキンに冷えている代表格。常温に戻してから口にしたい。

飲食店で出てくる「おひや」

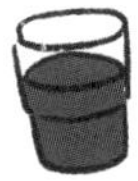

氷入りは避けたいもの。氷抜きをお願いすることもできる。

アイスクリーム

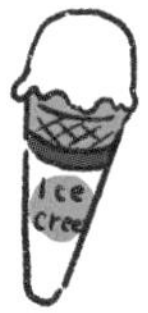

なんてったって冷たいので……。糖分も体を冷やすのでダブルパンチ。

生ビール

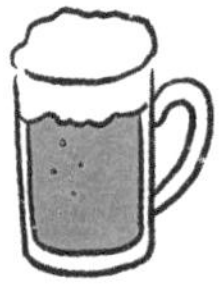

体が冷えているなら控えるのが無難。イギリスなどでは常温で飲む文化も。

サワー、ハイボール

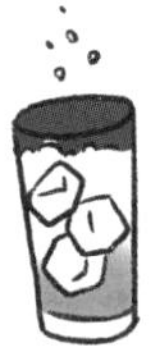

氷が入っていれば冷える。飲むならお湯割りにするなど。多量は禁物。

ちょっと内臓の気持ちになってみてください。

内臓の温度は37～38度くらいです。冷蔵庫のなかは一般的に2～6度くらい。人間が冷蔵庫を開けて、冷やしておいたペットボトルの飲料を飲むとします。その温度差は約30度。内臓としては驚きませんか？

口に入れるものと体内温度に差があると、体には負担がかかります。消化にエネルギーが必要となるため、その間、体内のほかの活動が手薄になり、免疫力も低下します。

冷蔵庫は自然界には存在しません。自然界にない冷たさは、体を冷やします。まずは冷蔵庫から出してすぐは避ける、などから始めませんか。

内から体を温める

朝起きたら白湯を1杯飲む

いい理由

- 白湯《さゆ》を飲むと内臓がダイレクトに温まるので、体温アップ、代謝アップ、便秘改善にも有効。
- かかるのは水道代とガス代。それってつまり、ほぼ0円ってことですよね？

【朝の白湯で1日を快適に】

白湯の作り方

やかんなどに水を入れ、一度沸騰させる。飲める程度に少し冷めたらどうぞ。熱すぎるのはかえって胃や腸の負担になるので禁物。電子レンジで温めてもよい。

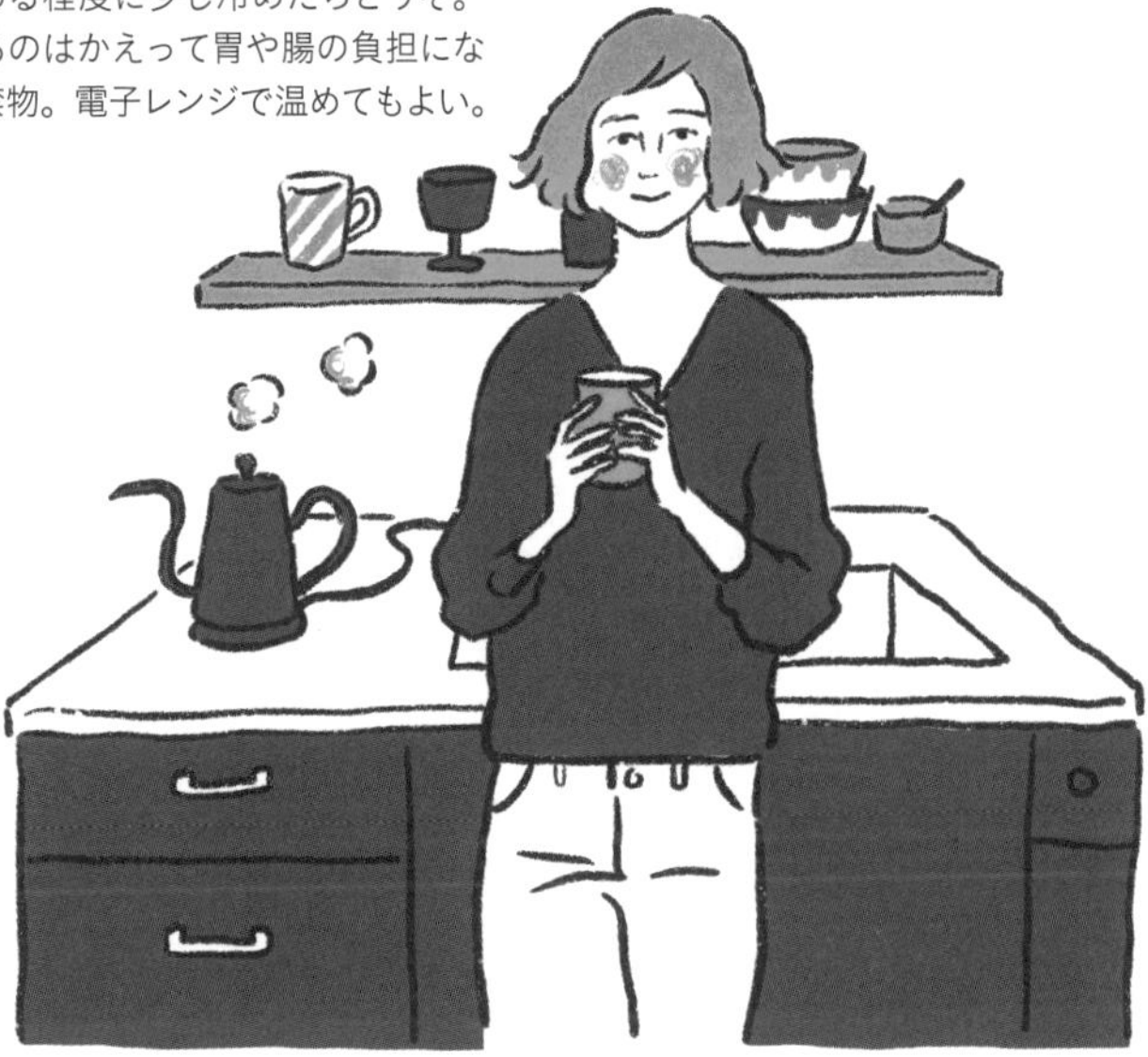

簡単でお金がかからない。それなのに効果をすぐに実感しやすい。だからおすすめなのが白湯を飲むことです。

寝起きは誰でも動きが鈍いもの。内臓も同じです。内臓に冷たいものが流れる弊害は59ページでお話ししましたが、温かい白湯が流れると胃や腸が元気に目覚め、働きが活発になります。便秘の改善は顕著ですが、毎朝の白湯は体温と代謝の全体的な底上げにつながります。朝の1杯は習慣にして損はないでしょう。

温かいものを飲むと副交感神経にスイッチが入るため、リラックス効果もあります。夜寝る前に水分補給を兼ねて飲むのもよいでしょう。ただしむくみがある人は飲みすぎないように。

内から体を温める

温め食材の代表の生姜を上手にとり入れる

いい理由

● 生姜は生薬のひとつで、漢方薬のおよそ5割以上に使われている。

● みそ汁に入れたり炒めものに入れたりなど、安価で調理もしやすい。

【生姜で体ポカポカ】

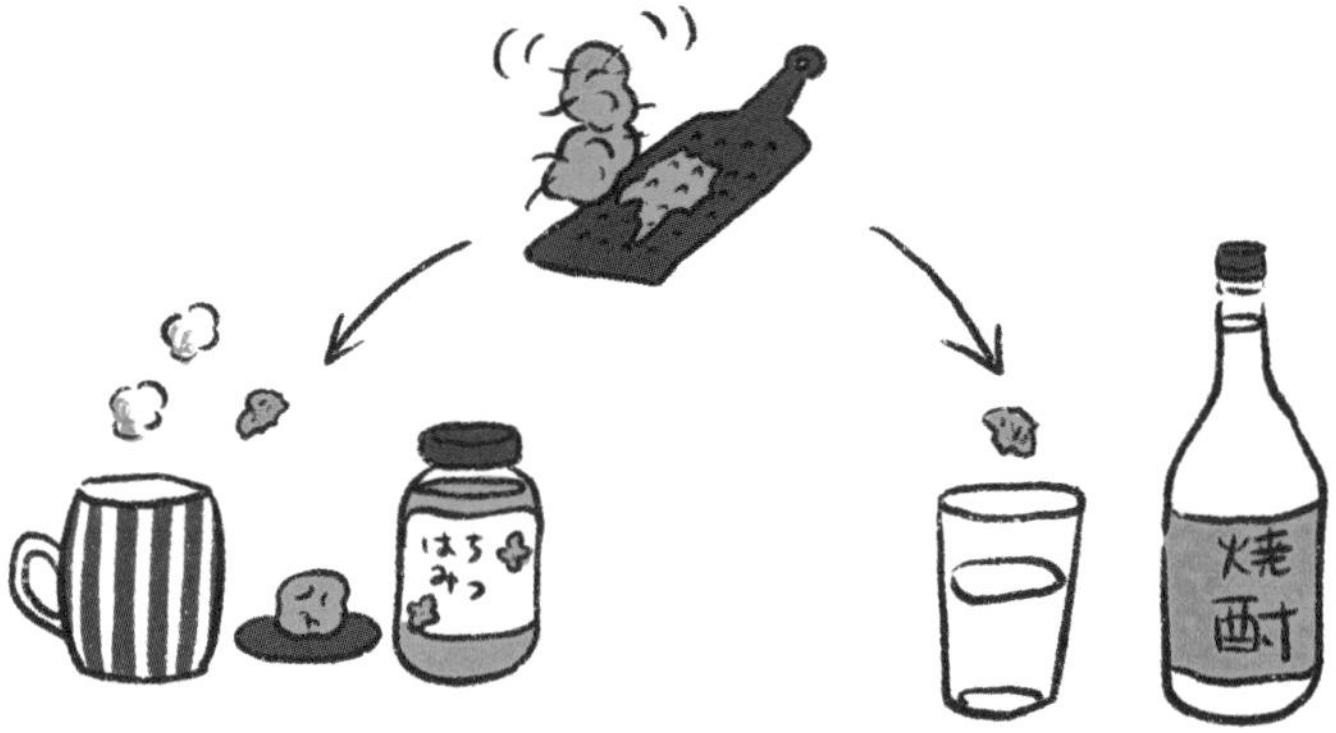

生姜湯の作り方

生姜を少々すりおろし、カップに入れてお湯を注ぐ。好みで梅干しを入れたり、はちみつを入れたりしてもOK！

焼酎に入れても○

すりおろした生姜少々を焼酎のお湯割りに入れてもよい。ただしお酒は少量をたしなんで。多量は禁物。

漢方医学の古典には、食材には「寒熱温涼」の「四気《しき》」があると書かれています。

「四気」は別名を「四性《しせい》」と言い、食材が体内に入ったときの寒熱性を表したものです。

大きく分けて、「寒性・涼性」の食材は体を冷やし、「熱性・温性」の食材は体を温めます。

どちらでもない「平性」の食材を加えて「五気《ごき》（五性《ごせい》）」と言うこともあります。

温熱性の食材の代表といえば、生姜です。

昔ながらの生姜湯にしたり、薬味として料理に足したりなど、少量を上手にとり入れましょう。

肉から体を温める

「赤、黒、橙色」など色の濃い食材は体を温める

いい理由

- 肉や魚は、だいたい体を温める食材。
- 白パンより黒パン、白ごまより黒ごま、白ワインより赤ワイン。色で考えるとわかりやすい。

【温める食材と冷やす食材をざっくり知る】

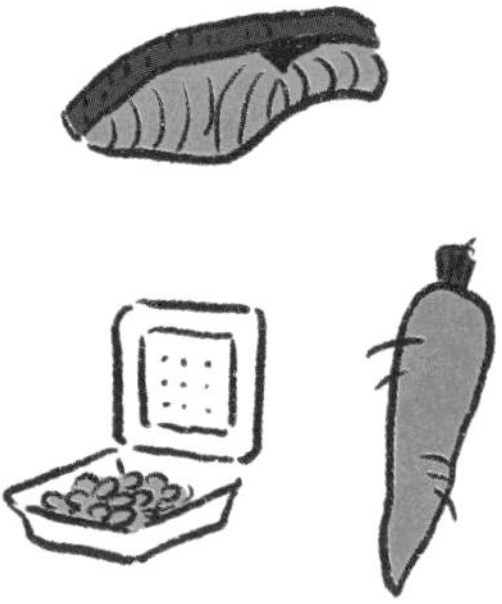

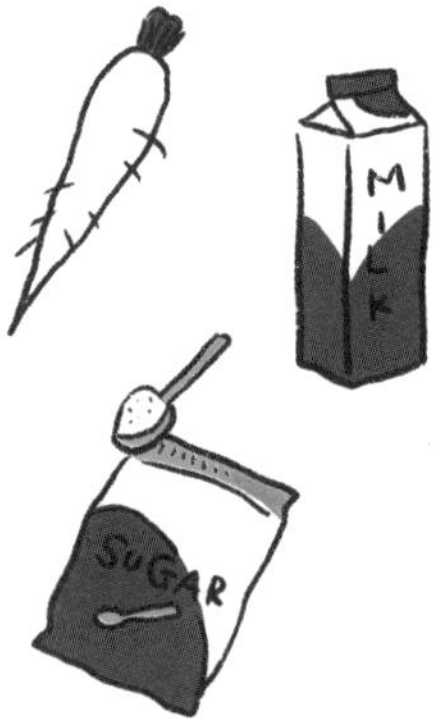

温める主な食材

肉はだいたい温める食材。
なかでも羊肉、鶏肉など。
魚もだいたい温める食材。
なかでも鮭、ぶり、エビなど。
にんじん、かぼちゃ、玉ねぎ、
生姜、とうがらしなど。
黒ごま、黒豆、黒パン、玄米、そば、
海藻、みそ、納豆、赤ワインなど。

冷やす主な食材

もやし、大根、たけのこ、白菜、
レタス、トマトなど。
白砂糖、白パン、スパゲティ、
うどん、豆腐、
牛乳、ヨーグルト、生クリーム、
アイスクリーム、マヨネーズなど。

食材の四気（四性）は、先人たちの経験則によるものです。

まずは色。「赤・黒・橙色」など色の濃い食材は温め食材です。黒ごま、にんじん、みそなど。脂肪の少ない肉はだいたい温性。魚は鮭やエビなど。赤や橙色は火や熱を連想させますね。熱の象徴、太陽の色でもあります。

反対に白っぽいものは冷やす食材が多いです。白砂糖、もやしなど。

ただしトマトは赤でも冷やす食材、チーズは白だけど温める食材などの例外もあり。また漢方の先祖・中医学では異なった見解も見られます。ガチガチに覚えるというよりは、ざっくりと特徴を知り、自分の体調に合わせて上手にとり入れましょう。

内から体を温める

秋・冬が旬の食材、寒冷な地域が原産地の食材は体を温める

いい理由

- 東北で採れるりんご、さくらんぼ、北の海で漁獲される鮭、鱈などは体を温める。
- 温めるから○、冷やすから×と覚えるのではなく、食材の旬も大切。

【食材の旬も知っておきたい】

秋・冬が旬、原産地が寒冷

体を温める食材が多い

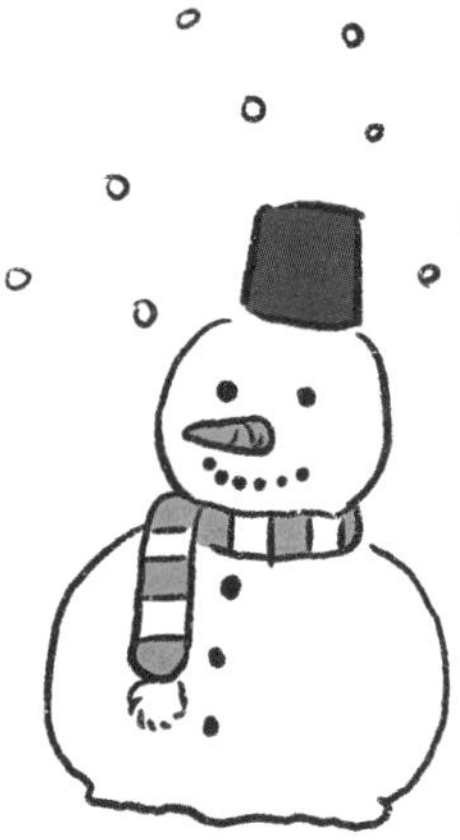

野菜：ねぎ、かぶ、れんこんなど。
果物：りんご、さくらんぼ、柿など。

夏が旬、原産地が温暖

体を冷やす食材が多い

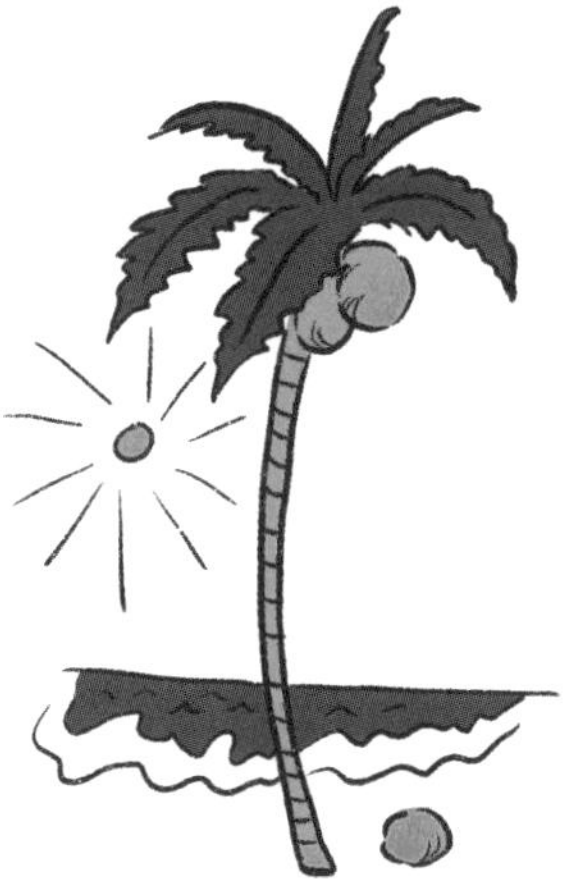

野菜：トマト、きゅうり、なす、レタスなど。
果物：バナナ、マンゴー、パイナップルなど。

スーパーに行けば季節を問わずたいていの野菜が手に入る現代ですが、本来、旬には旬のよさがあります。夏の野菜は、暑くてほてっている体から熱を奪って冷ましてくれるといったように、旬の野菜とわたしたちの関係は理にかなったものでした。暑い地域や国で採れるものも同様です。

そのため、夏野菜や南国産の果物などは、いずれも水分が多く体を冷やすといった性質を持ちます。

反対に、冬が旬のねぎ、かぶ、りんごなどは体を温めます。ただし冬野菜でも白菜は例外。水分が多いので体を冷やします。白菜が昔から鍋に使われることが多いのは、先人たちが身に着けた知恵なのでしょう。

内から体を温める

土のなかにできる野菜は体を温める

いい理由

- ごぼう、じゃがいもなど地中で育つ野菜は温め食材。
- 塩は体を温める性質を持つ。上手に活用すると、冷やす食材も温め食材に変わる。

【根菜類、いも類、塩辛いものは温め食材】

根菜類

にんじん、ごぼう、れんこんなど。

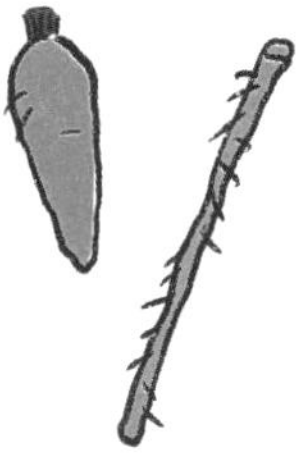

いも類

じゃがいも、さつまいもなど。

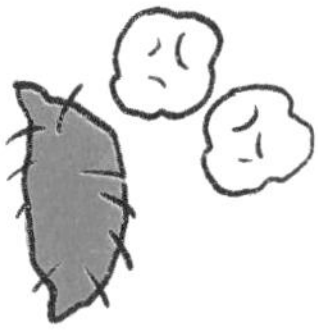

塩辛いもの

塩、みそ、しょう油、
漬物、塩辛、佃煮、
明太子、ちりめんじゃこなど。

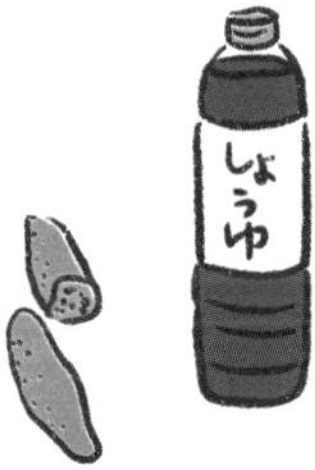

土のなかで育つ野菜も体を温めてくれます。根菜類、いも類などです。

ただし例外も。大根は根菜類で、しかも冬野菜ですが水分が多いので冷やす食材なのです。けれど漬物の代表格に、たくあんが挙げられますね。塩は体を温める食材なので、大根もたくあんになると温め食材に変わります。

野沢菜の漬物は長野が産地として知られますが、寒い地方には塩辛いものが多いといった特徴もあります。これは、塩が体を温めるという性質を利用して、厳しい寒さに耐えてきた生活の知恵の表れでしょう。

ただし塩は摂りすぎには要注意。むくみの原因になりますし、がんのプロモーターでもあるからです。

内から体を温める

果物は生よりドライフルーツが○

いい理由

- 水分が飛んで身がぎゅっとしたものは、体を温める食材。
- 果物が食べたいけれど、冷えも気になるというときは、ドライフルーツなら体を冷やさない。

【おやつ・おつまみにおすすめ】

ドライフルーツ

レーズン、マンゴーなど。

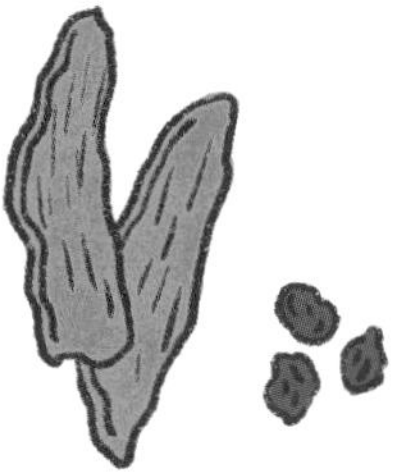

ナッツ類

くるみ、アーモンド、ピーナッツ、カシューナッツなど。

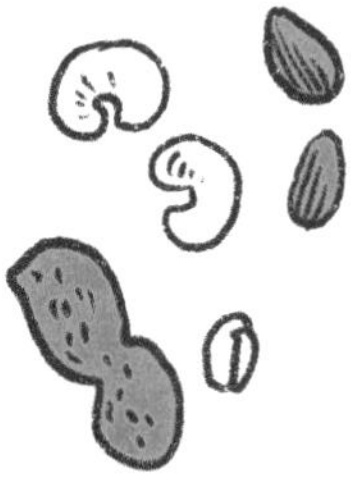

その他

干し野菜、燻製、チーズなど。

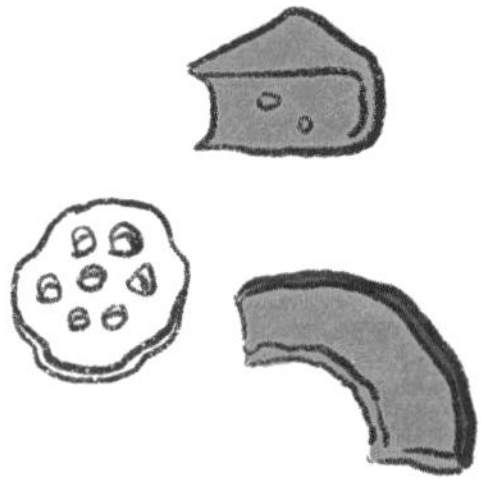

67ページで、南国産の果物は体を冷やす食材だというお話しをしました。果物の多くは水分を多量に含むので、体を冷やしてしまうのです。

果物がお好きな人には、生で食べるよりドライフルーツをおすすめします。「水分が少なく、身が引き締まって硬いもの」という点も温め食材の特徴のひとつです。

そのためマンゴーなど南国産の果物も、水分が抜けたドライフルーツになると性質が変わり、温め食材になるのです。とはいえ糖分は含むので食べすぎには注意。

ほかに、干し野菜や燻製《くんせい》、チーズ、くるみやアーモンドなどのナッツ類もこの特徴に当てはまります。

内から体を温める

ねぎ、にんにくなどの薬味、とうがらしなどのスパイスを活用する

いい理由

- 冷やす食材に温める食材の薬味やスパイスを加えると、冷やす作用が緩和される。
- 自分の体調と照らし合わせて、温冷のバランスや食べ方を見直すことも大切。

【薬味やスパイスをうまく活用したい】

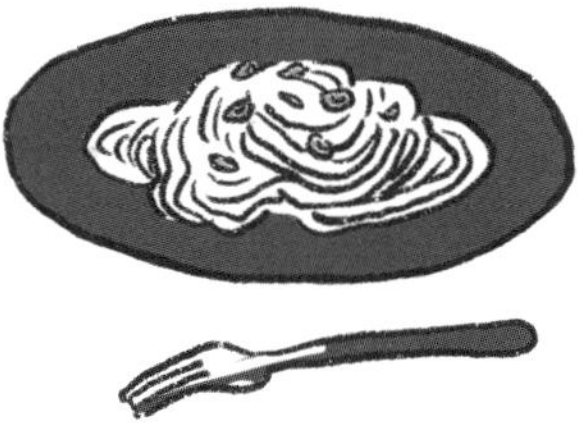

ペペロンチーノは冷やす食材のパスタに温める食材のとうがらしを組み合わせた好例のひとつ。

薬味

ねぎ、にんにく、生姜、しそ、などの薬味。豆腐にたっぷりかける、うどんにはたっぷり入れるなど。

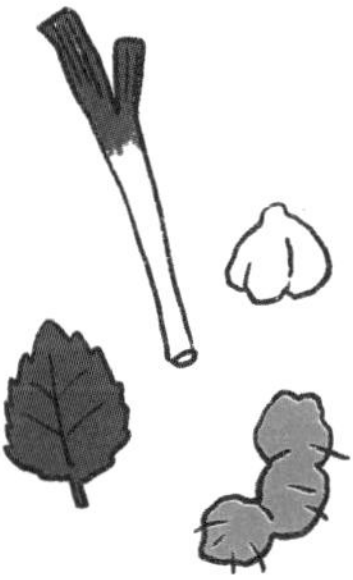

スパイス

とうがらし、こしょう、山椒、シナモン、ターメリックなどのスパイス。料理に加えて温めパワーをアップさせるなど。

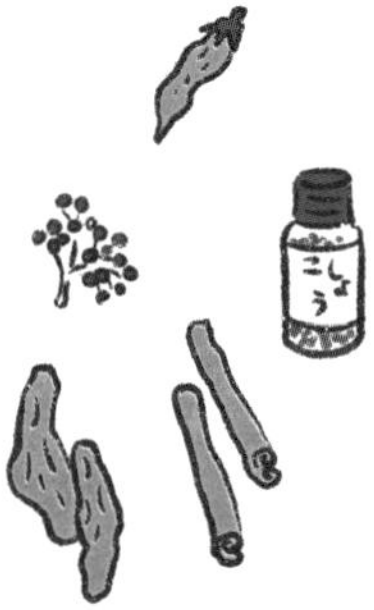

これまで温める食材と冷やす食材を紹介してきましたが、体を冷やす食材は食べないほうがいいという意味ではありません。あなたの体調にもよりますが、冷えて不調が続くようなら量を考える、一時的に控える、食べ方を変えてみる、などの工夫が必要でしょう。

たとえば冷やす食材に温めパワーの強い薬味やスパイスをうまく利用すると、冷やす作用を緩和したり温める作用をプラスしてくれたりします。

わかりやすい例がキムチ。白菜は冷やす食材ですが「塩＋とうがらし＋にんにく」で、温め効果の高い食材になっています。ただし過度に辛いものは、汗をかいて体を冷やすことになるので量にはご注意を。

内から体を温める

生サラダより温野菜、冷奴より湯豆腐

いい理由

- 体を冷やす食材も、加熱調理をすれば温める性質に変わる。
- どう食べるかは自分の体調次第。体調を見直すきっかけにもなる。

【体が冷えているなら加熱調理がおすすめ】

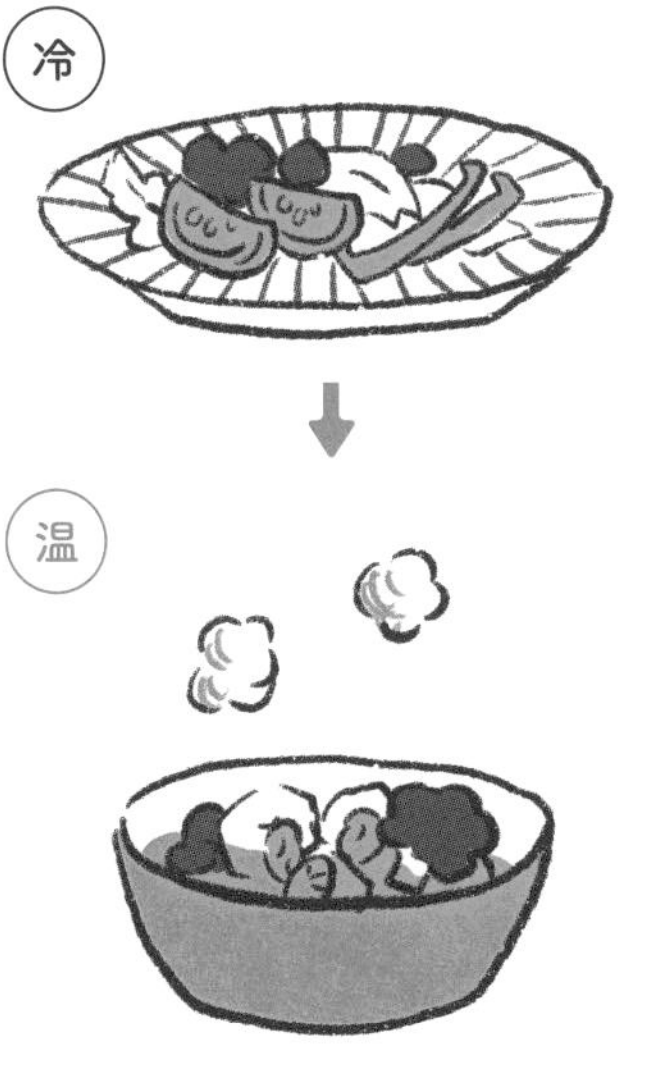

レタス、トマトなどは体を冷やす食材。炒める、スープにするなど加熱調理をすると温める性質に変わる。

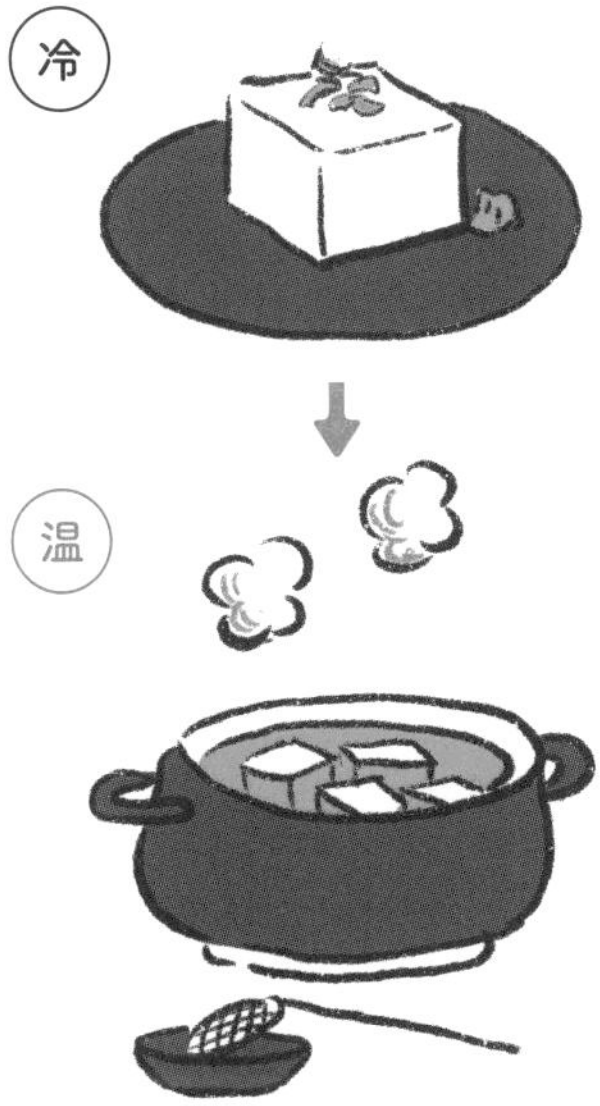

豆腐は冷やす食材。温かい湯豆腐にすれば体を冷やすことはない。

冷えとりの観点からすれば、生サラダより温野菜、冷奴より湯豆腐のほうがよいと言わざるを得ませんが、73ページでもお話ししたように、決め手はあなたの体調次第です。確かに言えることは、冷やす食材も加熱調理をすれば、体を温める食べものに変わるということです。

漢方では食べものに宿るパワーを「水穀《すいこく》の気《き》」と呼びます。とくに植物には太陽や大地など自然のエネルギーが集まっているので、野菜を食べるということは、すなわちこれ全部をもらっているということ。

体調を見直して、冷えているなら温野菜、熱がこもっているなら生サラダとするのが賢明な判断でしょう。

内から体を温める

ティータイムは黒茶でいっぷくを

いい理由

- 緑茶より紅茶、紅茶より黒茶。お茶は発酵の度合いが高いものほど体を温める作用も高くなる。
- 白砂糖は体を冷やすので、甘〜い誘惑にはご用心！

【冷えとり的には「黒茶」がおすすめ】

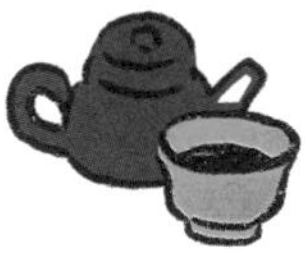

黒茶

★★★★★

発酵の度合いがいちばん高く、最も体を温める。プーアル茶など。

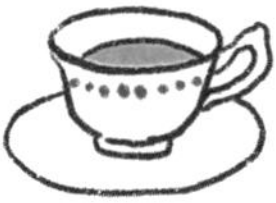

紅茶

★★★★

充分に発酵させて作られるので、温めパワーはあり。

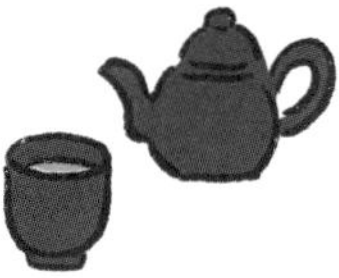

ウーロン茶

★★★

半発酵茶といい、緑茶と紅茶のあいだくらいの発酵度合い。

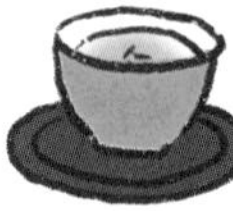

緑茶

★

無発酵茶といい、発酵させないため、温め度は低い。

コーヒー

★

カフェインの覚醒作用が体をシャキッとさせてくれるが、寝つきが悪くなることも。飲みすぎには注意。夕方以降はノンカフェインにするなど。

ノンカフェイン

★★★★★

麦茶、そば茶、ルイボスティーやハーブティーなど。カフェインを控えたい人にはおすすめ。もちろん飲むときはホットで。

お茶は、製造過程の発酵の度合いによって体を温める作用が変わります。発酵させない緑茶に対して、充分に発酵させる紅茶、そのあいだにウーロン茶が位置します。黒茶は麹菌により発酵させたお茶で、紅茶のさらに上、最も発酵の度合いが高いお茶。プーアル茶などが有名です。

なお、お茶は基本的にカフェインを含みますが、コーヒーの含有量は断トツ。飲みすぎると体を冷やすので、量や飲む時間にはご注意を。

また、白砂糖は体を冷やす性質を持ちます。砂糖たっぷりの甘いお菓子は、冷えの不調が気になるなら控えたほうが無難。黒砂糖、はちみつは、冷やす作用がやや緩和されます。

内から体を温める

よく噛んで食べると、体温は上昇、体脂肪は減少する

いい理由

● よく噛むと、食べすぎ防止、体温アップ、リラックスといいことずくめ。

● いろんなものをちょっとずつ、がバランスのいい体づくりのコツ。

【よく噛むと生まれるうれしい3つの効果】

よく噛むと脳に刺激がいき、脳の視床下部からヒスタミンが分泌される。

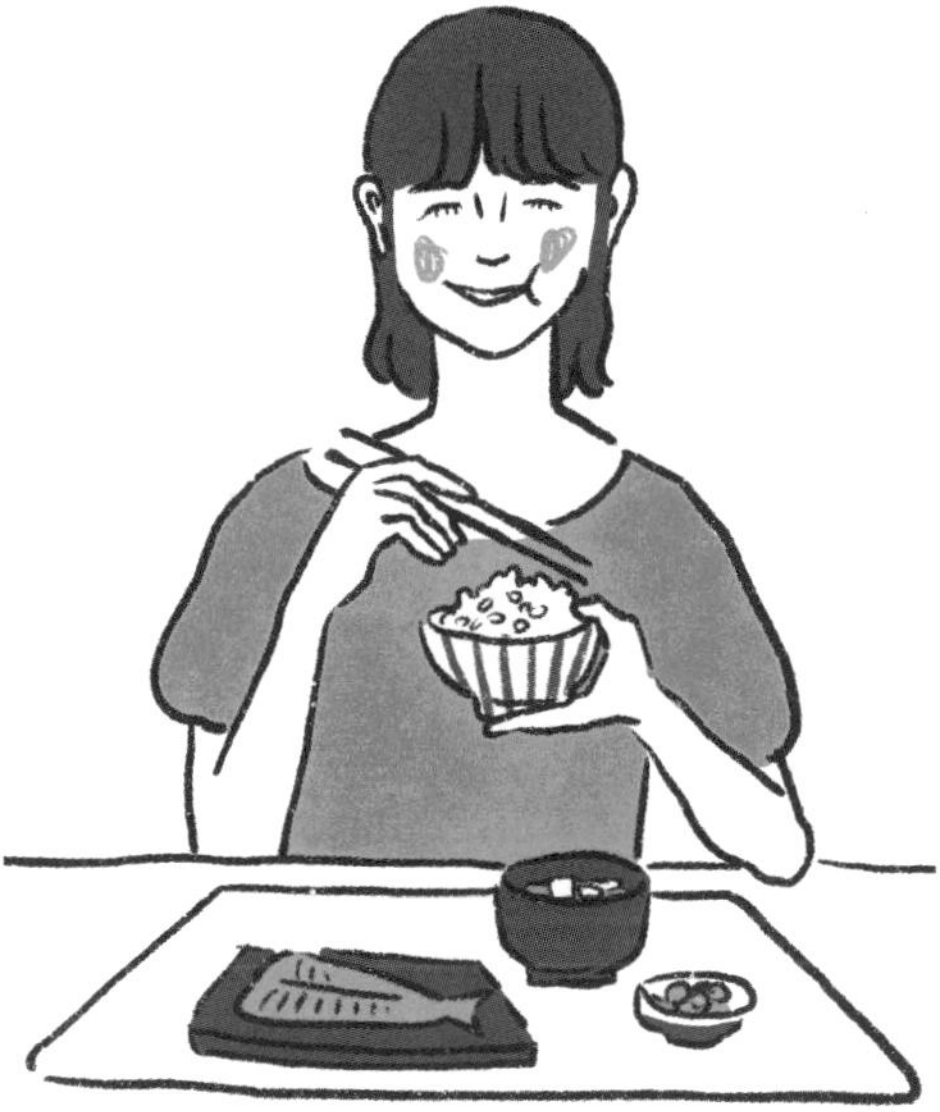

効果1

満腹中枢が刺激されて**食べすぎ防止**に。

効果2

体脂肪のなかでもとくに内臓脂肪を燃焼させる。熱が生産されるので**体温アップ**に。

効果3

リラックス効果がある。

もちろん……
よく噛むことで胃腸の負担が減り、胃の調子が整う！

「よく噛んで食べなさい」と昔から言われたものです。よく噛むといい主な理由は3つ。

ひとつは満腹中枢が刺激されて食べすぎを防げる。ふたつめは体脂肪が燃焼して熱が生まれるので体温が上がる。3つめはリラックス効果があること。よく噛むことは自律神経のコントロールにもつながるのです。

食事に関してひとつ注意していただきたいのは、「これさえ食べておけばよい」という食材は存在しないということ。また好みの味を選ぶことで知らず知らずのうちに、寒熱（63ページ）のバランスに偏りが生じていることも。いろいろな種類をまんべんなく選び、体のバランスを整えることが大切です。

漢方の冷えとり習慣

動いて体を温める

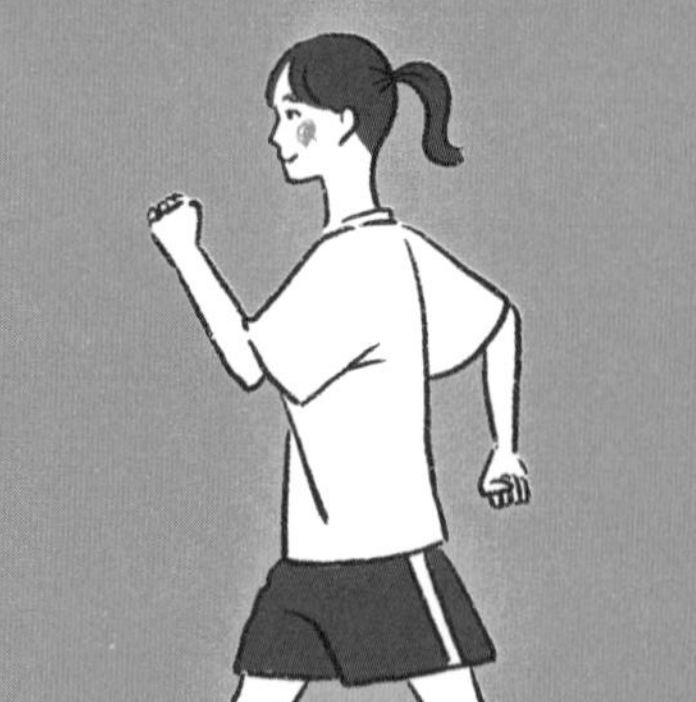

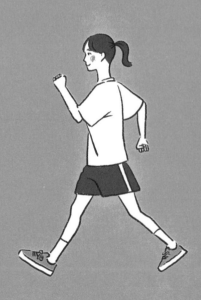

体の冷えをとるためには、体を動かして熱を生み出すことも欠かせません。
とくに女性は、もともと筋肉の量が少ないので、
意識して運動もとり入れたいもの。
ただし無理な運動をする必要はありません。
普段の生活のなかで埋もれている運動のチャンスを利用するなど、
日常生活に無理なくとり入れられる方法を紹介します。

動

いて体を温める

移動時間を利用して1日10分歩く

いい理由

- 歩いてふくらはぎのポンプを機能させると、血液やリンパ液の滞りが改善する。むくみの解消にも有効。
- エスカレーターをやめて階段を使うなど、できることからでよい。

【日常に埋もれている運動のチャンス】

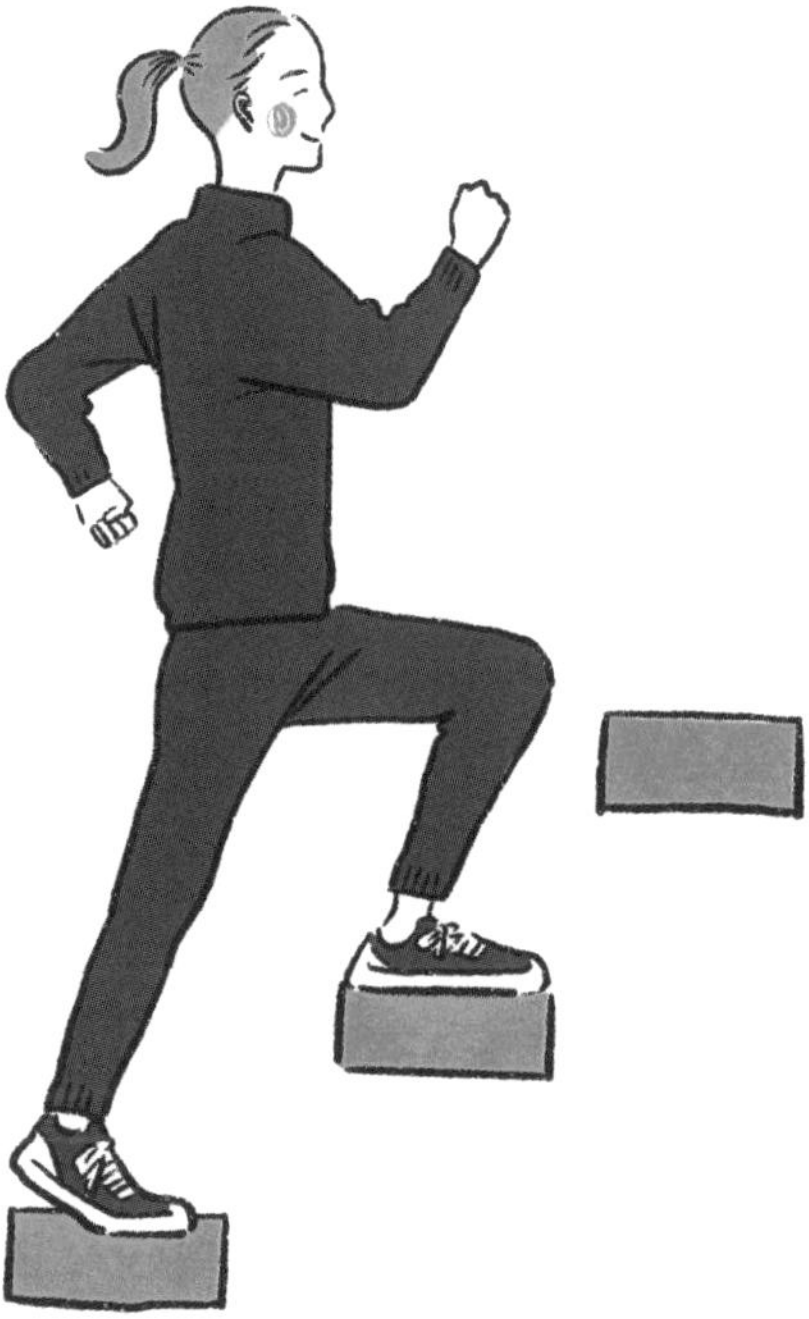

- エスカレーターやエレベーターをやめて階段を使う。階段は０円のジム！
- 大股で歩く。早歩きだとなおよい。とくに坂道は筋力アップにも効果的。
- 近所のコンビニやスーパーは、歩きか自転車で行く。有酸素運動！
- 電車やバスでは座らない。背すじを伸ばして姿勢よく立つ。それでも立派な運動。
- 電車やバスで、ひと駅手前で降りて歩く。帰り道などにぜひ。運動の充実感あり。

冷えの一因は運動不足です。運動不足→筋肉減少→血流減少＋脂肪増加→体は冷えて不調を招くのです。

そもそも静脈やリンパ管は動脈ほど筋力がないため、末端から心臓に戻すためには足、とくにふくらはぎの筋肉のポンプ作用が欠かせません。

あなたの日常生活を振り返ってみてください。目と鼻の先にあるコンビニに車で行っていませんか？　駅でエスカレーター、マンションでエレベーターを使っていませんか？　だいそれたことでなくてよいのです。勝手に放棄している運動のチャンスが日常に必ず潜んでいます。それを見つけて、まずは１日10分は歩き、慣れてきたら20分と増やしていきましょう。

動

いて体を温める

発熱器官の筋肉は、大きい筋肉を鍛えると効率的

いい理由

- 太ももや腹筋、大胸筋などの大きい筋肉を鍛えると、体温の底上げになる。
- 加齢とともに筋肉は減少するという事実を受け止める。

【洗濯物を干しながらスクワット】

太ももを鍛えられるスクワットは、筋トレ初心者にはおすすめ。
洗濯物を干しながらやってしまおう。

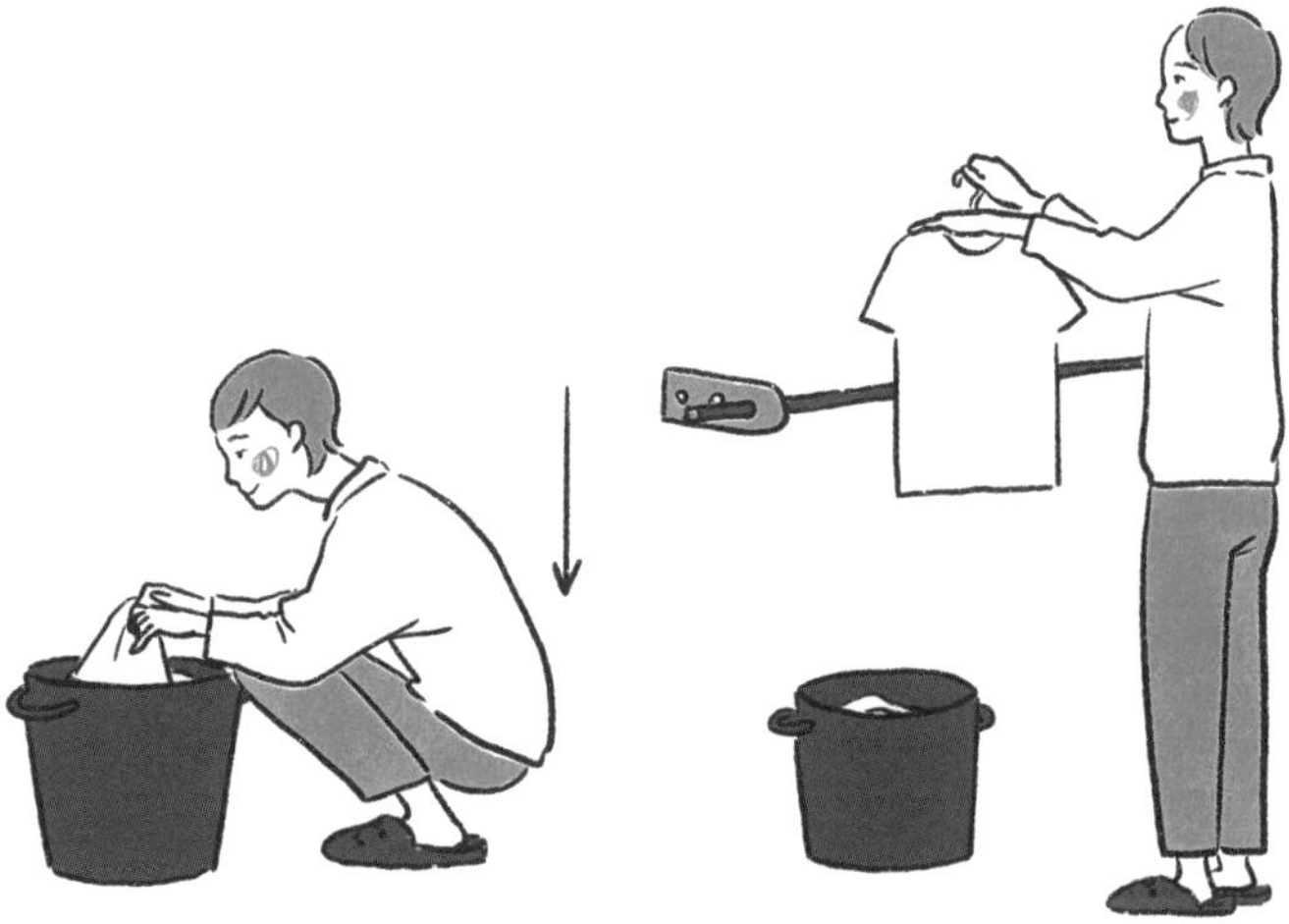

❶ 洗濯物を干すとき、洗濯かごから1枚手に取るたびに、ひざを曲げてしゃがみ、1枚取ったら立ち上がる。

❷ 最後のくつ下の1枚まで、これを繰り返す。

20代の頃から食事の量も生活リズムもたいして変わっていないのに、なんだか最近太りやすくなったし肌も調子悪い。これって年齢のせい?――はい、残念ながら年齢の影響、おおいにあります。「同じ生活」は、筋肉が落ちる一方だからです。

わたしたちの体のなかで、熱をいちばん作っているのは基礎代謝です。その4割は筋肉が担っています。ところが筋肉は、20~30代をピークに下降の一途。何もしなければ基礎代謝が落ちて冷えるのは当然なのです。

歩くことは大事ですが、歩くだけでは筋力のアップは図れません。太ももや腹筋、大胸筋など大きい筋肉を中心に筋トレもとり入れましょう。

動

いて体を温める

「ながら運動」でちゃっかり筋トレ完了

いい理由

- 運動の時間をわざわざ設けなくていい。
- 日常の動作のなかで、使う筋肉を意識すると立派な筋トレになる。

【窓ふきしながら、歯磨きしながら♪】

二の腕

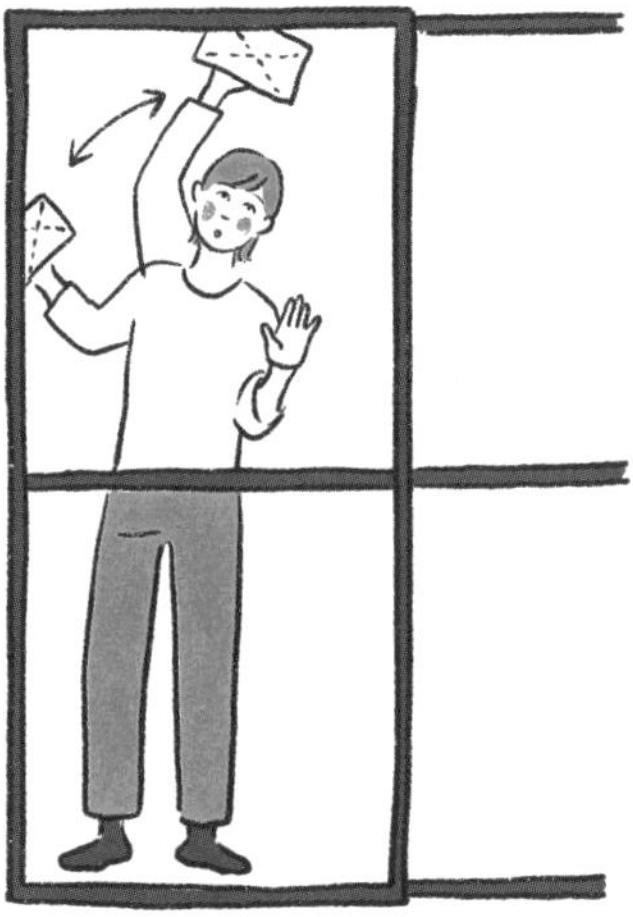

窓ふきをするとき、ひじを伸ばして腕全体を大きく動かしてふく。途中で左右の手を入れ替える。二の腕を意識して。風呂掃除にも応用可。

ふくらはぎ

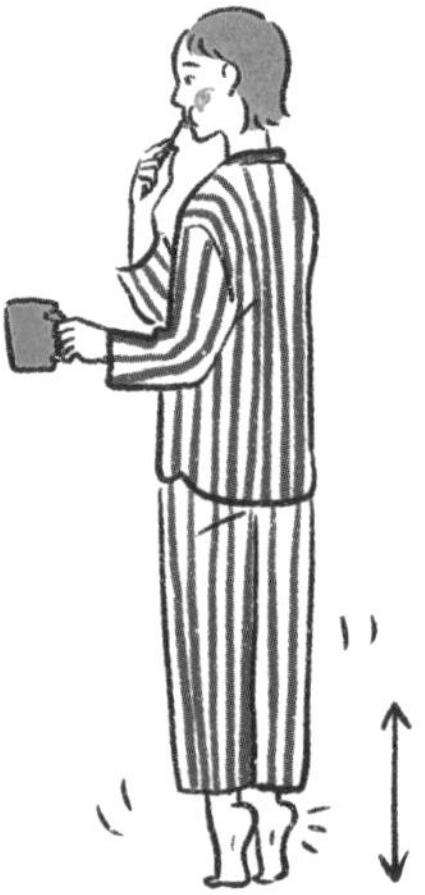

歯磨きをしながら、かかとの上げ下げをする。食器の洗いものをするときなどにも応用可。

ある調査によると、一般女性の8割以上がやせたい願望を持っているそうです。健康のためにも運動が必要なのはわかってはいるけれど……。それでも腰が重いのが運動ですよね。

運動のための時間を設けようとするとハードルが高いですが、いつもの生活のなかに組み込んでしまえばお得な感じがしませんか？

85ページで紹介した「洗濯物を干しながらスクワット」は、洗濯物を1枚干すたびに1回スクワットが完了してしまいます。筋肉の3分の2は下半身にあることからも、太ももやお尻を鍛えられるスクワットはおすすめです。

ほかに、二の腕とふくらはぎの筋トレ方法を上に紹介します。

動

いて体を温める

運動はレジスタンス運動と有酸素運動の組み合わせがベスト

いい理由

- ウォーキングなどの有酸素運動は脂肪が燃焼する。
- 筋トレなどのレジスタンス運動は基礎代謝がアップする。

【おとなの運動の心得】

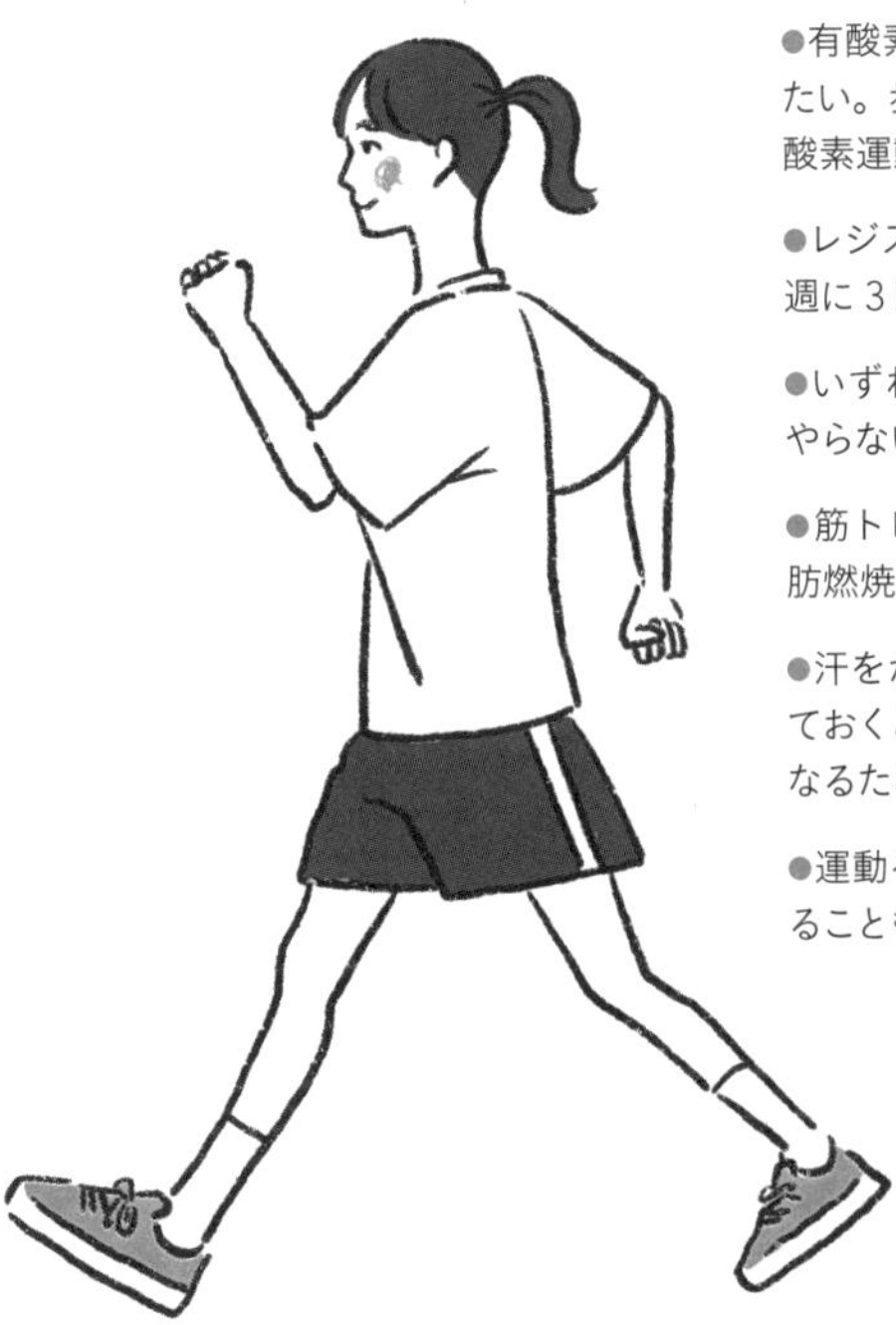

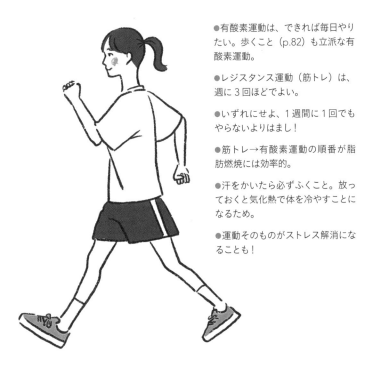

●有酸素運動は、できれば毎日やりたい。歩くこと（p.82）も立派な有酸素運動。

●レジスタンス運動（筋トレ）は、週に3回ほどでよい。

●いずれにせよ、1週間に1回でもやらないよりはまし！

●筋トレ→有酸素運動の順番が脂肪燃焼には効率的。

●汗をかいたら必ずふくこと。放っておくと気化熱で体を冷やすことになるため。

●運動そのものがストレス解消になることも！

運動には、ウォーキングやランニングなどの有酸素運動と、筋トレなどのレジスタンス運動があります。

脂肪を燃焼するのが有酸素運動。筋肉を増やしたり筋力を向上したりして、基礎代謝を上げるのがレジスタンス運動。基礎代謝が上がれば脂肪は燃えやすくなるので、先にレジスタンス運動、続いて有酸素運動の順番が効率的です。

とくに女性は、もともと筋肉量が少ないので加齢に伴い意識して筋トレをとり入れたいもの。筋トレは1日おきなど週3回ほどでOK。有酸素運動は毎日が理想ですが、いずれも1週間に1回でもやらないよりはまし。急に毎日など張り切らずに、まずは始めてみることが大切です。

動 いて体を温める

パソコン作業は「肩すぼめ体操」と「肩まわし体操」で血流を促して

いい理由

- 血流が促されると体が温まり、こりの予防・改善に有効。
- 座りっぱなしは血液循環が悪化する。1時間に1回は体を動かしたほうがよい。

【「肩すぼめ体操」と「肩まわし体操」】

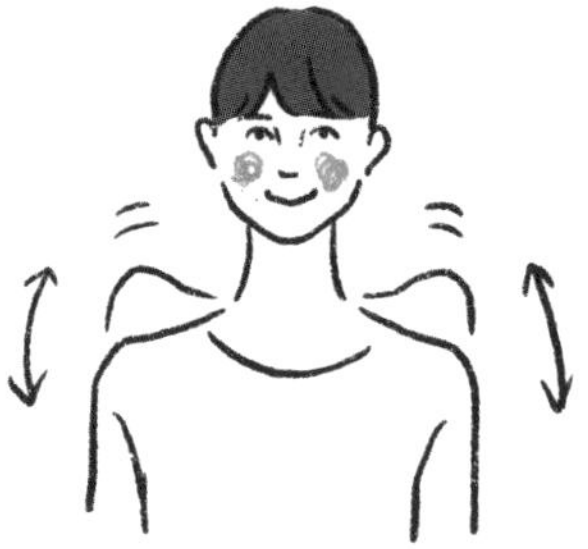

肩すぼめ体操

両肩をすぼめるように、ぎゅ〜っと上に上げる。力を抜いてすとんと落とす。この上げ下げを10回ほど繰り返す。

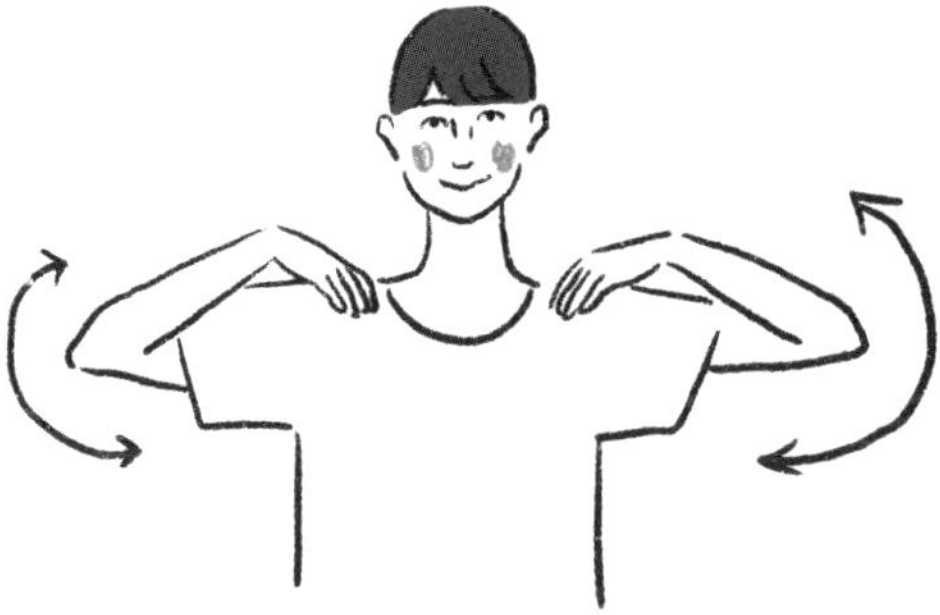

肩まわし体操

両手を肩に添え、ひじで円を描くように前まわし、後ろまわしを交互に行なう。10回を目安に。

デスクワークで同じ姿勢が続く人には、上のふたつの体操をおすすめします。とても簡単ですが、こりの予防・改善に効果的です。

どちらも座ったままでできますが、最低でも1時間に1回は立って、体を動かしたほうがよいでしょう。

近年、「座りっぱなしは寿命を縮める」といった内容の論文が発表されるなど、長時間座り姿勢が続くことの弊害が指摘されています。

「スタンディングデスク」といって、立って仕事をする人も増えています。座った状態は下半身の筋肉が一切収縮しませんが、立つだけで変わります。運動も大事ですが、働く環境を見直してみるのも賢明でしょう。

動いて体を温める

座ったまま足のレジスタンス運動で基礎代謝を上げる

いい理由

- テレビを見ている時間などに行なうことができる。
- 下半身の血流が促されるので、疲れやだるさ、むくみの解消にも効果的。

【足伸ばし運動】

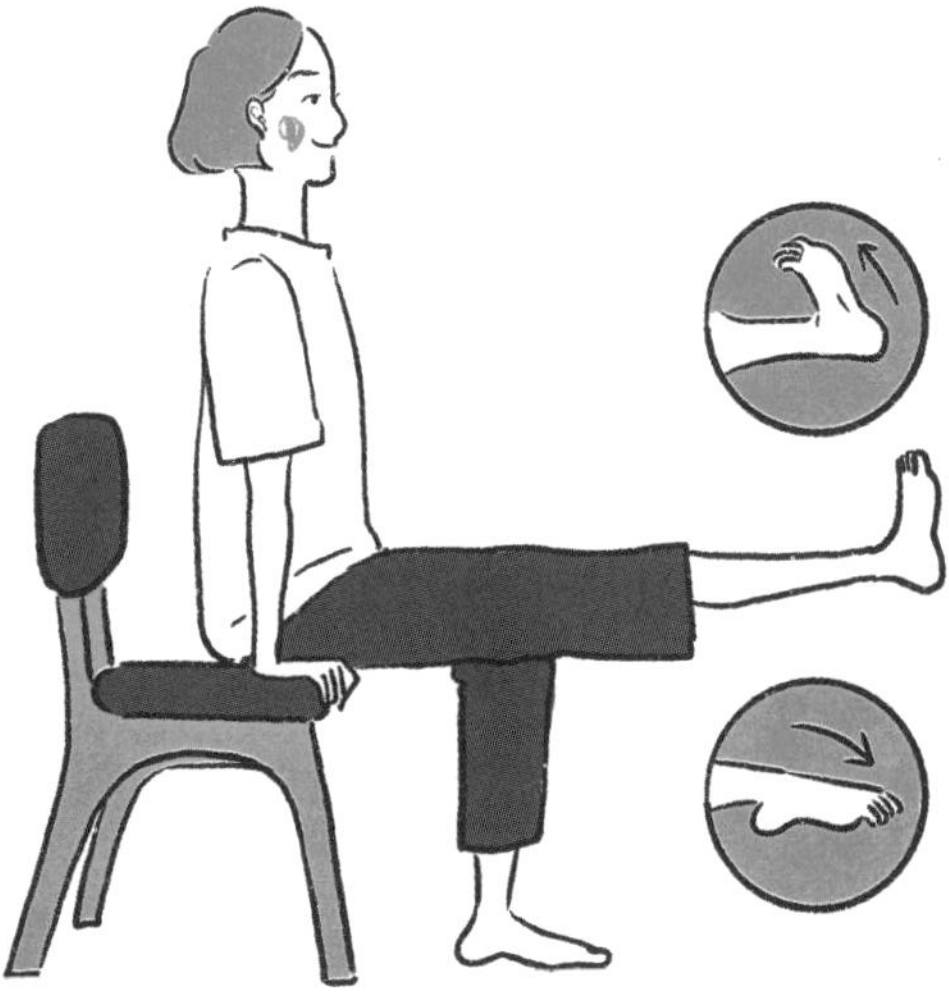

❶ 片足のひざをまっすぐ伸ばし、床と水平にして15秒キープ。

❷ 次に、つま先をできるだけ自分のほうに向けて15秒キープ。ふくらはぎ、ひざの裏が気持ちよく伸びるのを意識して。

❸ 今度は、つま先を床のほうに向けて15秒キープ。足の甲、すねが気持ちよく伸びるのを意識して。

❹ 反対の足も❶❷❸を同様に行なう。

「運動不足」という言葉はあっても、「運動満足」という言葉はありません。ほんとうは多くの人が不足を自覚しているのではないでしょうか？

　テレビを見ている時間、ただ座っているだけではもったいないので、レジスタンス運動で基礎代謝アップをしちゃいましょう。仕事中にオフィスでも机の下でこっそりできます。

　イスに座り、ひざを90度程度に曲げます。背すじを伸ばし、手はイスに添えるなど力を抜いてください。上のイラストに沿って、①ひざを伸ばして水平にキープ。②つま先を自分のほうに向けてキープ。③つま先を床のほうに向けてキープ。各15秒ずつ行ないましょう。

動いて体を温める

ゴルフボールの「足裏マッサージ」で日中ずっと冷えとり

いい理由

●ゴルフボールの凹凸が、反射区《はんしゃく》やツボにほどよい刺激を与える。

●足裏が刺激されると末端の血流が促され、心臓へと戻る血のめぐりが回復する。

【ゴルフボールで足裏マッサージ】

ゴルフボールの上に足をのせてゴロゴロする。

ゴルフボールの代わりに…

- 殻つきのくるみ、ラップの芯でもOK！
- 雑誌や新聞紙を長細く丸めて、その上にタオルを１枚くるんだものに足をのせてもOK！

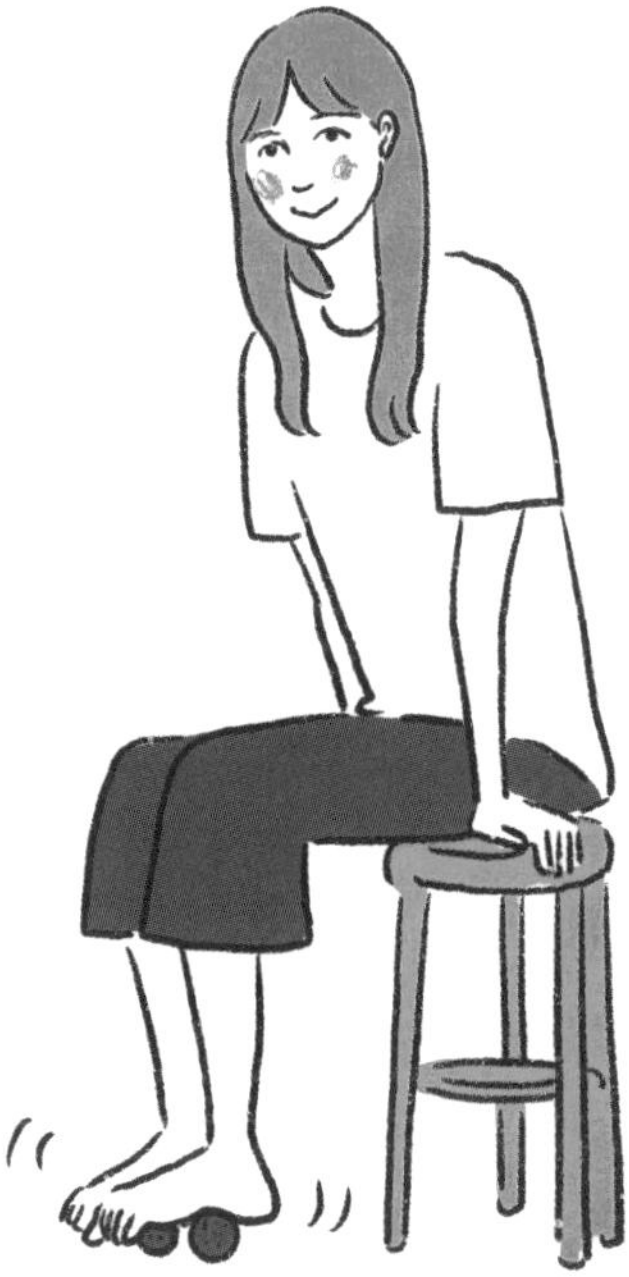

足の裏には、体の内臓や器官が足の裏に反射投影されているという「反射区」があります。ツボによく似ていますが、ツボが点で捉えるのに対して、反射区は面で捉えることが違いのひとつです。

ゴルフボールにある凹凸は、これらの刺激にちょうどよいのです。足をのせてゴロゴロと転がせば、滞りやすい末端の血流が回復し、全身の活性化にもつながります。

殻つきのくるみでもかまいません。くるみは手で軽く握っているのもおすすめです。くるみの殻のゴツゴツ感がほどよい刺激になって手先の毛細血管の血流を促し、冷えはもちろん、肩こりや慢性的な頭痛にも有効です。

動

いて体を温める

1日の終わりには「ふくらはぎ」をマッサージして疲れと冷えをとる

いい理由

- 筋肉のねじれを元に戻すと、血流が改善されるので体が温まる。
- 力をあまり入れずに、やさしい力でやればよい。

【ふくらはぎの3点押しマッサージ】

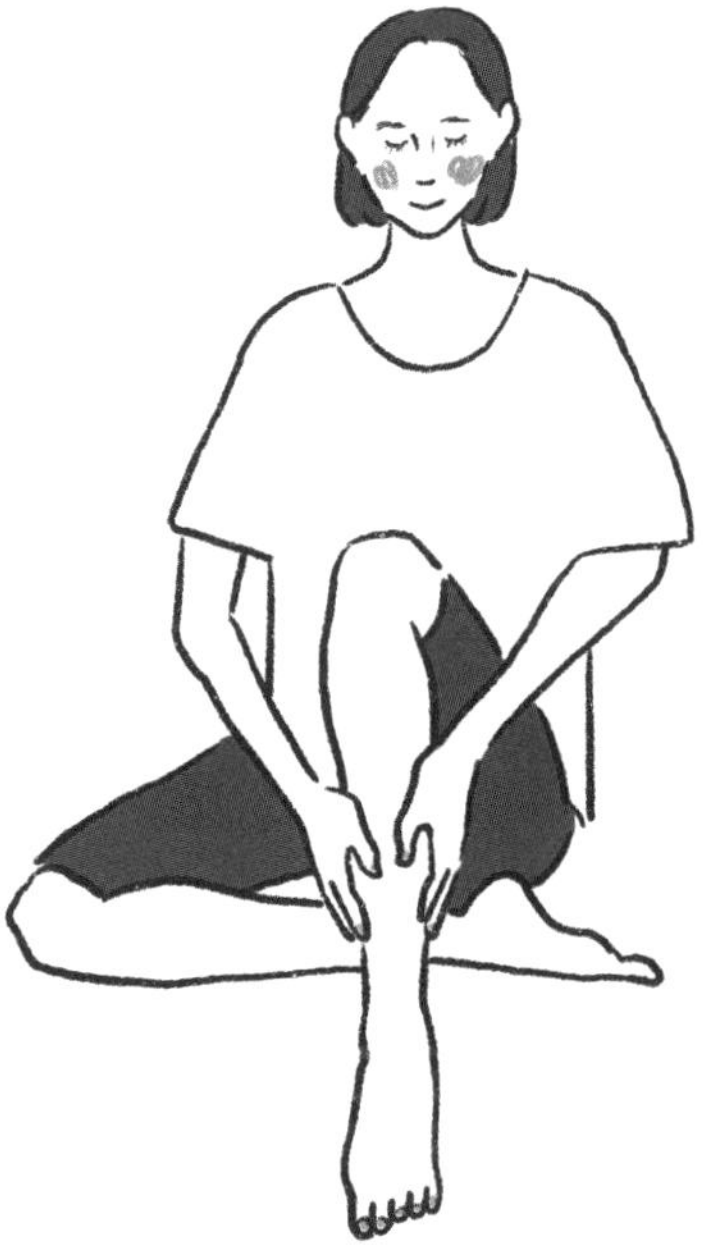

❶ ふくらはぎを両手で包み込むように持つ。

❷ ふくらはぎの最もふくらんでいるところに小指が当たるようにする。

❸ 小指、薬指、中指で押しながら3秒ほど持ち上げ、ゆっくりゆるめて元に戻す。5回ほど繰り返し、足を入れ替えて同様に行なう。

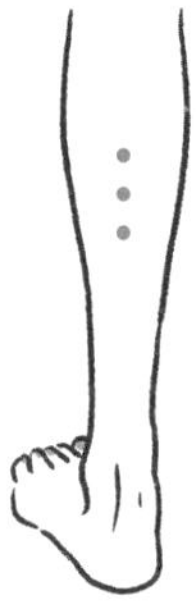

血流が悪くなる一因には、筋肉のねじれが挙げられます。

　地球で暮らすわたしたちは、重力の影響で常に体は下の方向へ引っ張られています。また日常の動作のなかでも個人のクセにより、筋肉は元の位置からちょっとずつ引っ張られています。こうした日々の蓄積で、筋肉にねじれが生じてしまうのです。

　ふくらはぎのマッサージと一緒に、足首もまわして筋肉のねじれを元に戻してあげましょう。

〈足首まわし〉

　左足の指のあいだに右手の指を交互に入れ、足首をゆっくりまわす。時計まわり、反時計まわりを5回ずつ。足を入れ替えて同様に行なう。

動いて体を温める

冷えに効くツボは「三陰交」と「湧泉」

いい理由

- ツボの刺激は、経絡《けいらく》を通じて体のなかのさまざまな部分に間接的に働きかける。
- 道具もいらず場所も取らない。指で押すだけなので気軽にできる。

【「三陰交」と「湧泉」で体ポカポカ】

三陰交

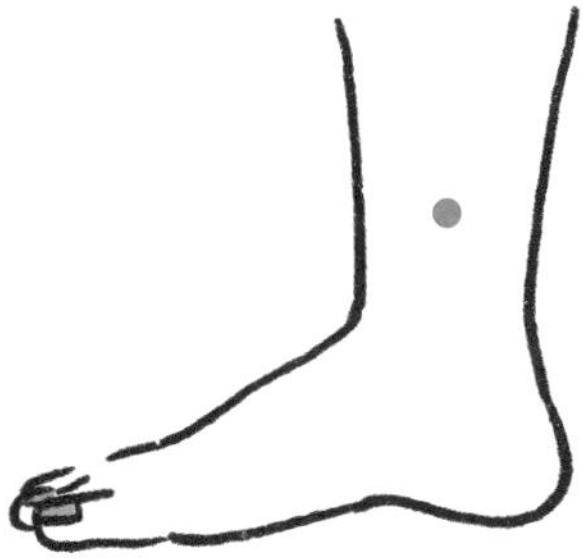

内くるぶしの骨の上側ふもとから指3本分上、すねの骨の後ろ側のくぼみのなかにあるツボ。

湧泉

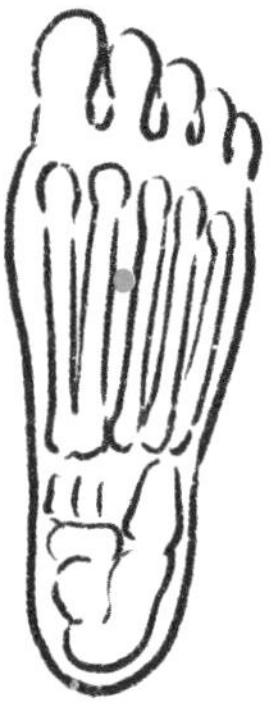

足の裏の人さし指と中指のあいだで、足裏全体の3分の1ほどに位置するツボ。

漢方医学では、わたしたちの体は「気《き》・血《けつ》・水《すい》」の3つで成り立っていると考えることを22ページでお話ししました。体のなかを3つがバランスよく循環することで生命は維持されるのですが、「気」が流れる通り道を「経絡」と呼び、経絡の上にあるのが「経《けい》穴《けつ》」、すなわちツボです。

ツボを刺激すると、この経絡を通じて調子の悪い部分に間接的に働きかけ、体の調子を整えるのです。

冷えとりにおすすめのツボは「三陰《さんいん》交《こう》」と「湧泉《ゆうせん》」です。

ツボは、指の腹で垂直に押しましょう。爪を立ててはいけません。ツボを探しにくい人は、ドライヤーお灸（128ページ）もいいでしょう。

動いて体を温める

すきま時間に「指組み」で末端から全身の血めぐりを促す

いい理由

- 動脈と静脈の切り替えポイントを刺激すると、全身の血行改善になる。
- 簡単で動作も小さいので、いつでもこっそりできてしまう。

【コンパクトな「指組み」で全身ポカポカ】

❶ 両手の第一関節を交互に組む。

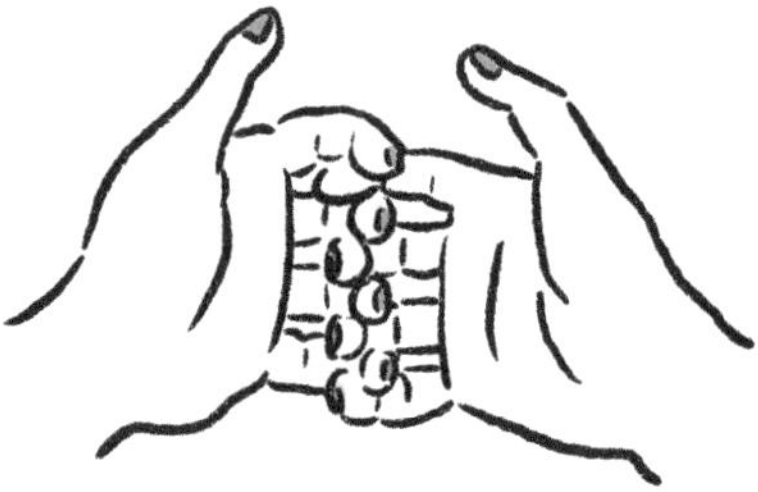

❷ 力を抜き、卵を包むようにそっと手を閉じて親指も組み合わせる。1分以上続けると血流改善に効果的。

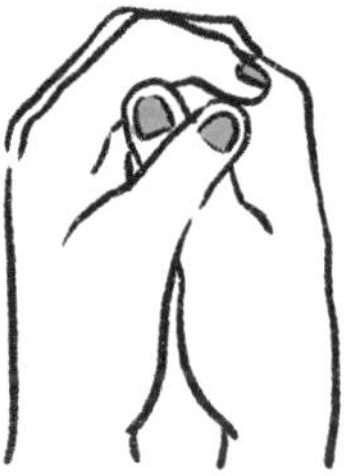

電車に乗っている時間、テレビを見ている時間、会議中などの時間を使って全身を温めてしまいましょう。動作は簡単。上のイラストを見ながらやってみてください。

こんな小さな動きで、なぜ全身が温まるのかというと、指先は動脈と静脈が切り替わる重要ポイントだからです。重要ポイントなのに、体の末端にあるため血流が滞りやすいポイントでもあるのです。

ここを刺激すると、停滞していた血液が心臓へと戻っていきます。すると心臓から出る血流も増えるので、全身の血行が改善されるというわけです。冷えはもちろん、肩こりやだるさ、疲れの緩和にも有効です。

漢方の冷えとり習慣

芯から体を温める

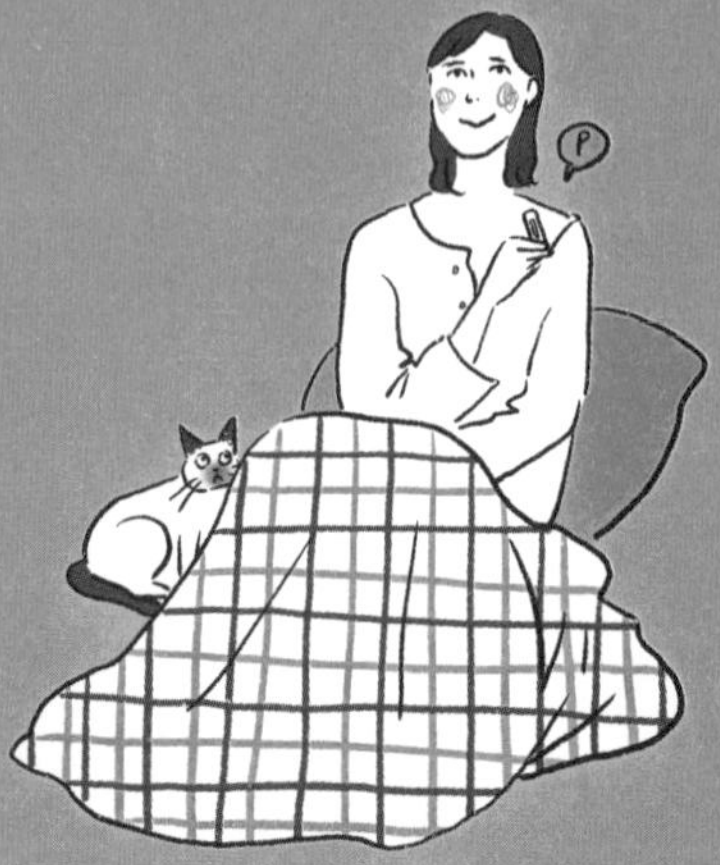

冷えとりの総仕上げとして、体を芯から温めましょう。
温かいお風呂にゆっくりつかると、体も心も温まります。
就寝時間を整えたり、呼吸に目を向けてみたりなど、
ちょっとしたことの積み重ねが大きな変化につながります。
ストレスや薬の常用も体を冷やすことを知り、
どうすべきかなど考えるヒントにしてください。

芯から体を温める

38～40度のお風呂に1日10分入る

いい理由

●最も効果が表れやすく、「気持ちいい」と実感しやすい。

●疲れも不調も冷えからくる。忙しいとき、疲れているときこそシャワーで済ませずに湯船に入って温めたい。

【ぬるめのお湯で体を芯から温めて】

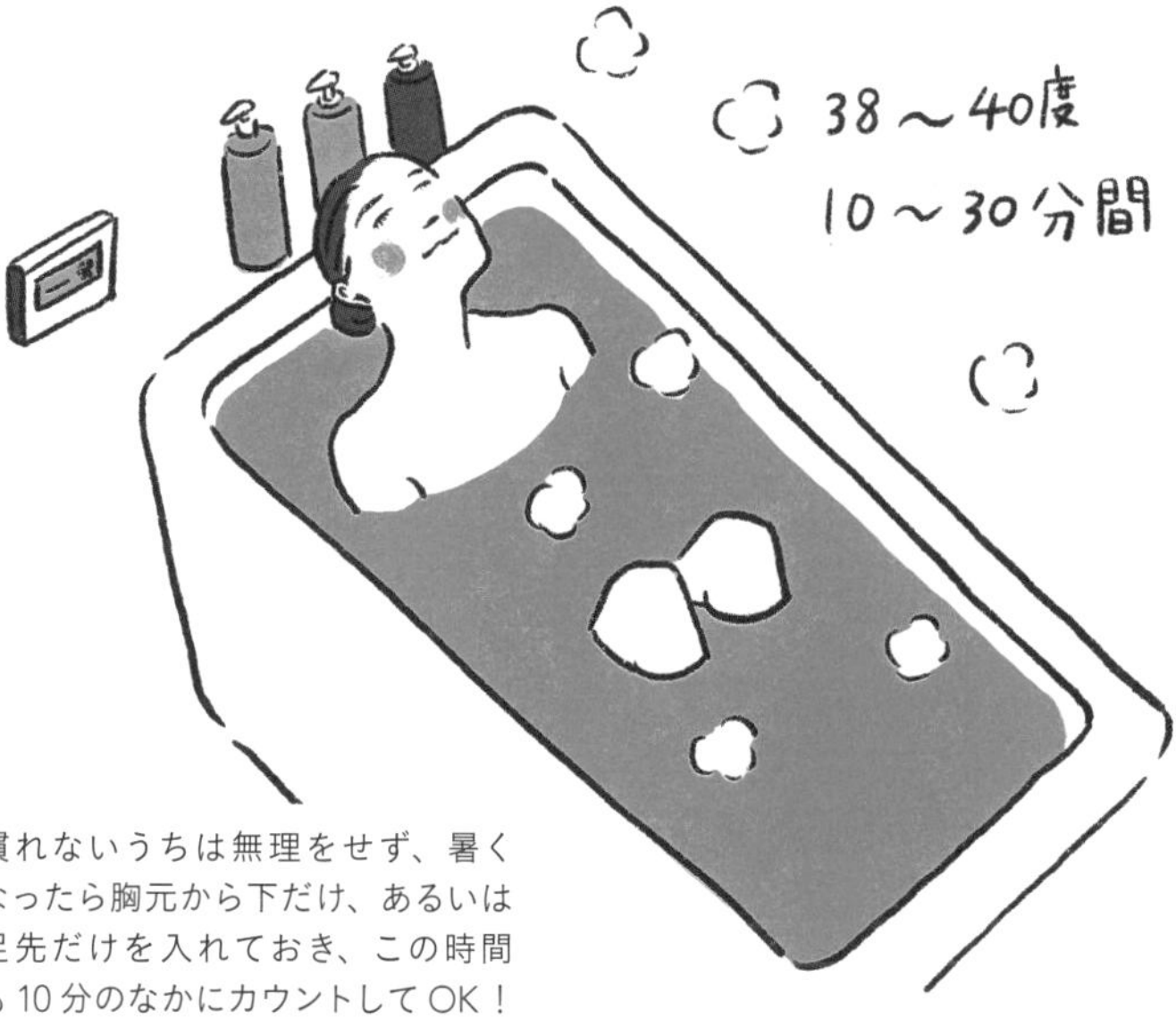

慣れないうちは無理をせず、暑くなったら胸元から下だけ、あるいは足先だけを入れておき、この時間も10分のなかにカウントしてOK！　冷めたらまた全身つかればよい。のぼせないように、徐々に体を慣らして。

冷えとり生活のなかで、体を温める最大のカギは「寝る前の入浴」と言っても過言ではないでしょう。

38〜40度のぬるめのお湯に10分、慣れてきたら30分ほどゆっくりつかってください。ぬるめのお湯は副交感神経にスイッチが入り、体をリラックスさせてくれます。自律神経は40度を境に交感神経と副交感神経のスイッチが切り替わります。40度を超える熱いお湯に入ると、緊張・興奮状態に体がなってしまうので、寝る前にはおすすめできません。

洗い場や脱衣所は、温度差がないように温めておくことも大切。せっかく温めた体も、温度差があると交感神経にスイッチが入ってしまいます。

芯から体を温める

入浴後は30分以内に布団に入る

いい理由

- ポカポカと温かいうちに眠りに入ると、睡眠の質が高まる。
- 夏冬問わずパジャマの下に薄めの肌着を1枚着ると、汗を吸い取ってくれて保温効果も高まる。

【寝るときは重ね着がポイント】

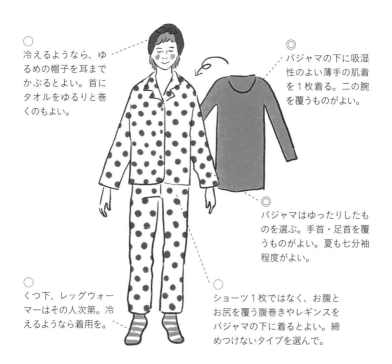

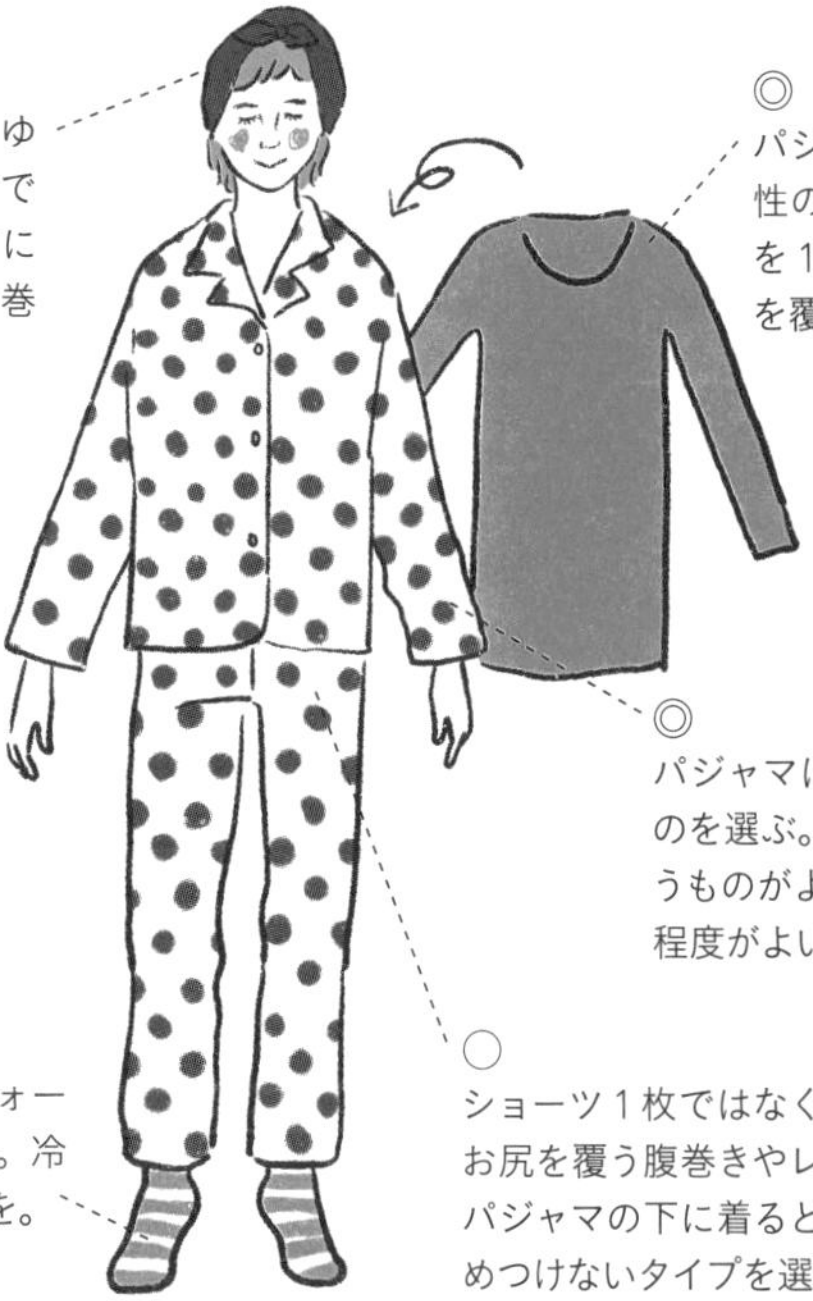
○
冷えるようなら、ゆるめの帽子を耳までかぶるとよい。首にタオルをゆるりと巻くのもよい。
◎
パジャマの下に吸湿性のよい薄手の肌着を１枚着る。二の腕を覆うものがよい。
◎
パジャマはゆったりしたものを選ぶ。手首・足首を覆うものがよい。夏も七分袖程度がよい。
○
くつ下、レッグウォーマーはその人次第。冷えるようなら着用を。
○
ショーツ１枚ではなく、お腹とお尻を覆う腹巻きやレギンスをパジャマの下に着るとよい。締めつけないタイプを選んで。

入浴後はすばやく髪を乾かして、15～30分以内に布団に入るのがベスト。そのためにも寝る時間から逆算してお風呂に入るとよいでしょう。

ポカポカ温かくリラックスした状態で眠りに入ると、睡眠の質が高まります。寒ければ湯たんぽや電気毛布を活用するのもいいですね。

ただし電気毛布は温度を一定に保つため、就寝中に汗をかきすぎて逆に冷えてしまいます。温めておいて切って寝る、タイマーを使うなどひと工夫を。その点、湯たんぽは自然と熱がゆっくり下がっていくので安心です。

寝るときは、夏冬問わず1枚薄い肌着を着て、その上にゆるい寝巻きという重ね着スタイルが快眠ポイントです。

芯から体を温める

就寝時間のベストタイムは22時 朝は日の光をたっぷり浴びる

いい理由

- 22〜2時に陰気が満ちて体の修復がされる。この時間に寝ていることが大切。
- 日の光を浴びると体内時計のリズムが整う。

【22〜2時は体内のメンテナンス時間】

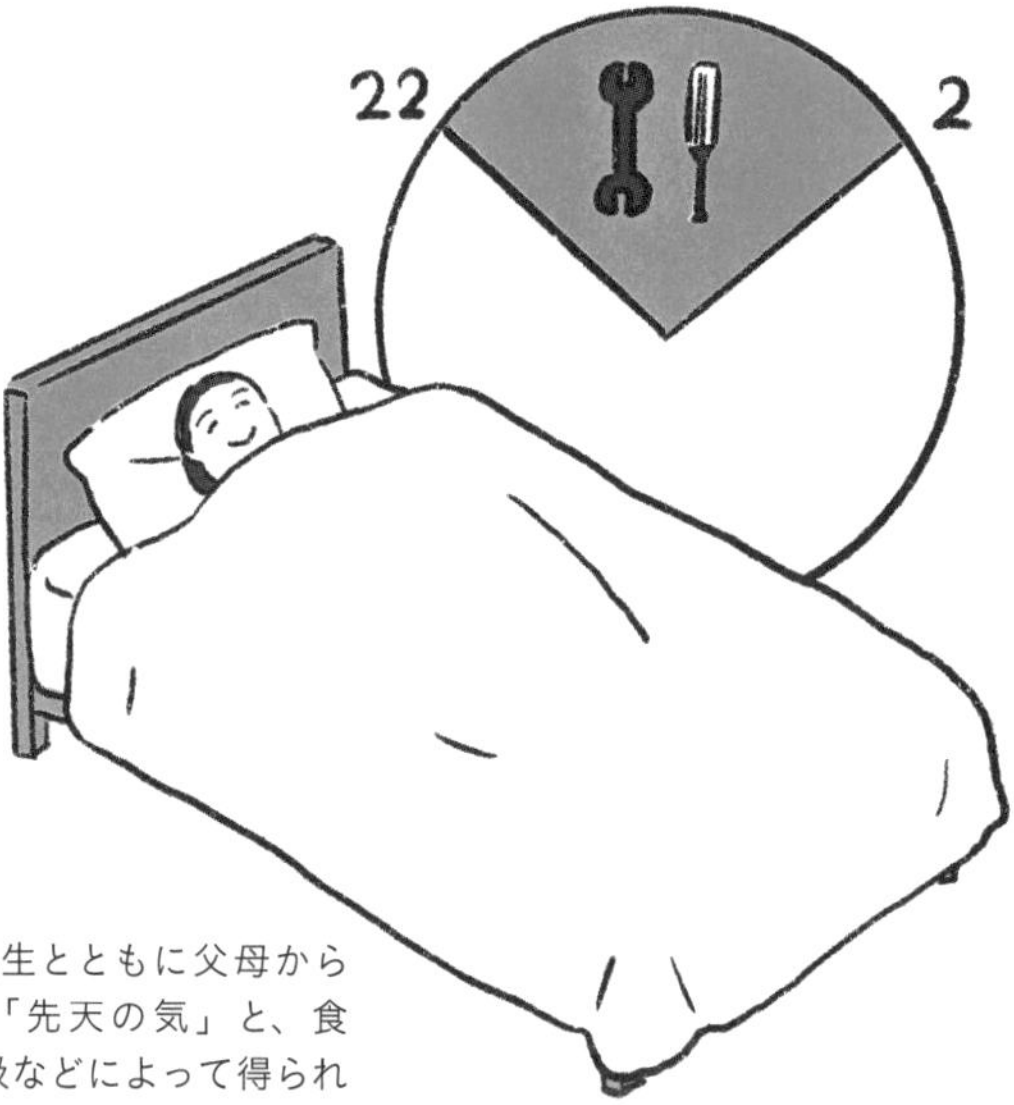

「気」は、誕生とともに父母から授けられた「先天の気」と、食べものや呼吸などによって得られる「後天の気」とある。後天の気は22〜2時のあいだに作られるので、この時間に寝ていることが大切。

わたしたちの体を構成している気血《きけつ》水《すい》の「気」には、陰と陽があります。日中は陽気が盛んで、夜は陰気が主体になります。陰気とは、血や水を保つ力といったところでしょう。

陰気は夜になると体の真ん中、主に内臓に集まってくるという性質があり、とくに22〜2時は陰気が満ちる時間とされています。この時間に必要な修復が施されたり、疲れを回復したり、病気や感染症に対する免疫力が高められたりします。つまり、この時間に寝ていないと具合の悪い「陰虚《いんきょ》」になってしまうのです。

睡眠ホルモンのメラトニンは、明るい光で分泌が抑制されます。朝は太陽光をたっぷり浴びましょう。

芯から体を温める

手浴・足浴は「気持ちいい〜」と実感しやすくリラックス効果も

いい理由

- お湯で手や足を温めると副交感神経にスイッチが入り、リラックスする。
- じんわりと心身ともに温まる。お湯の力、恐るべし。

【手浴・足浴で心も体もポカポカ】

足浴

1. 40 度前後のお湯を洗面器やバケツなどに入れる。
2. くるぶしから、にぎりこぶしひとつ分上くらいまで足がつかるようにする。
3. 5 〜 10 分ほど温める。

手浴

やり方は足浴と同じ。手首がお湯につかるようにする。

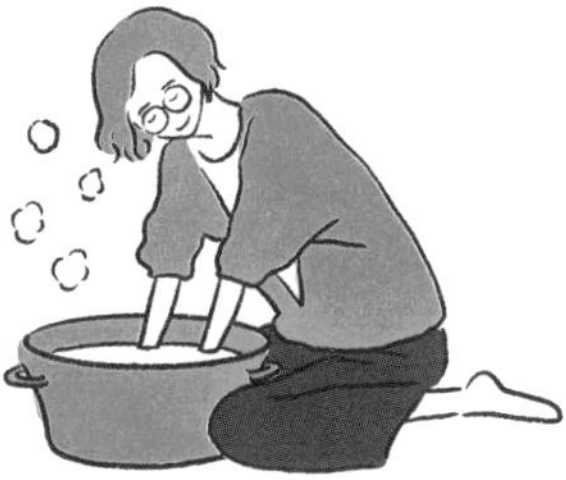

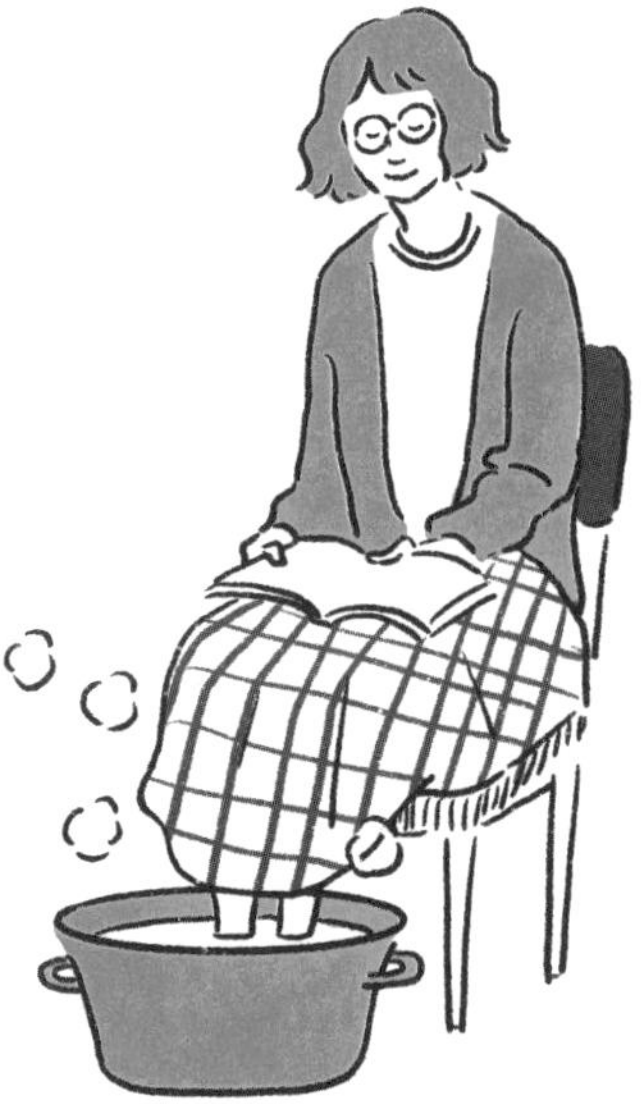

＊冬はひざ掛けをするなど、寒くならないようにしてください。
＊粗塩を適量入れると保湿効果が高まります。好みでバスオイルなどを入れても OK！

「気持ちのいいことをしましょう」というのが冷えとりの大原則です。そういった点からして、手浴・足浴もまた、「気持ちいい〜」と思わず顔がほころぶ温め方法のひとつです。

足浴は、足の冷えはもちろん、角質がたまっている、マメができているなどの場合にもこれらの緩和に有効。

手浴は、指先の冷えのほか、指先が硬くなっている、ささくれや痛みがあるなどの症状の緩和にも有効です。

ただし、いずれもねんざなどで腫れて熱を持っている場合や傷口が出血している場合は避けてください。

末端の血流が促されるので、気づけば全身がポカポカに。お風呂に入れないときなどにもおすすめです。

芯 から体を温める

サウナ効果に似た「ひざ下入浴法」で自律神経を元気にする

いい理由

- 冷水・温水に交互に足をつけることで、交感神経と副交感神経の切り替えが鍛えられる。
- 自宅で手軽にできる。

【ひざ下入浴法】

❶ 10 〜 15 度の冷水に、ひざ下を1分ほど入れる。[交感神経にスイッチが入り血管が収縮]

❷ 38 〜 40 度のお湯に、ひざ下を5分ほど入れる。[副交感神経にスイッチが入り血管が拡張]

❸ ❶と❷を 3 回ほど繰り返す。

2 〜 3 週間ほど続けると、だんだん汗をかきやすい体に変わっていくはず！

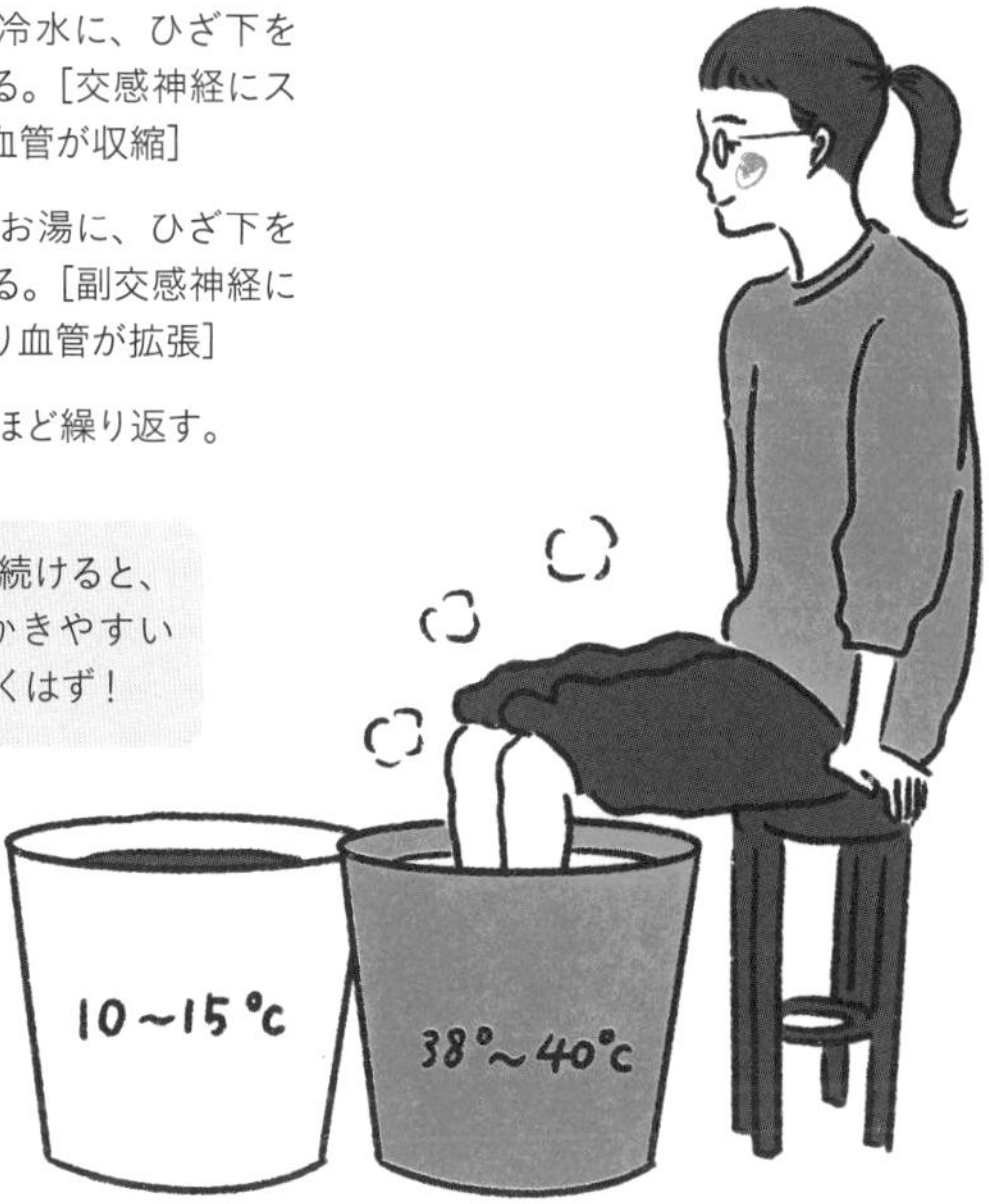

＊実践して調子が悪くなるようなら、ただちに中止してください。

「ひざ下入浴法」は、サウナなどの温冷浴に似た効果があり、主なメリットは次のとおりです。

・汗をかきやすい体になる。
・血のめぐりがよくなる。
・気のめぐりがよくなる。
・体が元気になる。

ただし、現在、体が冷えていて自律神経の調節がうまく働いていない人は、まだやってはいけません。体を温めることが先決です。冷えが解消して体力がつき、自律神経がきちんと働くようになって、少し余裕ができたらステップアップとして試してみてください。

自律神経がきちんと働いているかの判断の目安は、暑いときにちゃんと汗をかいているかどうかです。

芯から体を温める

呼吸に意識を向けてみる

いい理由

- 交感神経と副交感神経と呼吸の仕組みを利用すると、自分の気分をコントロールすることができる。
- 呼気を吸気の2倍にすればリラックスして体も温まる。

【リラックスして体も温まる呼吸法】

「吸う」よりも「吐く」時間を長くすると、副交感神経にスイッチが入り、
リラックスして体も温まる。毎日10回ほど行なうと、
自律神経が整えられていくので、お風呂の時間や寝る前などにぜひ！

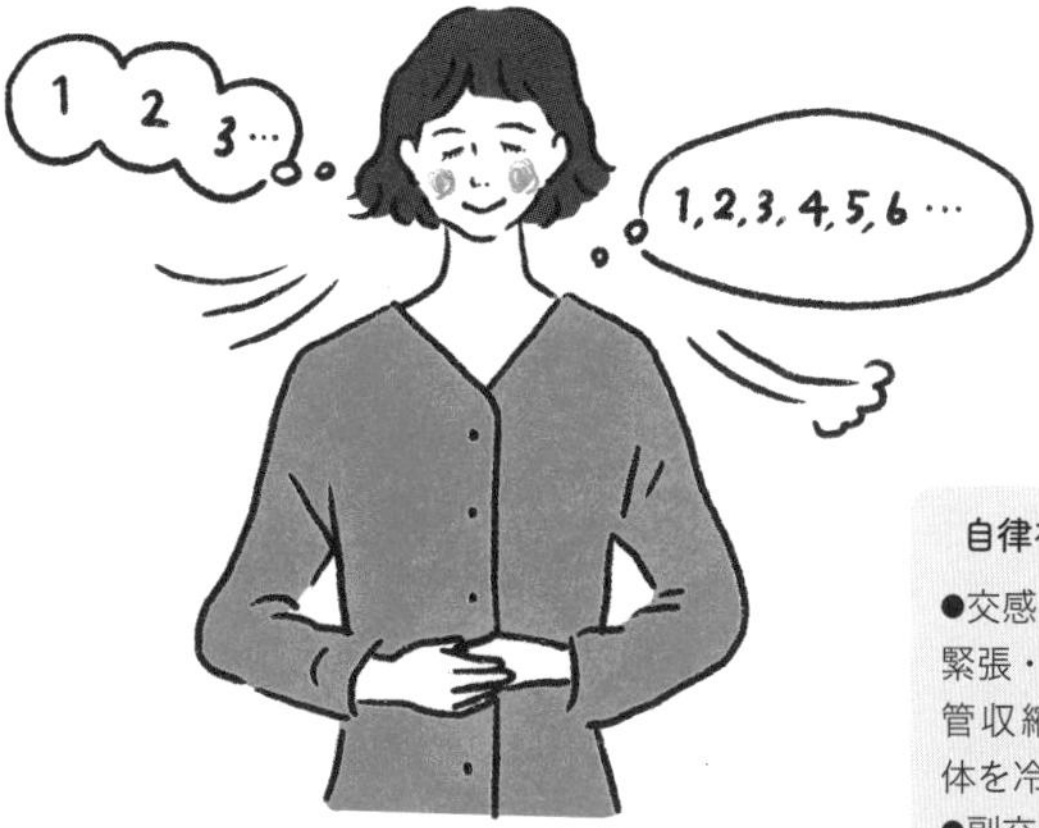

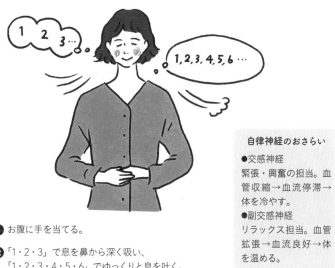

❶ お腹に手を当てる。

❷「1・2・3」で息を鼻から深く吸い、
「1・2・3・4・5・6」でゆっくりと息を吐く。

自律神経のおさらい

●交感神経
緊張・興奮の担当。血管収縮→血流停滞→体を冷やす。

●副交感神経
リラックス担当。血管拡張→血流良好→体を温める。

突然ですが、今あなたは鼻で呼吸をしていますか？ それとも口で呼吸をしていましたか？

体温のほかに呼吸の調節も自律神経が担っています。「吸う（吸気）」は交感神経、「吐く（呼気）」は副交感神経が担当。緊張をほぐしたければ、ゆっくり息を吐くとリラックス担当の副交感神経にスイッチオン。日中眠くてしょうがないときは、息を浅く短く小きざみに吐くと、吸気が優位になって緊張担当の交感神経にスイッチオン。

口で吸うと大きなゴミなども肺に入ってしまうので、吸うときは必ず鼻からにしましょう。吐くのはどちらでもOK。猫背は口呼吸になりやすいのでご注意を！

芯から体を温める

映画を観ておもいっきり泣く
漫才を見ておもいっきり笑う

いい理由

- 泣くと体は温まり、笑うと免疫力がアップする。
- ストレスは体を冷やす。心の新陳代謝は必要！

【ストレス解消の切り札を身につける】

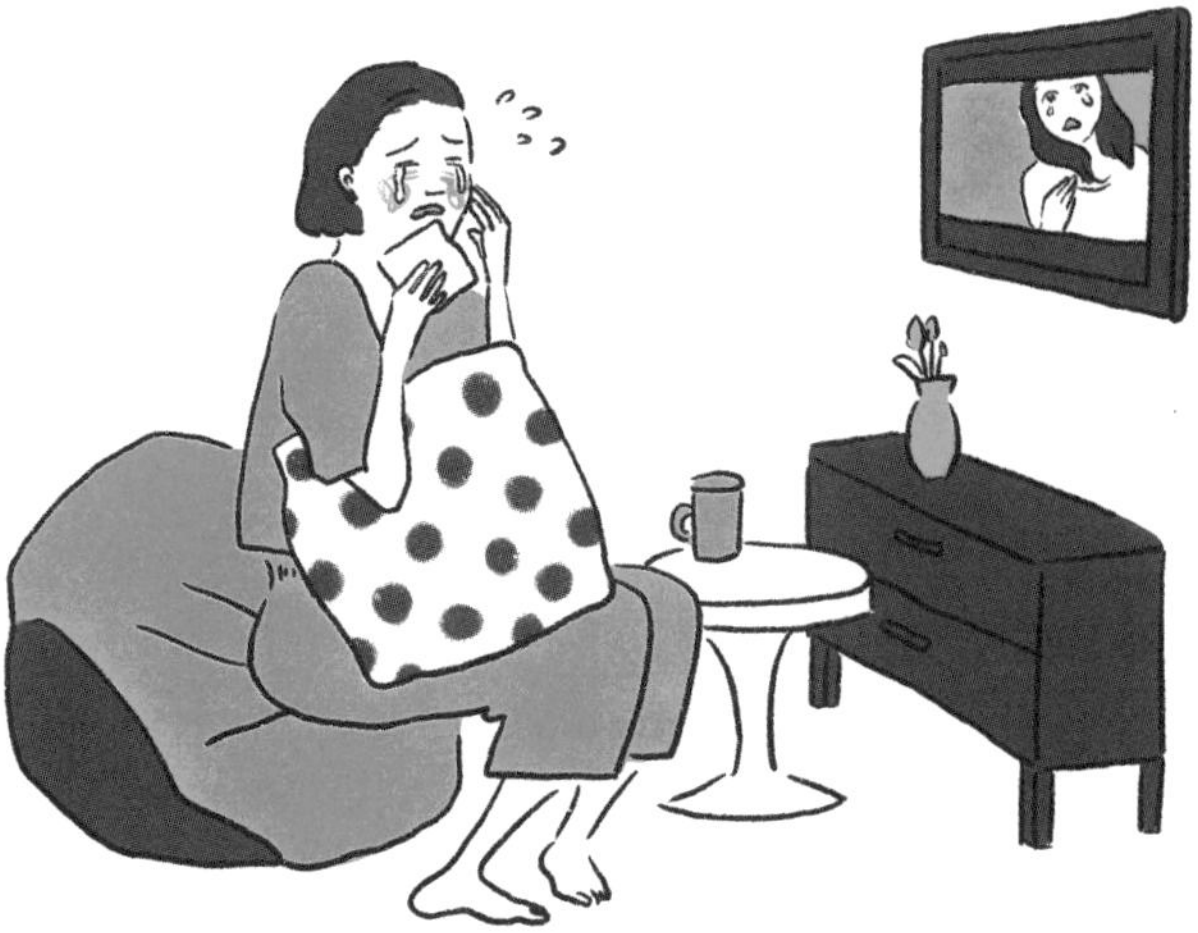

過度のストレスやストレスの蓄積は、体を緊張状態にさせる交感神経にスイッチが入るため体を冷やす。自分に合うストレス解消法を見つけたい。美術館や音楽会、大自然に行くのもよし。今まで歩んできた人生だけがすべてとは限らない。視野を広げることは大切。

現代人が冷えている一因がストレスです。ストレスをためないことが冷えとりには不可欠ですが、いざどうすればいいのか？――ぜひ、おもいっきり泣いてください。

映画でも小説でもいいのですが、感情が高ぶって発散されると、その後は副交感神経にスイッチが入り血流が促されて体は温まります。以上が体のメカニズムですが、実際、泣くとすっきりしませんか？

もちろん笑うこともいいでしょう。免疫システムを担うリンパ球のなかに、ＮＫ細胞というウイルスやがん細胞をやっつけてくれる免疫細胞があります。笑いは、このＮＫ細胞を活性化することもわかっています。

芯から体を温める

その薬、ほんとうに必要？飲む前に、自分でちゃんと考える

いい理由

- その薬がどんな薬なのか、どんな作用があるのかをちゃんと知ったうえで服用する。
- 漢方薬を除き、体を温める薬はない。

【自分の体のことを医者任せにしない】

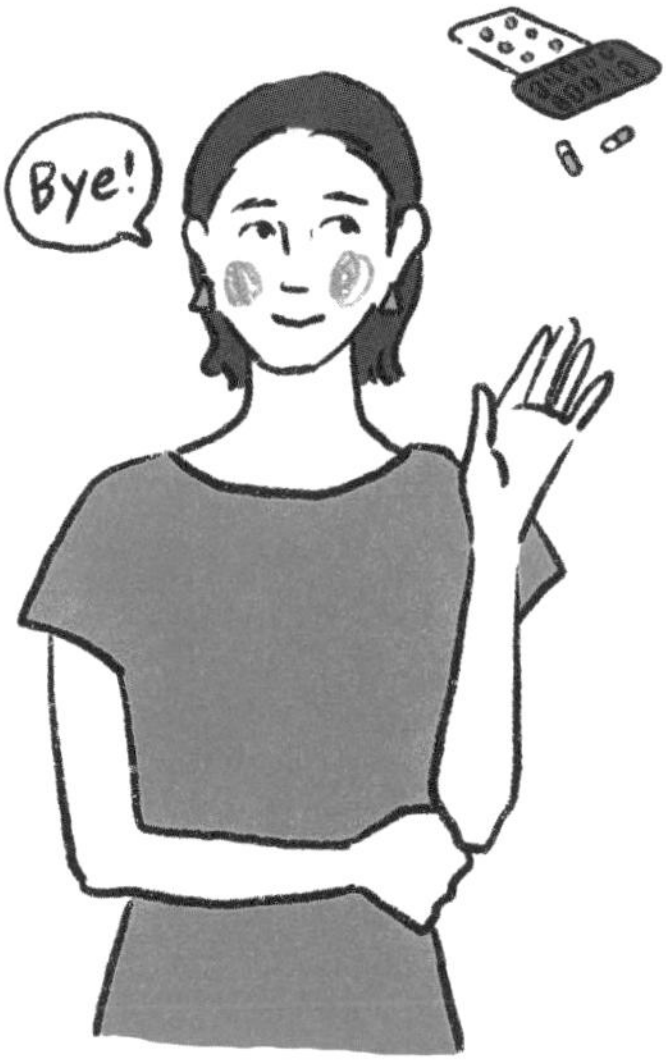

痛み止め（消炎鎮痛剤）のほか、解熱剤や降圧剤、ステロイドなども体を冷やす。慢性的な頭痛や肩こり、生理痛など体に表れた不調は、「なぜなんだろう？」と一度自分で考えたい。体を温めて症状が軽くなるなら、冷えが原因の可能性は高い。残念ながら医者は「この薬は体を冷やしますよ」とは言ってくれない。

あなたの飲んでいる「薬」があなたを冷やしている可能性もあります。薬局で買う薬や病院で処方される薬は、概ね西洋医学がベースです。

西洋医学は「病気は敵だからやっつける！」という考え方が基本。今起きている症状を鎮《しず》める作戦を取ります。たとえば頭痛薬などの痛み止めは血管を収縮させて体を冷やし、一時的に痛みを麻痺《まひ》させているもの。慢性的な服用は根本治療とは言い難く、悪化を促す可能性さえあります。

西洋医学が悪いと言っているのではなく、薬はその特性を活かして必要なときの使用にとどめるなど、根本治癒のためにはどうすべきかを自分で考えるということが大切です。

芯から体を温める

「冷えとり」はマニュアル化できない。あなたの「気持ちいい」が判断基準

いい理由

- 自分の体と心の声を聞く。
- 万人共通の健康法はない。だってわたしたち一人ひとり違うんですもの！

【養生の仕方は人によって違って当然！】

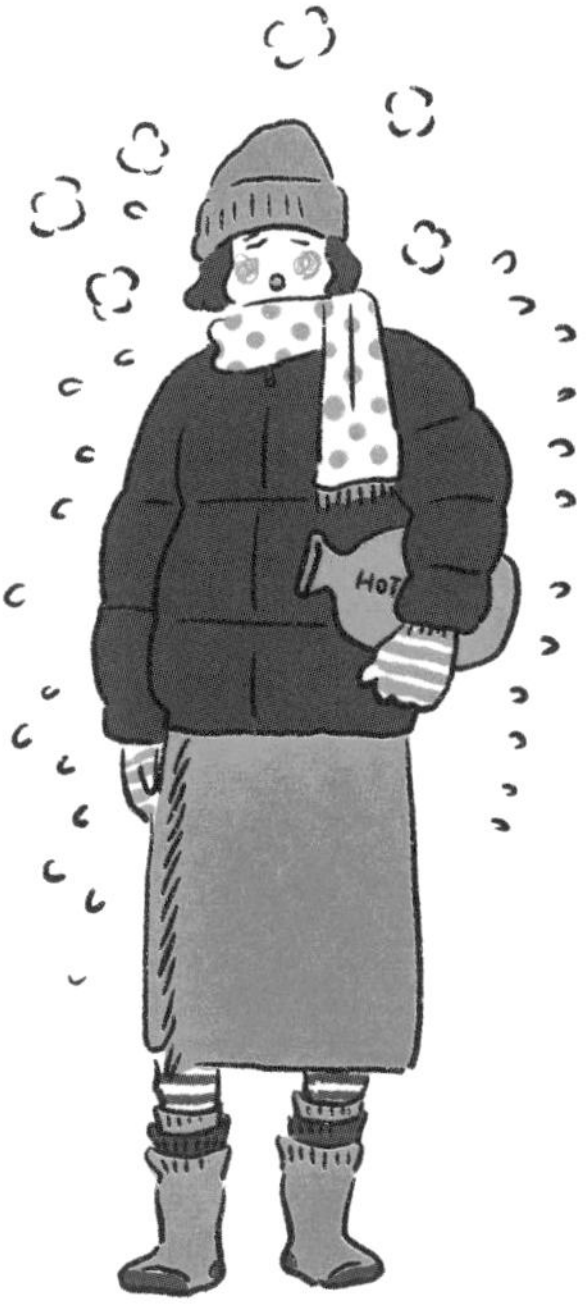

漢方には「異病同治《いびょうどうち》」と「同病異治《どうびょういち》」という言葉がある。前者は異なる症状でも同じ治療法で治ることを意味し、後者は同じ症状でも異なる治療法を用いることを意味する。養生の仕方も人によって違って当たり前。たとえば就寝時にくつ下をはいて寝ると汗をかく人ははかなくてよいし、はかないと寒い人ははけばよい。あれもこれもとやみくもに温めるのではなく、自分の体の声を聞くことが大切。

　これまで漢方に基づくさまざまな冷えとり方法を紹介してきました。湯たんぽなどで温める温罨法《おんあんぽう》は、漢方の治療方法のひとつで、現在では看護の現場でも実践されています。食養生《しょくようじょう》は薬膳でも知られますね。早寝早起きの出典とも言える「子午流注《しごるちゅう》」には生活を整えるヒントが満載。

　ただし、全部をやる必要はまったくありませんし、「これさえやっておけばよい」という唯一無二もありません。養生とは、本来あるべき姿で快適に暮らすためにすること。やってみて気持ちがよければ、体調がよさそうならば、それはあなたには効いているということです。合わなければ変える。判断基準はあなた自身です。

芯から体を温める

毎朝、起きぬけに体温を計る

いい理由

- 理想の平熱は、免疫力もぐんとアップする36・5度以上！
- 体温は自分の体の大事な情報。自分の体温を知ることは、自分の体調を知ることになる。

【体温は体調管理のバロメーター】

朝の起きぬけに、布団から出ずにそのまま体温を計るのがベスト。体を動かしたり食事をしたりすると体温は変化するため。また計る部位でも変わってくるので、わきの下ならそれで統一を。決まった時間、決まった条件で計ることが大事。手帳などに記録すると、体調のリズムや変化を知るバロメーターにもなる。

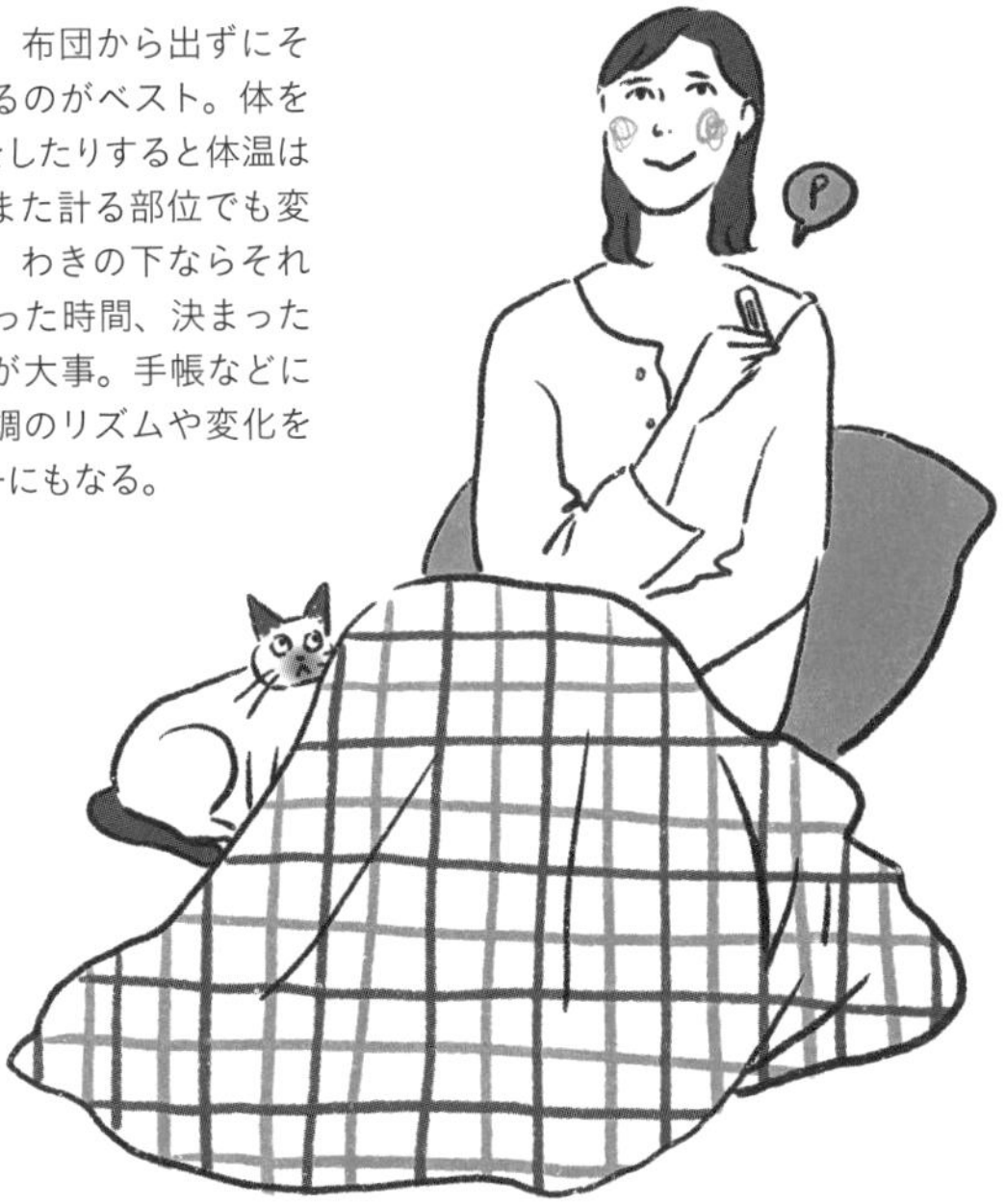

ダイエット中は体重計によくのりますね。そんな感覚で、冷えとりを始めたら体温計で効果を確認するのもよいでしょう。じつは体温は1日のなかで0・2~0・4度ほど変化し、女性は月経周期によっても変わります。体温は体調管理に役立ちます。

すぐには体温が上がらないかもしれません。冷えとりは、即効性のある人もいれば時間のかかる人もいます。まずは「気持ちいい」と感じたものを続けてみてください。そうして「気持ちいい」がひとつふたつと増えていけば生活習慣が変わり、体調にも変化がみられるはず。少なくとも気持ちがよいと感じた時点で、矢印は改善方向に向いていますよ。

押したい場所がひと目でわかる！

ツボMAP

手軽に簡単に押せるツボ。およそ2000年前に中国で誕生し、
長年の研究や臨床を経て現在に伝わります。
自分の体のメンテナンス方法のひとつとして知っておくと便利です。

＊症状は、ツボを押すと改善が期待できる症状です。ただし改善には個人差があります。
＊位置は、目安です。体には個人差があるため、文章を目安に押して気持ちがいいと感じるところを探してください。
＊p124～127で紹介しているツボは、百会と印堂を除きすべて左右対称にあります。

顔

百会《ひゃくえ》

【症状】頭痛、頭重感、めまい、耳鳴り、眼精疲労、不眠、二日酔いなど万能ツボ。

【位置】左右の耳穴を結んだ線と眉間の中心線が交わるところ。頭のほぼてっぺんにあるくぼみ。百会とは多くの経絡が会うところという意味。

印堂《いんどう》

【症状】頭痛、眼精疲労、鼻水、鼻づまり、花粉症など。

【位置】左右の眉毛の真ん中。

糸竹空《しちくくう》

【症状】眼精疲労、リラックス作用など。

【位置】眉毛のいちばん外側、眉尻のくぼみ。

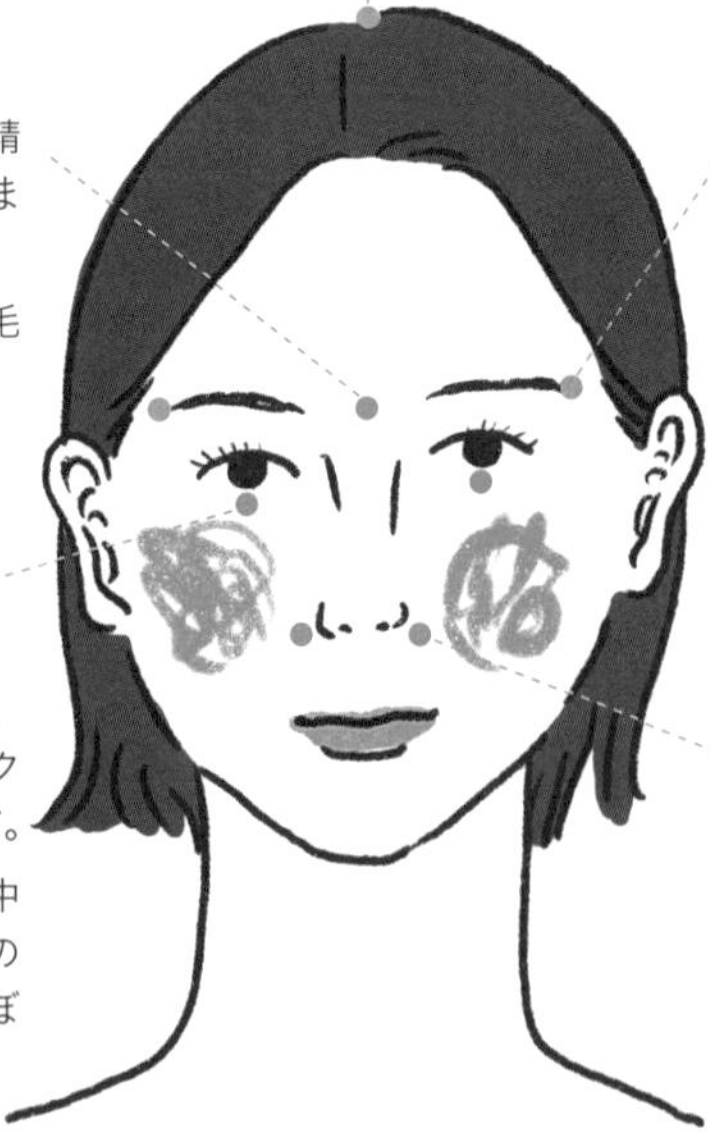

承泣《しょうきゅう》

【症状】目の疲れ、目のかすみ、目のクマ、目のかゆみなど。

【位置】目の真ん中のすぐ下にある骨の縁あたりにあるくぼみ。

迎香《げいこう》

【症状】鼻づまり、花粉症など。

【位置】小鼻の両脇にあるくぼみ。

手の甲

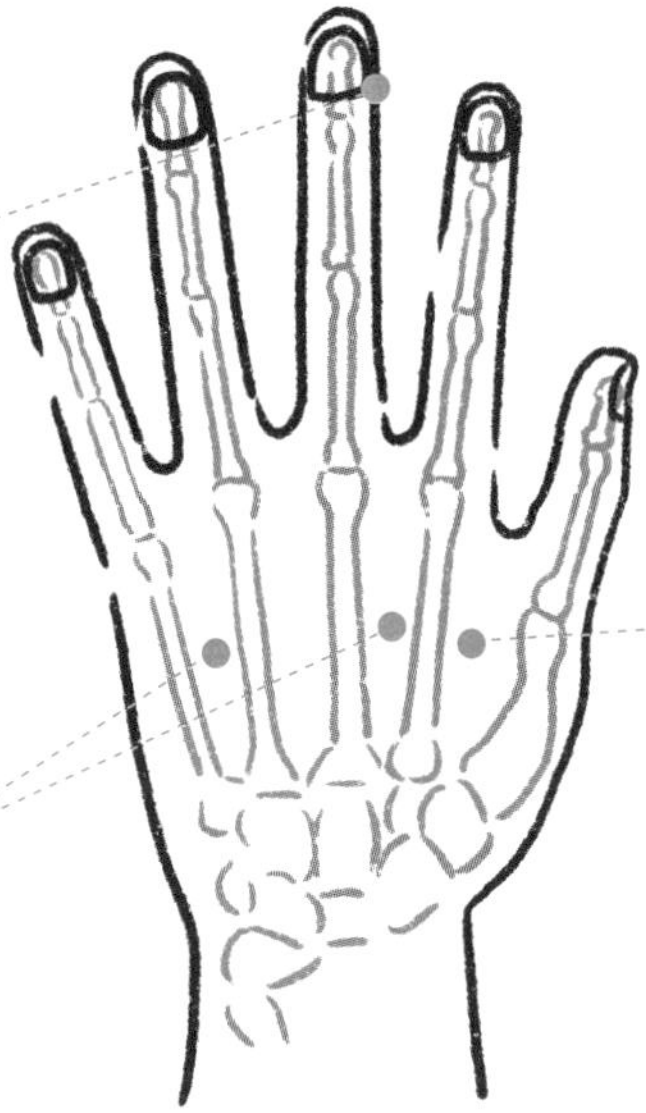

中衝《ちゅうしょう》

【症状】 眠気、イライラなど。

【位置】 中指の爪のつけ根で親指側。

腰腿点《ようたいてん》

【症状】 腰痛。

【位置】 人さし指と中指の骨のあいだのくぼみ、薬指と小指の骨のあいだのくぼみ。

合谷《ごうこく》

【症状】 頭痛、耳鳴り、鼻水、鼻づまり、歯痛、のどの痛み、肩や首のこり、胃痛、便秘など万能ツボ。

【位置】 親指と人さし指の骨が交わるくぼみ、やや人さし指側。

手のひら

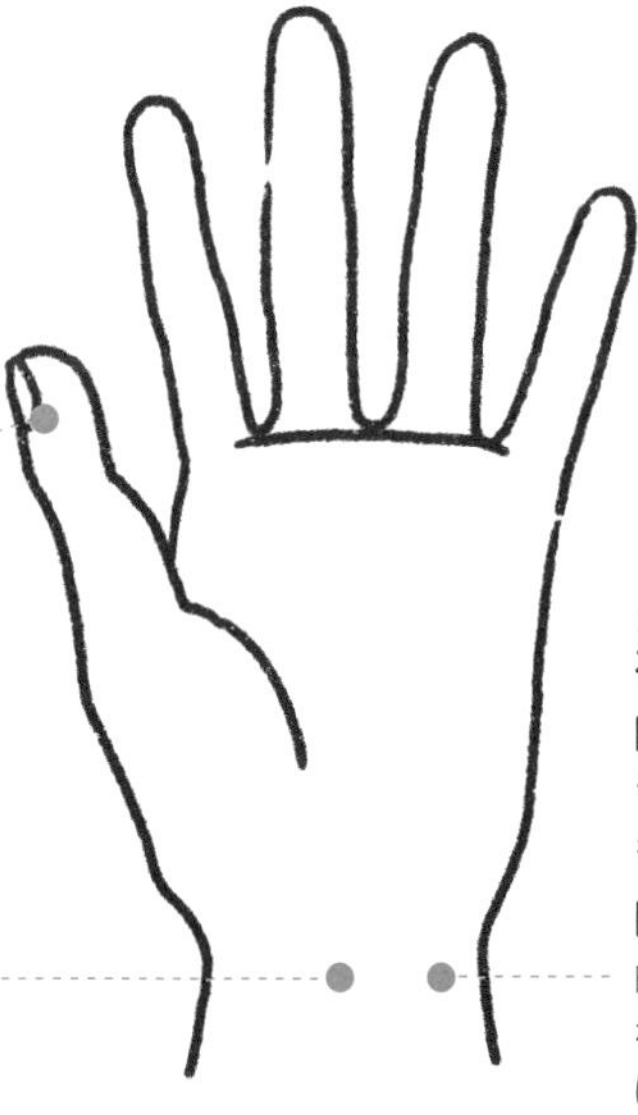

少商《しょうしょう》

【症状】 のどの痛み、せきなど。

【位置】 親指の爪のつけ根の外側。

大陵《だいりょう》

【症状】 手首の痛み、緊張など。

【位置】 手首を手前に曲げるとできる横じわの真ん中。

神門《しんもん》

【症状】 不眠、イライラ、不安感、ドキドキなど。

【位置】 手首を手前に曲げるとできる横じわの小指側の端のくぼみ。

足元

外くるぶし側

崑崙《こんろん》

【症状】腰痛、足の疲れ、むくみなど。

【位置】外くるぶしとアキレス腱のあいだにあるくぼみ。

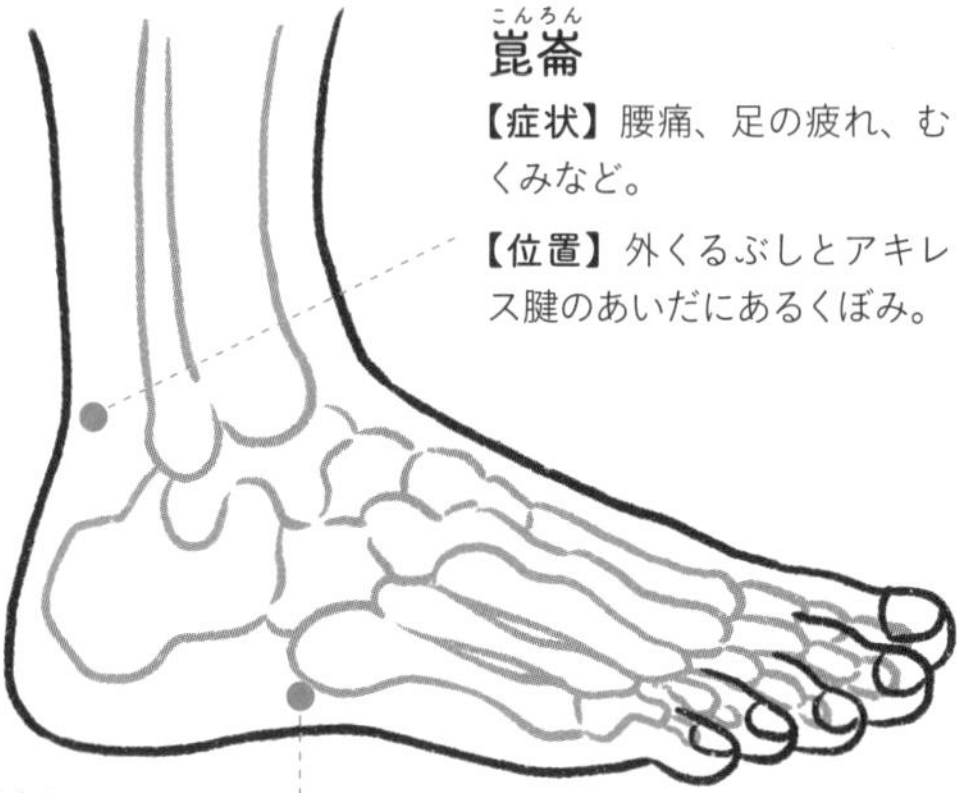

金門《きんもん》

【症状】腰痛、足関節の痛みなど。

【位置】外くるぶしから指２本分ほど下、骨の際にある。

足元

内くるぶし側

中封《ちゅうほう》

【症状】腰痛、足の冷え、気分の落ち込みなど。

【位置】内くるぶしの前側で、足首を曲げるとできるくぼみのなか。

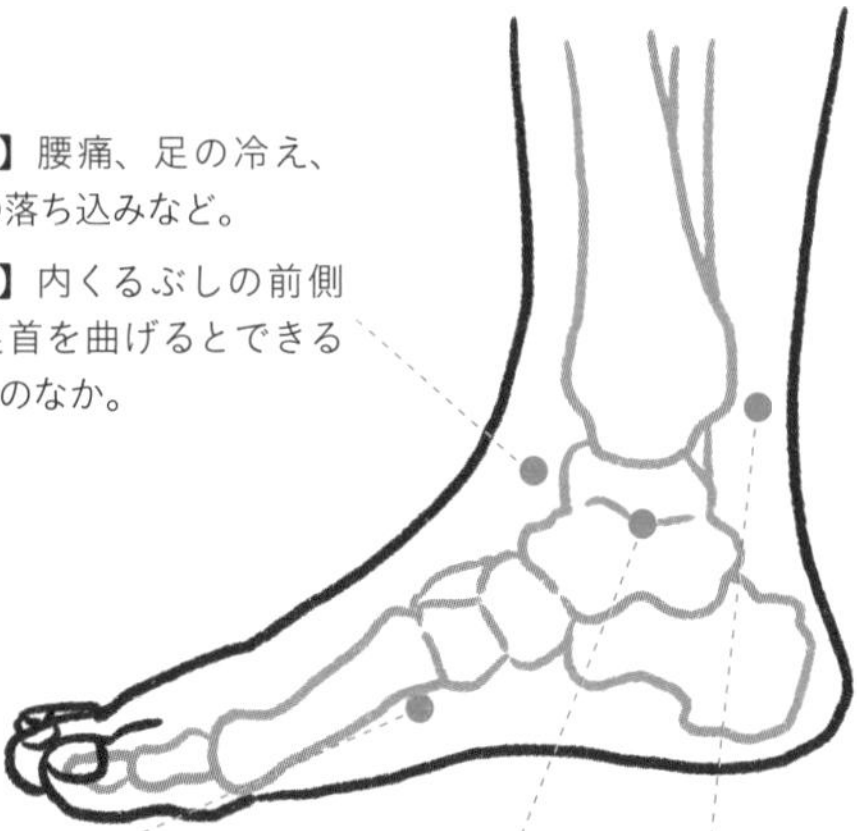

公孫《こうそん》

【症状】胃痛、二日酔いなど。

【位置】親指のつけ根の骨のでっぱりから2cmほど下がった骨の下側、親指側の側面にある。

照海《しょうかい》

【症状】のどの痛み、足の冷え、むくみ、生理痛、頻尿など。

【位置】内くるぶしの真下にあるくぼみ。

太渓《たいけい》

【症状】手足の冷え、足腰の疲れ、頻尿など。

【位置】内くるぶしとアキレス腱のあいだにあるくぼみ。

足の甲

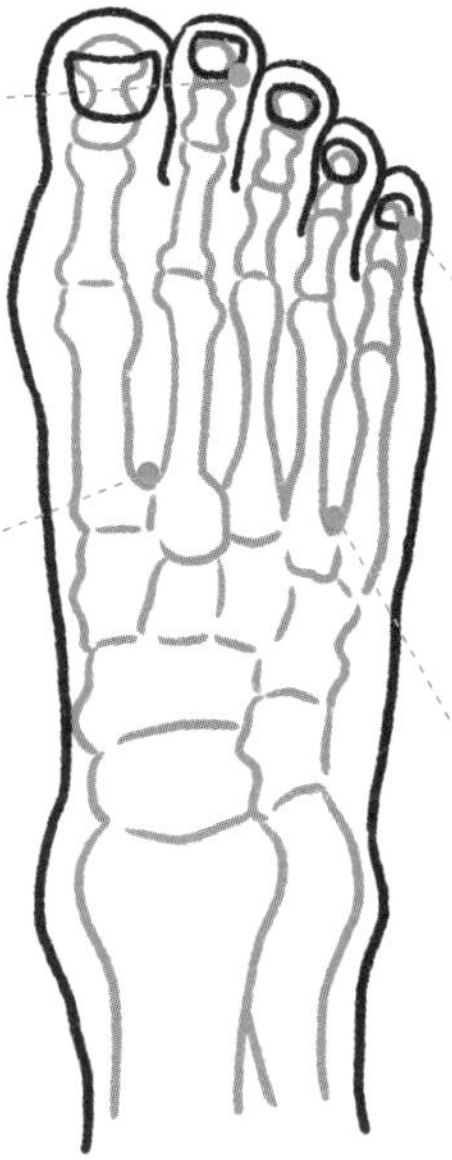

厲兌《れいだ》

【症状】胃の不快感やムカムカ、二日酔いなど。

【位置】人さし指の爪の際、中指側。

太衝《たいしょう》

【症状】頭痛（とくに前頭部）、眼精疲労、腰痛、足の冷え、ストレス、更年期の不調など。

【位置】親指と人さし指の骨がＶ字型で合流している小高くなったところ。

至陰《しいん》

【症状】頭痛、鼻血、首のこり、背中の痛み、めまい、逆子など。

【位置】小指の爪の根もと。

足臨泣《あしりんきゅう》

【症状】頭痛（とくに側頭部や片頭痛）、足の倦怠感、足の裏のこむら返り、眠気など。

【位置】薬指と小指の骨がＶ字型で合流したところ。

足の裏

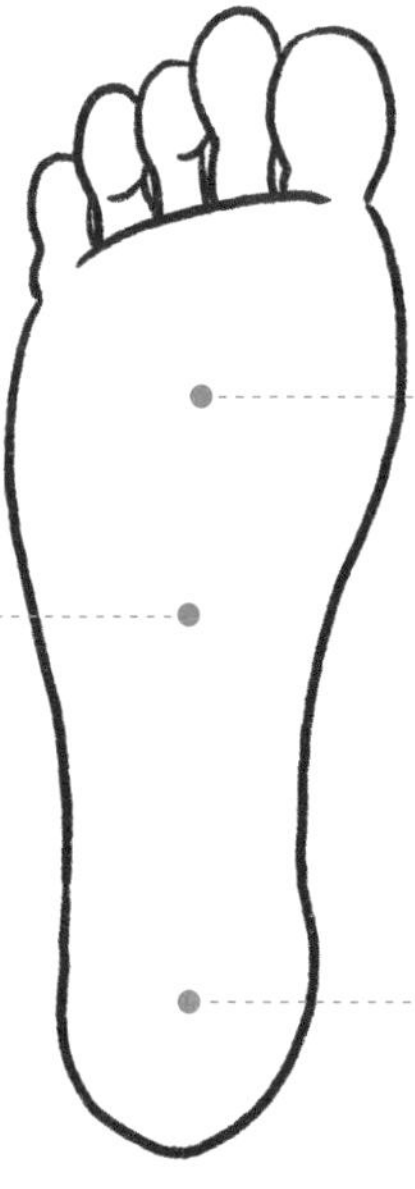

足心《そくしん》

【症状】むくみ、冷え、イライラなど。

【位置】足裏のほぼ中央で、土踏まずのあたり。

湧泉《ゆうせん》

【症状】だるさ、疲労、冷え、精力回復、便秘、むくみなど。

【位置】人さし指と中指のあいだで、足裏全体の3分の1のところにあるくぼみ。

失眠《しつみん》

【症状】不眠、背中の痛み、こむら返りなど。

【位置】足裏のかかとの真ん中で、ふくらみのほぼ中央。

ツボQ&A

Q1 ツボはどう押せばいいですか？

A 指の腹の真ん中で垂直に押してください。

爪を立てずに指の腹で、筋肉に対して垂直に押してください。勢いよく押すのではなく、3秒ほどかけてゆっくり力を入れ、3〜7秒ほど同じ力で刺激、その後また3秒ほどかけてゆっくり力を抜いてください。

Q2 ツボがうまく探せません。

A そんな人にはドライヤーお灸をおすすめします。

ドライヤーの設定を低温風（50〜60度）にし、肌から10cmほど離して風を近づけます。「熱い！」と感じたらすぐに離してください。「熱い」と感じるのがポイントですが、やけどをしないように注意してください。

Q3 指以外の方法はありますか？

A あずき、ボタン、つまようじなどを使ってもOKです。

あずきや小さなボタンをツボに絆創膏などで貼る方法があります。つまようじを10〜15本ほど束ねて、尖っているほうで軽くトントンと刺激するのもOK。肌を傷つけないよう力加減には注意してください。

Q4 力は強いほうがいいですか？

A 「痛いけれど気持ちいい」を基準にしてください。

強ければ効くというわけではありません。あざや痛みが生じては逆効果です。「少し痛いけれど気持ちいいな」という感覚を基準に、力加減は調整してください。人の手の温かさを使ってじんわりと押しましょう。

Q5 回数の目安などありますか？

A やりすぎは逆効果になるので様子を見て調整してください。

もみ返しを避けるため、最初は指圧なら4〜5回、ツボ付近をマッサージするなら1〜2分程度を目安にし、翌日もみ返しや痛みがないか確認をしてください。痛みがあれば痛みがなくなるまでお休みしてください。

第3章

冷えがなければ不調知らず！

お悩み・症状別 漢方の処方箋

お悩み
症状別 1

頭痛

頭痛は大きく分けて、
片頭痛と緊張型頭痛の2種類がある

症状

ズキズキと頭の片側または両側が痛むのが片頭《へんず》痛《つう》の特徴。めまいや吐き気を伴うこともあります。後頭部から首にかけて、またはこめかみ付近に鈍い痛みを感じるなどが緊張《きんちょう》型頭《がたず》痛《つう》の特徴です。

頭痛は、くも膜下出血や脳出血、脳梗塞《のうこうそく》などの病気が潜んでいる可能性が否定できないため、突然の激しい頭痛や、頭痛に吐き気やめまい、しびれなどを伴う場合は早めの受診を。風邪の発熱による頭痛も、ひどいと髄膜炎《ずいまくえん》の可能性があります。

改善法

検査で異常がなければ慢性的な頭痛です。

緊張型頭痛の原因は、長時間の同じ姿勢、疲れやストレスの蓄積などにより、筋肉が緊張して血流が停滞。肩や首がこり頭痛となって体が悲鳴を上げたのです。そのため温めることが非常に有効。

片頭痛は、脳の血管が急激に広がり痛みを生じます。原因ははっきりとわかっていませんが自律神経の乱れが一因とも。普段から体を温めると予防になりますが、発作時は冷やすことが先決です。

【緊張型頭痛なら温めることが効果的】

首すじマッサージで血流を促すほか、蒸しタオル（p.40）もおすすめ。
普段から 38 ～ 40 度のぬるめのお風呂でゆっくり体を温めて
疲れをとることは、緊張型頭痛の症状緩和に有効。

首すじマッサージ

❶ 頭から首にかけての後ろのすじの外側を、上から下に指でやさしくなでるようにマッサージする。

❷ 後ろのすじの真ん中あたりを、左右に広げるように指でマッサージする。

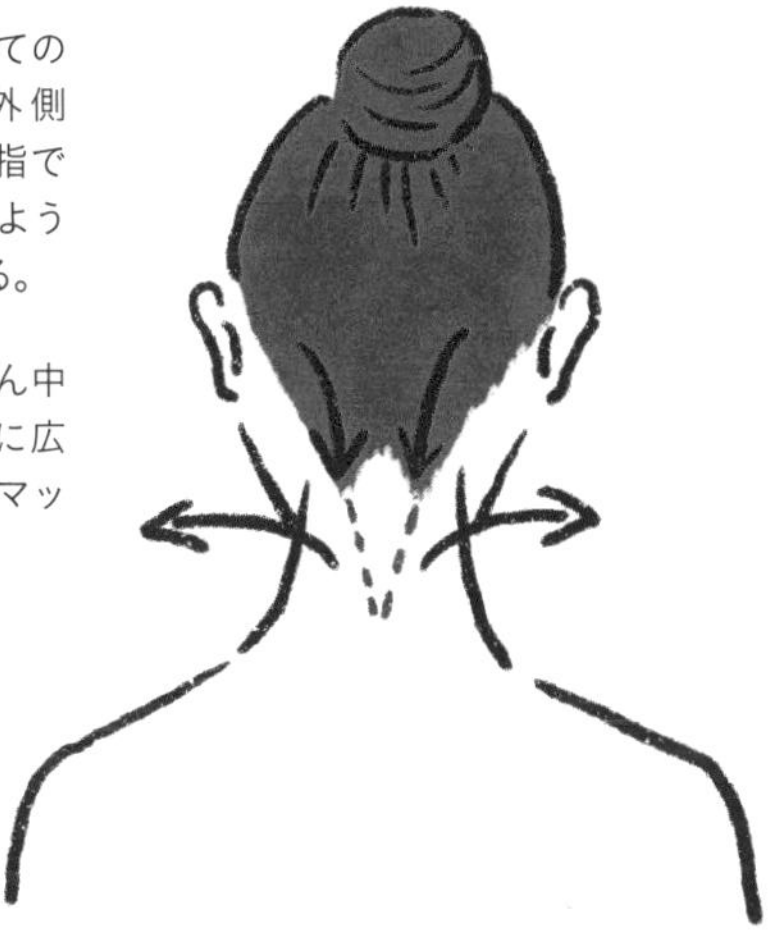

片頭痛の発作時は温めてはダメ

片頭痛の発作時は、タオルを水でぬらして痛む部分に当て、血管が収縮して痛みが治まるのを待って。凍らせておいた保冷剤をタオルで包んで使うのもよい。痛みが落ち着いたら、ぬるめのお風呂やカイロ（p.42）などで予防対策を。

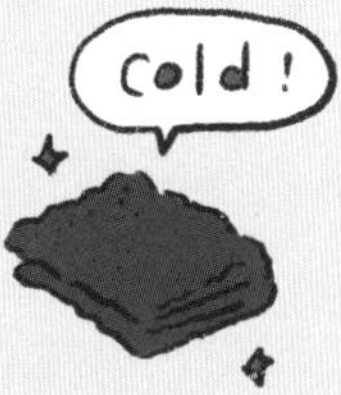

お悩み
症状別 2

肩こり、首のこり

肩や首のこりは頭痛の原因にもなるので早めに対処したい

症状

冷えて血流が滞る。血流が滞って冷える。そうして体に「こり」が生じる。こりは血流悪化と冷えが招く代表的な症状です。多くの場合は温めて血流が回復すれば緩和しますが、まれに病気が潜んでいることもあります。肩こりは狭心症や心筋《しんきん》梗塞《こうそく》など、首はヘルニアがからんでいることも。温めて解決しなければ、早めに受診しましょう。

肩こりも首のこりも、首から背中にかけて大きく広がる僧帽筋《そうぼうきん》が大きく関わっています。

改善法

改善の手立ては僧帽筋をほぐすこと。91ページのふたつの体操は、肩や首のこりの改善にうってつけ。とくに肩まわし体操は僧帽筋がほぐされるばかりか、大動脈の通る肩甲骨まわりもよく動くので全身の血流促進に。現代人はスマホの使用で僧帽筋がこり固まっている人が多いので、ちょこちょことすきま時間にやっておきたい体操です。

38～40度のお風呂にゆっくり入ったり、蒸しタオルで温めたりすると根本治癒にもつながります。

【首にあったかタオルが効果的】

用意するもの

・フェイスタオル２枚
・ビニール袋１枚
・食品用のラップ少々

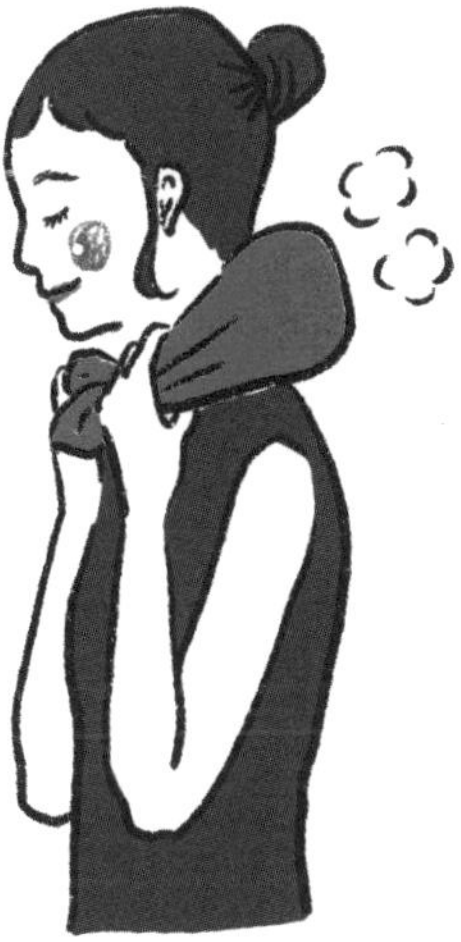

❶

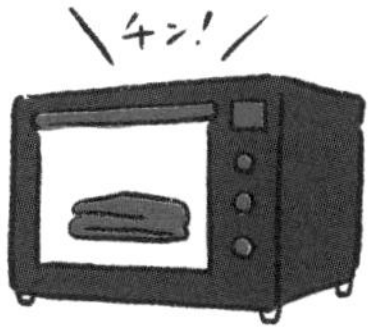

タオル１枚を水にぬらし、固く絞ってラップに包み、電子レンジで１分ほど加熱。
＊電子レンジの温める時間は目安です。機種により調節してください。

❷

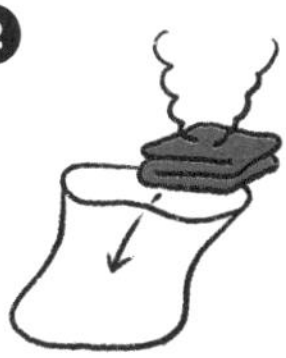

やけどをしないように気をつけて❶を取り出し、軽く広げてから適当な大きさにたたみ、ビニール袋に入れる。

❸

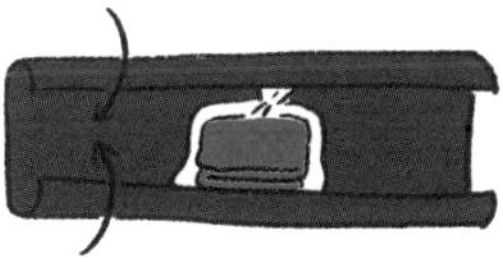

❷をもう１枚の乾いたタオルの真ん中に置いて包み、首の後ろに当てて巻きつけ、前で結ぶ。

首すじの張りには「内関」のツボ

首すじが張って、もみほぐすのもつらいというときにおすすめなのが内関《ないかん》のツボ。手首のしわから指３本分下がったところで、手をぎゅっとにぎったときに出る２本のすじのあいだにある。首すじのほか、心の緊張を和らげたいときにも有効。

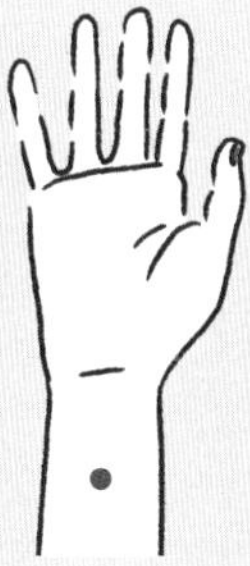

お悩み症状別 3

髪のトラブル

抜け毛、薄毛、コシがなくなったなどの悩みも血流がカギ

症状

髪がパサつく、コシやツヤがなくなった、枝毛や抜け毛が多いなど、髪の悩みを抱える女性は多いもの。トリートメントやオイルなどで外側からケアすることで改善することもありますが、根本的な解決には血流の改善がカギになります。

髪の毛も血液から栄養を取り込んで作られます。そのため、血液中に充分な栄養がなかったり、そもそも血流が滞っていたりすると、髪のトラブルの原因となるのです。

改善法

髪を作る細胞は、毛細血管から血液を取り込むため、冷えによる血行不良は致命的。体の冷えは髪にとってもいいことはありません。第2章で紹介している冷えとりの方法のなかから、あなたに合ったものを選んで体を温めましょう。それが改善への大きな一歩です。

髪の主な成分はたんぱく質です。肉や魚、大豆製品などをまんべんなく摂り、普段からバランスのよい食事を心がけることも大切です。

【美髪のヒントは何気ない生活習慣にあり】

- ☑ 体を温めて血流を滞らせない。
- ☑ 温める方法は自分の気持ちいいものでOK。湯たんぽ（p.38）、白湯《さゆ》（p.60）、お風呂（p.104）など自分に合った方法を第2章から選んで。
- ☑ たんぱく質を充分に摂る。
- ☑ 体を冷やす飲みものや食べもの（p.58,65,67）を避ける。
- ☑ 頭皮を清潔に保つ。
- ☑ 睡眠を充分にとる。
- ☑ ストレスをためない。

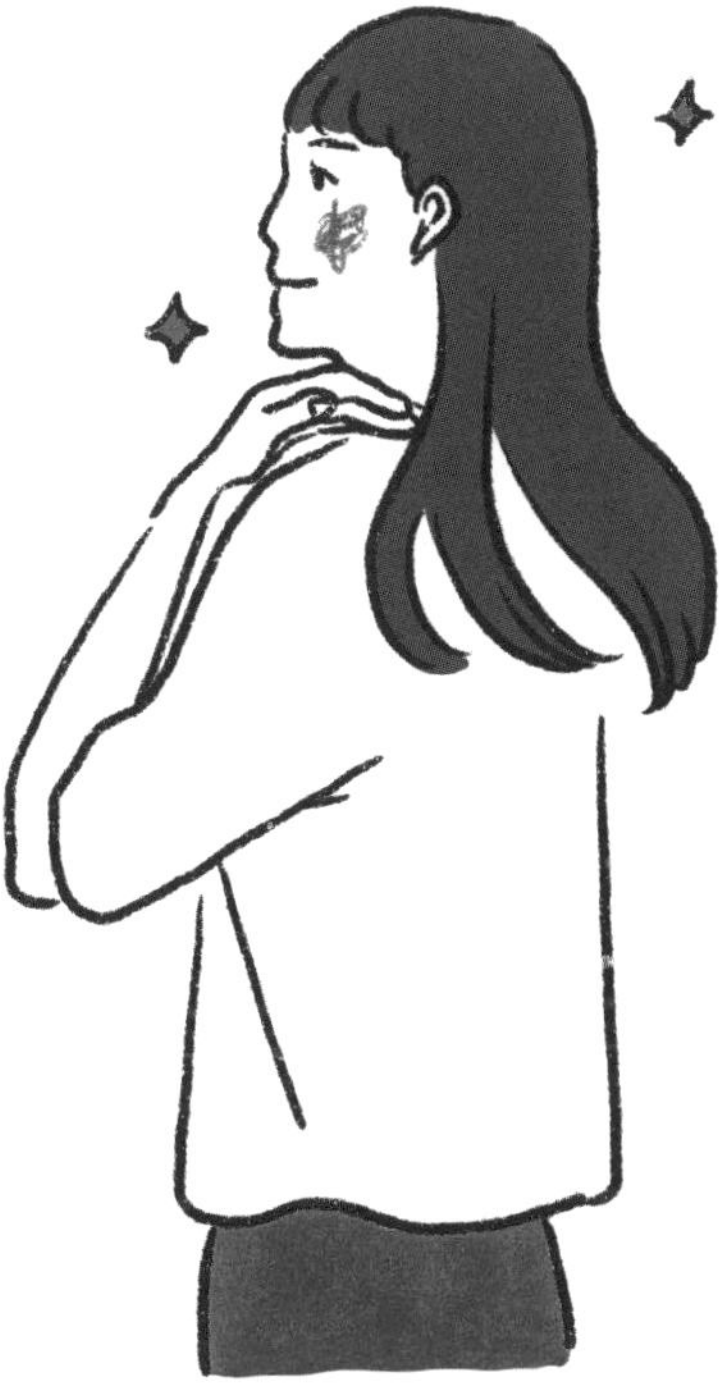

「百会」のツボを中心にマッサージ

頭のてっぺんで、ほぼ真ん中に位置する百会《ひゃくえ》。両手の中指の腹で押すと血流改善に効果的。百会を中心に、両手の指で頭皮を押してマッサージすると、疲れもとれて頭痛や肩こりの予防にも。髪のお悩み改善には頭皮を清潔に保つことも大事。

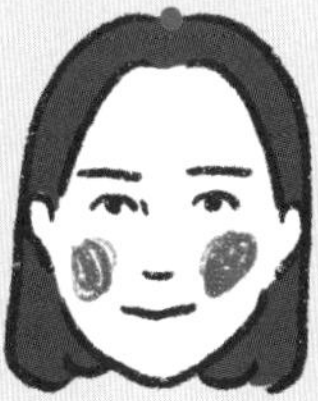

お悩み症状別 4

耳鳴り

難聴を伴ったり、イライラや不眠、頭痛を誘発することも

症状

まわりでは鳴っていない音が、自分の耳では聞こえるといった状態が耳鳴りです。耳鳴りは耳鳴りがある人にしかわからないつらさがあります。高い音や低い音、一時的または一日中など、音の種類や頻度はさまざま。近年研究も進んでいますが、完全な原因解明には至っていません。

メニエール病や突発性難聴などの疾患の場合もあるため、突然聞こえなくなったりめまいを伴ったりする場合は、早めに受診をしましょう。

改善法

加齢によるものであれば根治は難しいとされますが、耳のまわりの血流をよくしたり、水の滞りをとるために温めたりすることで症状が楽になる人もいます。ストレスから起きている場合には、体を温めることでリラックス効果もあるので、症状緩和が期待できるかもしれません。

いずれにせよ、人と共有しづらい症状というのは本人には相当なストレスです。周囲の理解や気づかいも忘れたくはありません。

【耳もみで耳まわりの血流を促進！】

簡単な動作なのに、やり終えると耳がポカポカしてくるのを実感するはず。これに加えて、耳鳴りに有効な「合谷《ごうこく》」（p.125）などのツボもおすすめ。ツボ押しで耳鳴りが楽になる人も。

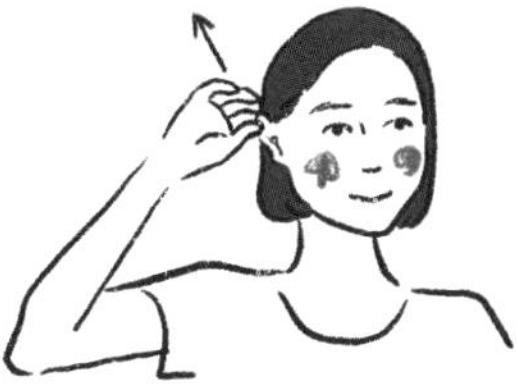

❶ 耳の上側を軽くつまんで斜め上にひっぱり、そのまま5秒ほどキープ。

❷ 耳の横側を軽くつまんで横にひっぱり、そのまま5秒ほどキープ。

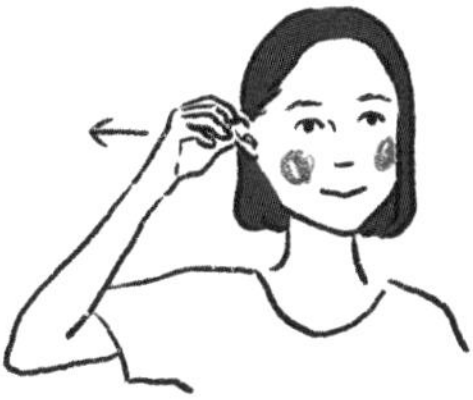

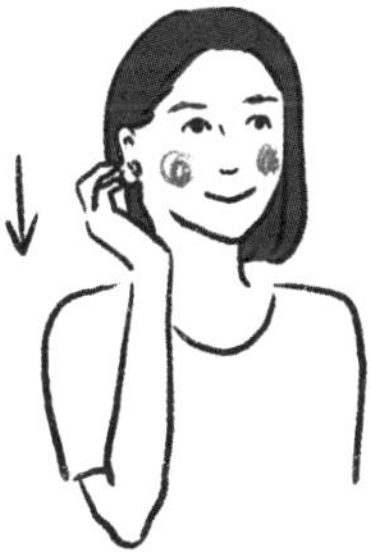

❸ 耳たぶを軽くつまみ、やや斜め下に向けてひっぱり、そのまま5秒ほどキープ。もう片方の耳も同様に行なう。

腎の働きを高める食材を上手にとり入れて

漢方では、耳は五臓の「腎」と深い関係があると考える。腎とは西洋医学の腎臓の働きのほか、生命力の根幹といった存在でもある。腎の働きを高める代表的な食材は、黒ごま、黒豆、ひじき、昆布などの黒いものや山芋、くるみなど。

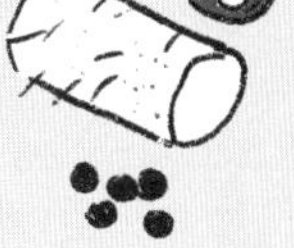

お悩み症状別 5

目のかすみ、疲れ、クマ

目の疲れは頭痛や倦怠感の原因にも。早めに対処したい

症状

パソコンやスマホの長時間使用や目を酷使するような細かい作業が続くと、目がかすんだり疲れたりします。多くの場合、目のピントを調節する毛様体《もうようたい》という筋肉の緊張により、ピント調節機能が一時的に低下したため症状として表れます。

また、ドライアイも目のかすみの原因に。老眼は加齢によりピント調節機能が衰えた現象です。ただし、白内障、緑内障、結膜炎などの病気で目がかすむこともあるので注意が必要です。

改善法

かすみ目も疲れ目も毛様体などの筋肉の緊張で、目のまわりの血流が停滞して冷えたために生じます。目を動かして血流を促したり、蒸しタオルで温めたり充分に休息をとったりすると、ほとんどの場合、症状は和らぎます。それでも改善が見られない場合は、早急に専門医を受診してください。

目の下のクマは、漢方では血のめぐりが悪い瘀《お》血《けつ》と捉えます。栄養を届けて老廃物を回収するには、やはり温めることが改善のキーポイントです。

【血流を促す眼筋トレーニング】

意識して目のまわりの筋肉を動かすことで、停滞しがちな血流を促して。
1時間に1回程度は行なうと、症状の予防・改善に効果的。

❶ 目をぎゅっと閉じ、ぱっと開く。肩の力は抜いて行なう。

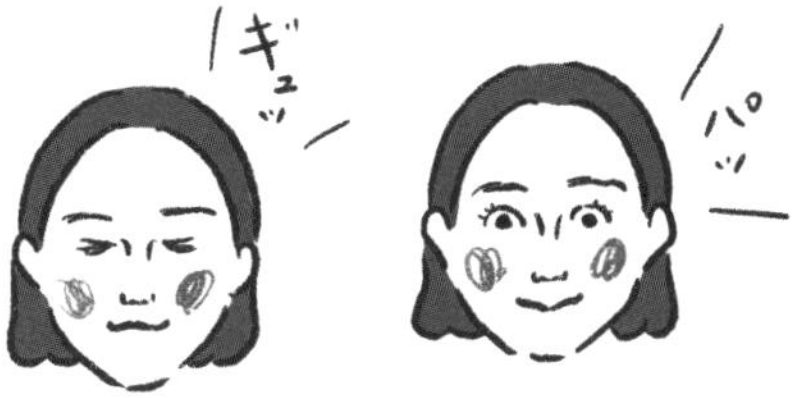

❷ 目玉を「右、左、上、下」と動かし、最後にぐるりと大きくまわす。頭は動かさないで目玉だけを動かして。

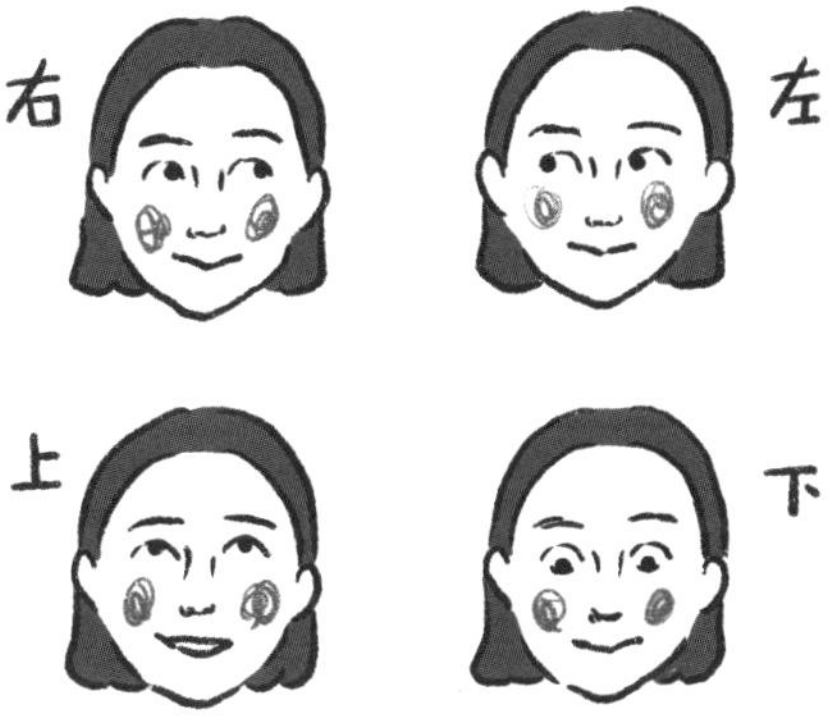

蒸しタオルで癒しの時間を

蒸しタオル（p.40）は、目の疲れとりに最適。目のまわりが温まるとリラックスして気持ちいいと実感するはず。血のめぐりがよくなるのでクマの症状緩和にも効果的。入眠効果も期待できるため、1日の終わりにぜひおすすめしたい。

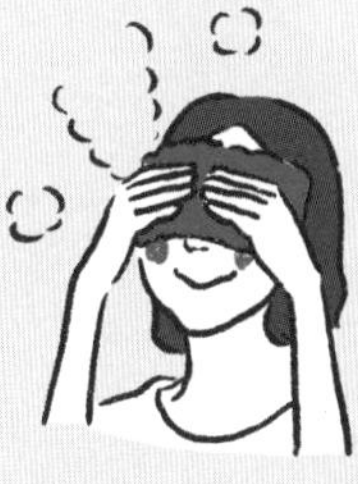

お悩み症状別 6

鼻水、鼻づまり、花粉症

鼻水は体内に水がたまっている「水滞」の症状のひとつ

症状

わたしたちの鼻毛は、ほこり、ちり、花粉やウイルスなどが入らないようにフィルターの役目を担っています。これらの異物が入ってしまったとき、それを出そうとして分泌されるのが鼻水です。

鼻のなかの鼻腔《びくう》では、常に少量の鼻水が分泌されて健康を保っていますが、炎症が起きて腫れると鼻炎と呼ばれ、鼻水が止まらなくなったり鼻がつまって息がしづらくなったりします。

鼻炎には水っぽい鼻水が特徴の急性鼻炎、炎症が治まらず黄色の鼻水が出る慢性鼻炎、花粉やハウスダストなど特定の物質が原因のアレルギー性鼻炎、蓄膿症《ちくのうしょう》と呼ばれる副鼻腔炎などがあります。

改善法

漢方では、鼻水は体内に余分な水分がたまっている水滞《すいたい》の症状のひとつと捉えます。体が冷えて水はけが悪くなっていることが多いので、体を温めることが第一です。体を冷やす飲食物は避け、水分の摂りすぎにも注意しましょう。

【つらい鼻の症状に有効なツボ】

間接的に働きかけるツボ刺激で症状が和らぐことも。
手三里のほかに、手の甲にある「合谷《ごうこく》」(p.125)、鼻の両脇にある「迎香《げいこう》」、
眉毛の真ん中にある「印堂《いんどう》」(どちらも p.124) も鼻の症状に有効。

手三里《てさんり》

ひじを曲げるとできるしわの外側の端から指3本分のところにあるツボ。左右両腕にある。

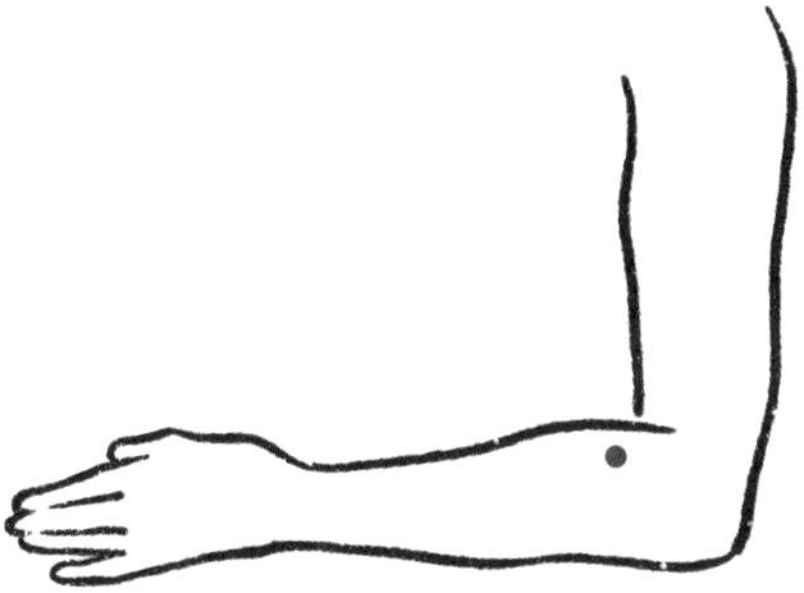

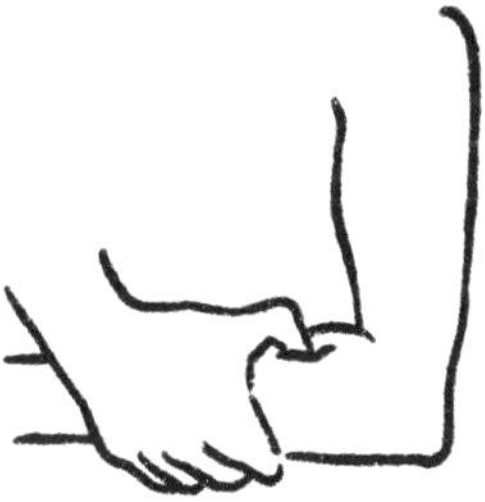

親指または中指の腹でぎゅっと垂直に押す。そのままやや左右に動かして、もみほぐすようにしてもよい。

発酵食品で免疫力をアップ！

発酵食品には体を温めて腸内環境を整える作用がある。みそ、納豆、漬けものなどを上手にとり入れて免疫力を上げ、花粉やウイルスに負けない体づくりを！　花粉症は漢方薬がぴたっとはまる人もいるので、専門医に相談するのもひとつの手。

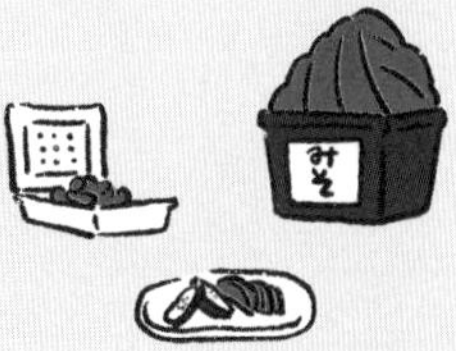

お悩み
症状別 7

口内炎

痛みで食事や会話がうまくできずにストレスになることも

症状

口のなかのあらゆる粘膜にできる炎症やただれ、潰瘍《かいよう》の総称を口内炎と言います。粘膜が赤く腫れたり硬くふくらんだりして痛みや出血があり、症状によっては臭いを伴うこともあります。

最も一般的なのが「アフタ性口内炎」。米粒くらいの潰瘍がひとつまたは複数できます。ほかに、細菌の繁殖、ウイルスの感染、特定の食べものや薬や金属などに対するアレルギー反応、喫煙習慣など、口内炎の原因と種類はさまざまです。

改善法

じつはアフタ性口内炎は原因がはっきりわかっていません。ストレスの蓄積や栄養不足などが挙げられていますが、細菌もウイルスもアレルギーも根本的には免疫力の底上げが予防につながります。改善にはまず生活習慣を見直すこと。そして普段から体を温める習慣がやはり大切でしょう。

なお、セルフケアをして2週間以上経っても改善しない場合は、ほかの病気が隠れていることが疑われます。早めに医療機関を受診してください。

【生活習慣を見直してみる】

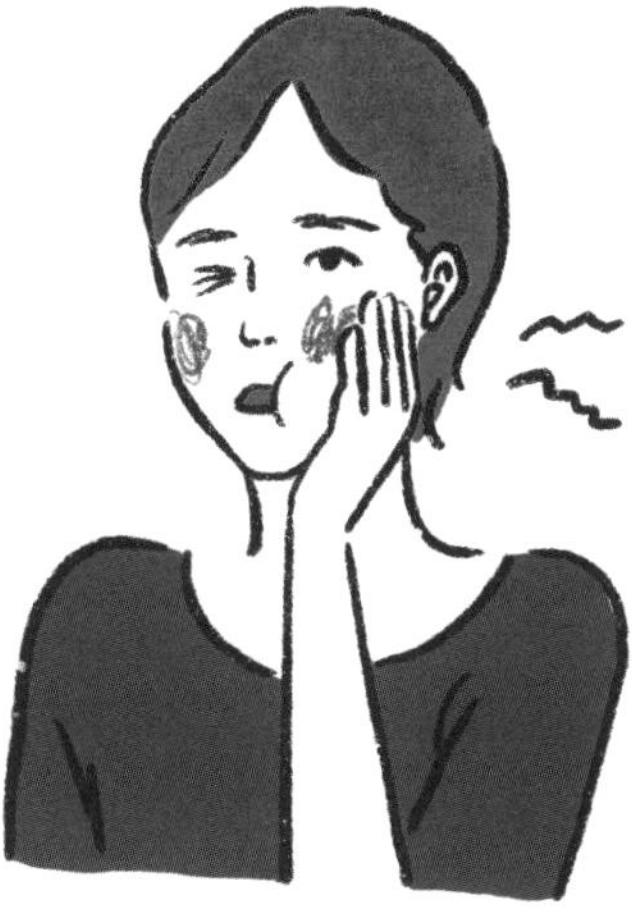

☑味の濃いもの、脂っぽいもの、辛いものなどを食べすぎていないか？

☑アルコールを飲みすぎていないか？

☑ビタミンの不足など、栄養バランスが偏っていないか？

☑ストレスや疲れがたまっていないか？

☑充分な睡眠をとれているか？

☑よく嚙んで食べているか？

☑きちんと歯みがきをして口のなかを清潔に保っているか？

☑虫歯はちゃんと治療しているか？

口内炎には「黄連解毒湯」が有効

漢方では口内炎は胃熱《いねつ》と捉え、胃に熱がこもっている状態と考える。多くの場合、主な原因は暴飲暴食。黄連解毒湯《おうれんげどくとう》は余分な熱をとってくれるなど、口内炎に有効として知られる漢方薬。口内炎が多数ある、繰り返しできてしまうという人は、ぜひお試しを。

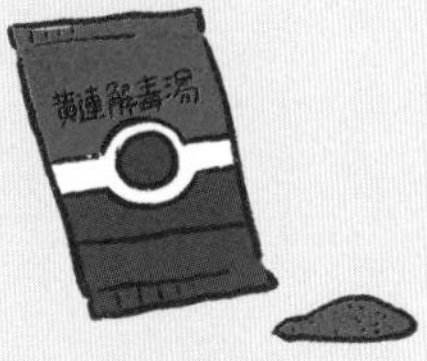

お悩み症状別 8

せき、のどの痛み

そのせきが風邪などの感染なのか喘息なのか見極めが大事

症状

せきは、煙やほこり、ウイルスや細菌などの異物が気道に侵入したために、それを追い出そうとして体が起こす防御反応。そのため必ずしも止めなければならないとは限りません。せきがどういう原因で起きているのかを見極めることが重要。

コンコンといったせきは、たいてい風邪のウイルス感染です。これはセルフケアで対処が可能。

対照的に、ゼーゼーという息苦しさを伴うせきは気管支喘息《きかんしぜんそく》の可能性があるので注意が必要です。

改善法

風邪のウイルス感染であれば、体を温めることが最優先。温めることによって自分の抗体産生能力を高めます。リンパ系の免疫力を上げるためには副交感神経にスイッチを入れる必要があり、そのためには、やはり体を温めることが必要です。

注意してほしいのは喘息。とくに発作時は温めるとせきが悪化してしまうことがあります。近年増えているのが気管支喘息の一歩手前のせき喘息です。2週間以上長引くせきは、早めの受診を。

【せきに有効なツボはこのふたつ】

風邪によるせきなら、38 〜 40 度のぬるめのお風呂にゆっくりつかったりツボ刺激を試したりすることが効果的。

ほかに、のどの痛みに効くツボは少商《しょうしょう》（p.125）、照海《しょうかい》（p.126）など。

尺沢《しゃくたく》

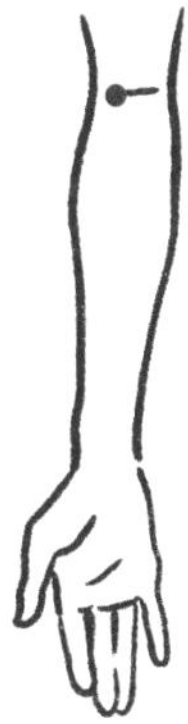

手のひらを上にして軽くひじを曲げるとできる横じわの線上、外端から指１本分内側にあるツボ。左右両腕にある。親指でくぼみに差し込むように押す。

霊台《れいだい》

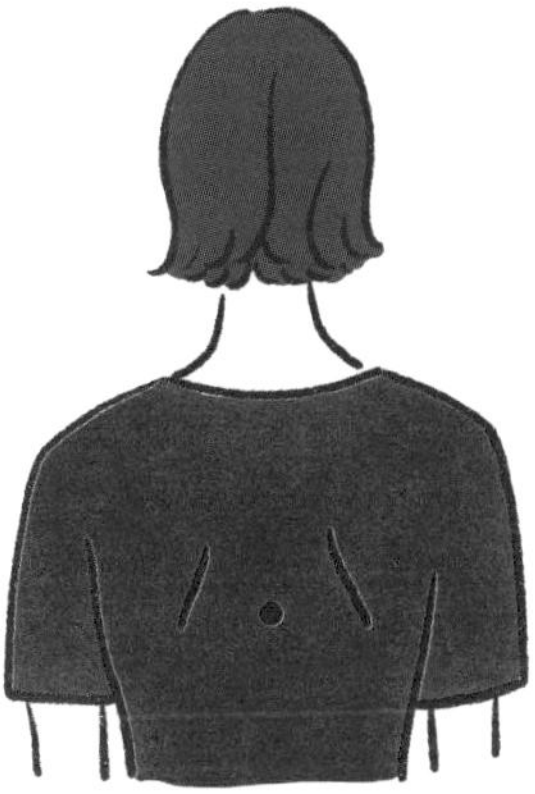

左右の肩甲骨の下端を結んだ線から指１本分上にある背骨の真ん中。せき込んだとき誰かにさすってもらっていたあたりにツボあり。自分では押しづらいので人に押してもらおう。

のどにやさしいキンカンのはちみつ漬け

キンカンはのどや五臓の「肺」を潤す食材。薄切りにしたキンカンをはちみつに漬けてもよいし、水とはちみつで煮てもよい。好みの方法で。安易なせき止め使用は症状を悪化させることも。根本治癒には体を温めて適切な食材を選ぶことが有効。

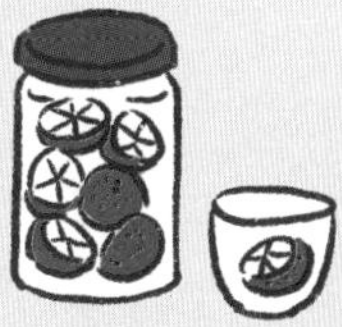

お悩み症状別 9

肌のトラブル

ハリ、ツヤ、しみ、くすみ、しわ、たるみなど肌の悩み

症状

年齢とともに体の水分は失われていきます。生まれたての赤ちゃんの水分は体重の約8割、子どもで約7割、成人で約6割、高齢になると約5割。加齢とともに肌が乾燥する要因はここにあります。

加えて血行不良は肌にとって大打撃。栄養が行き届かず老廃物は回収されないので、しみ、くすみの原因に。新陳代謝も低下するため真皮のコラーゲンが減少。のみならず古いコラーゲンが残ってしまい、弾力性が失われてたるみが生じます。

改善法

肌の潤いをとり戻すカギは保湿です。そのため保湿を謳《うた》ったスキンケア商品があふれていますが、肌表面の手入れだけでは限界があります。でも難しいことはありません。皮下に水分や栄養分を注ぐには血流をよくすればいいのです。新陳代謝が活性化すればコラーゲンは体が自ら作り出します。

紫外線は確かにしみやしわの原因ですが、日照時間が少ないと大腸がんのリスクが上がることもわかってきました。何を優先するかはあなた次第。

【顔&デコルテの血行改善マッサージ】

マッサージはどちらも力を入れずになでるように
やさしく人さし指を動かすのがポイント。マッサージで血流を促すほか、
湯たんぽ（p.38）、白湯《さゆ》（p.60）、お風呂（p.104）などもおすすめ。

フェイスラインのマッサージ

❶ 人さし指をあごの真ん中に当てる。

❷ **A** のラインに沿って、人さし指を耳のつけ根まで動かす。**B**、**C** も同様に行なう。

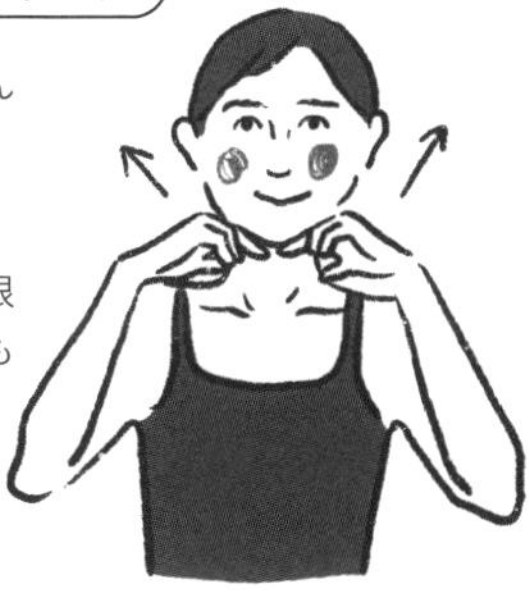

3本のライン

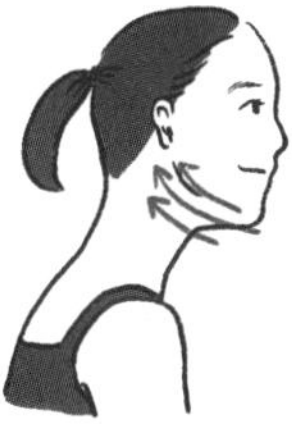

A あごの骨のライン
B **A**より少し下のライン
C **A**より少し上のライン

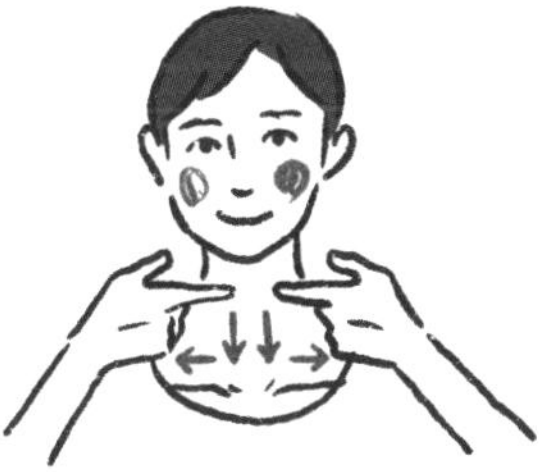

首すじのマッサージ

❶ 人さし指で、首すじをタテになでおろす。

❷ 鎖骨にぶつかったら、今度は鎖骨のラインに沿って左右に広げる。鎖骨のくぼみに入り込んでしまった筋肉を引き上げるようなイメージで。

アーモンドのパワーも借りてみる

アーモンドには「若返りのビタミン」と呼ばれるビタミンEが豊富に含まれる。ビタミンEは抗酸化作用や血行促進作用があり、お肌にはうれしい食材。小腹がすいたときのおやつをアーモンドにしてみては？　もちろん過剰摂取は禁物。

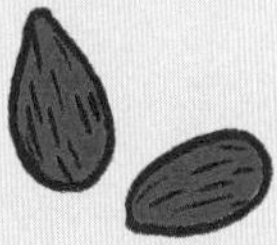

お悩み症状別 10

かゆみ、湿疹

かゆみは、皮膚に異物が入ったことを知らせる警報ベル

症状

肌の水分というのは、じつは皮膚のバリアを担っています。１４６ページで加齢とともに水分が減っていくお話しをしましたが、皮膚に充分な水分がないとバリアは低下し、外から異物が入りやすくなってしまいます。かゆみは、異物や刺激を感知した体が知らせている警報なのです。

皮膚の表面にかゆみと炎症が起こる総称を湿疹と言い、皮膚炎とも。ほかに、じんましん、アトピー性皮膚炎、かぶれ、あせもなどがあります。

改善法

かゆいからかいてしまうのですが、かくと皮膚のバリアを壊して悪化します。まずは冷たいタオル（１３１ページ）などで対処しましょう。

肌の乾燥を防ぐために水をたくさん飲めばいいのかというと、ただ飲んでも体が冷えていればアウト。ただの水毒《すいどく》（水滞《すいたい》）になります。血流改善のためにも落ち着いたら体を温めること、生活習慣を見直してみることが根本治癒につながります。

なお、症状が長引く場合などは早めの受診を。

【かゆみ改善の手立て】

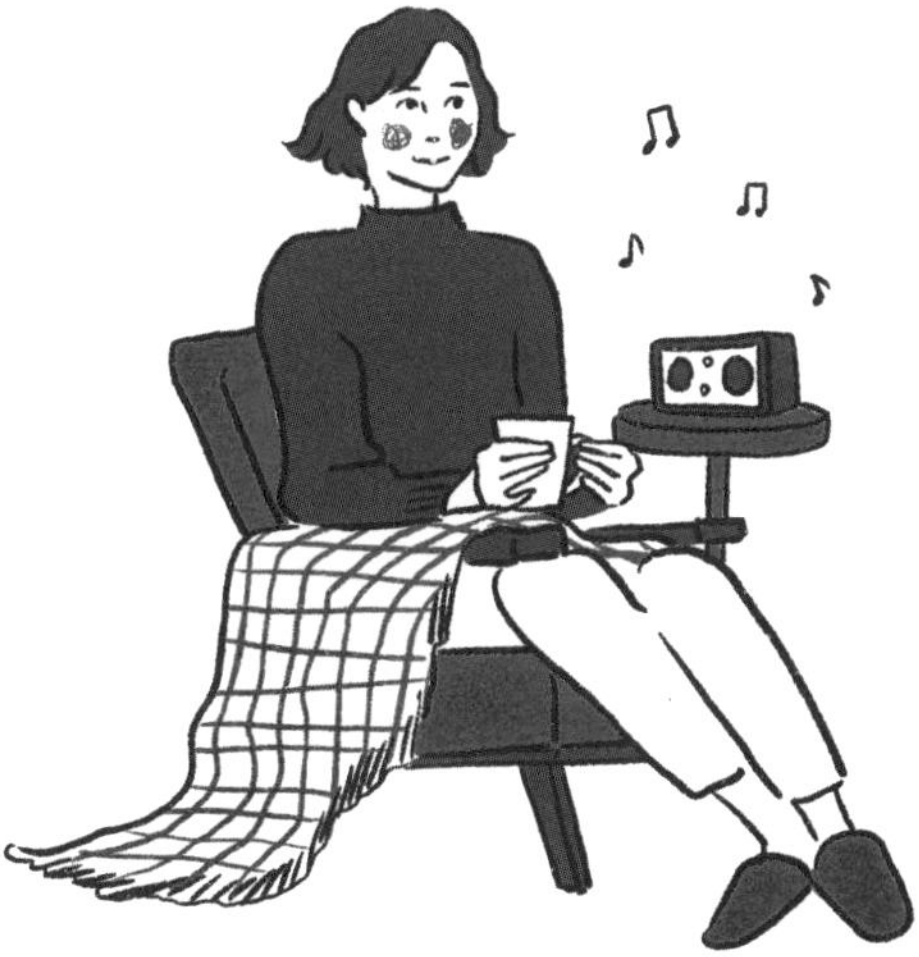

☑ かゆみの初動は冷やして対処。

☑ 落ち着いたら、乾燥を防ぐためにも体の治癒力を高めるためにも温かい飲みものなどを摂って体を温める。

☑ 38～40度のぬるめのお風呂に入る。40度を超える熱いお湯は刺激になるので避ける。

☑ 締めつけない、ちくちくしないなど肌刺激の少ない衣服を選ぶ。

☑ 汗をかいたら放置せず、ちゃんとふく。

☑ かゆみの原因がわかっていれば、原因物質を避ける。

☑ 睡眠や栄養の不足、ストレスも皮膚バリアの低下を招く。

☑ 音楽やスポーツなどリラックス方法を見つけて、ストレスをためないようにする。

アロマオイルもお試しを

かゆみの原因には植物や金属などが挙げられるなか、ストレスの影響も大きい。アロマオイルをハンカチに数滴たらして香りを楽しんでみて。リラックスして気持ちがいい方法として症状改善におすすめしたい。湯船に数滴たらすのもよい。

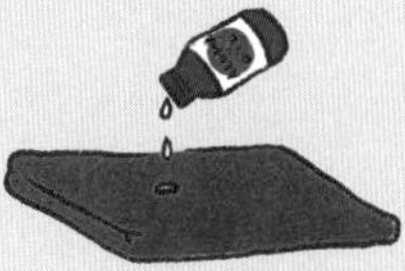

お悩み症状別 11

むくみ

体を温めて血流を促し、水はけをよくすることで改善へ

症状

冷えればむくみ、むくめば冷える。むくみは冷えの代表的症状。漢方では、余分な水分が体に偏在する「水滞《すいたい》」または「水毒《すいどく》」の代表例です。

心臓から出た血液は動脈を通って全身をめぐり酸素や栄養分を届け、二酸化炭素や老廃物を回収して静脈とリンパ管を通って心臓に戻ります。この戻りの血液循環が滞るとむくみが生じ、顕著なのが足のむくみです。重力に逆らい心臓に血液を戻すには、ふくらはぎのポンプ作用が不可欠です。

改善法

むくみの原因は、ふくらはぎの筋肉が収縮しないこと。長時間同じ姿勢、運動不足はむくみます。塩分の摂りすぎも原因です。塩分は水分の摂りすぎを招き、必要以上の水分は体を冷やします。

改善には温めて血流を促すことが最善です。体を動かすほか、お腹を温める白湯《さゆ》もよいでしょう。ただし、むくみは心臓や腎臓、肝臓などの疾患で生じることもあります。温めて改善しない場合は、早めに医療機関を受診してください。

【ふくらはぎを動かしてむくみを改善！】

ウォーキングは手っ取り早くふくらはぎの筋肉を収縮させる運動。ふくらはぎのマッサージ（p.96）もよい。仕事で同じ姿勢が続きがちな人には、三角タオル（p.44）やゴルフボールの足裏マッサージ（p.94）もおすすめ。

ウォーキングのポイント

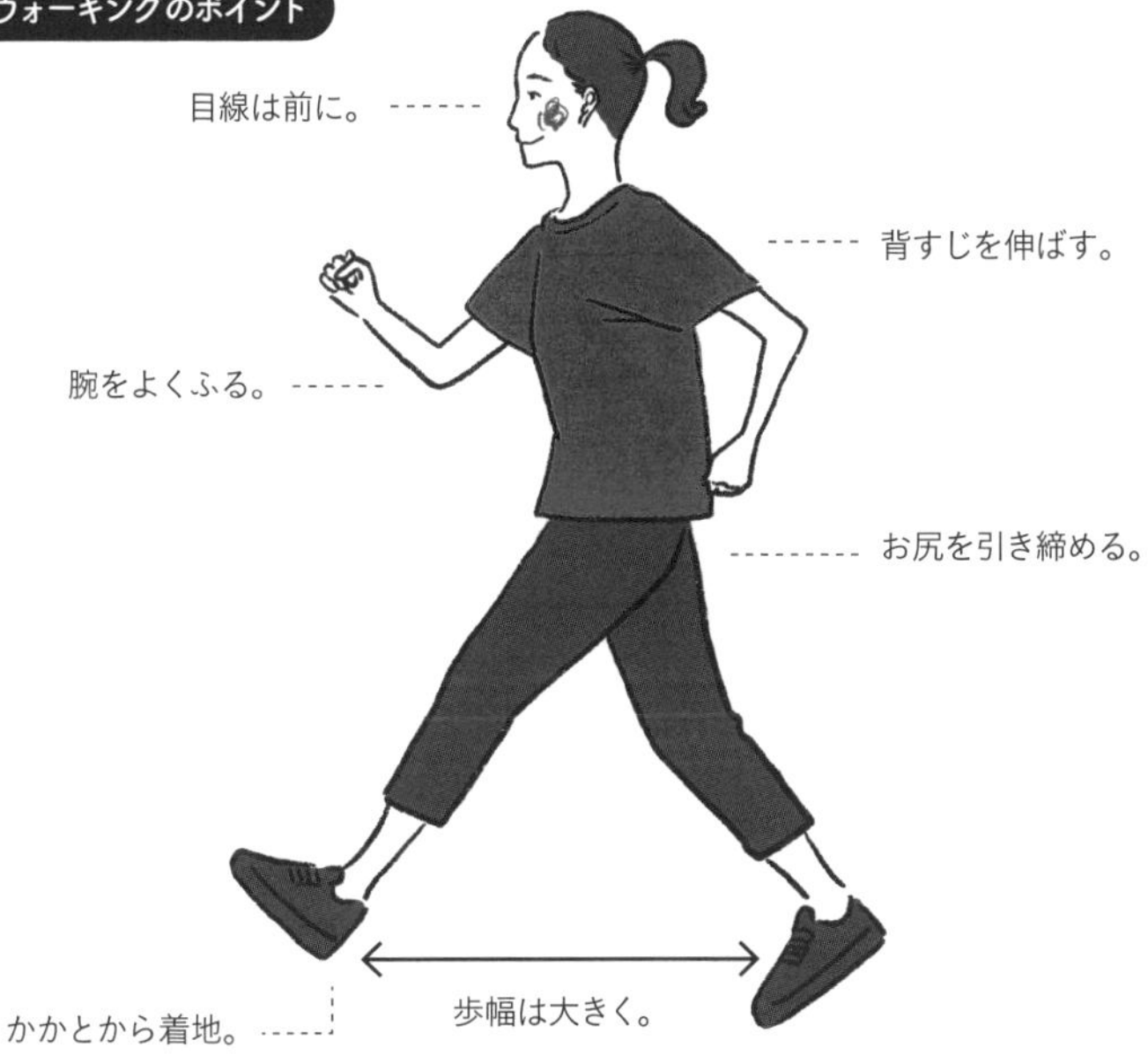
目線は前に。
背すじを伸ばす。
腕をよくふる。
お尻を引き締める。
かかとから着地。
歩幅は大きく。

足指に落花生でむくみ緩和

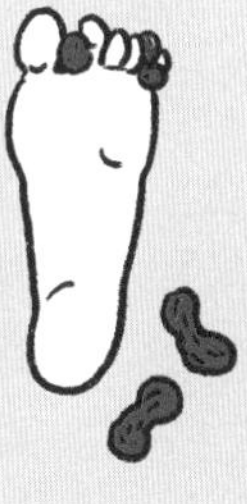

殻つきの落花生を足の親指と人さし指のあいだ、小指と薬指のあいだにはさむと血流改善に有効。ちなみにピーナッツは体を温める食材なので上手にとり入れたい。子《し》午《ご》流《る》注《ちゅう》では13～15時が小腸の時間。ここで小腸が冷えているとむくむとあり。

お悩み症状別 12

胃痛、胃もたれ

ポイントは胃が痛い原因に思い当たる節があるかどうか

症状

一般的に、みぞおちのあたりが痛むことを胃痛と言います。痛みの種類は人によりさまざまで、シクシクと痛い、キリキリと痛い、ズキズキと痛い、キューッとして痛いなどが挙げられます。

胃の痛みを伴う疾患に、急性胃炎、慢性胃炎、逆流性食道炎、胃・十二指腸潰瘍《かいよう》などがあります。

胃もたれは、痛みというより重い、ムカムカするといった感覚を指すことが多いでしょう。胃もたれは胃の蠕動《ぜんどう》運動の低下などから生じます。

改善法

胃痛の原因は、①食生活、②ストレス、③細菌やウイルス感染などがありますが、多くは①と②による胃酸の分泌過多で、胃の粘膜が傷ついて痛みが生じます。そのため胃痛は、痛みに対して自分で思い当たる節があるかどうかがポイントです。

①や②に心当たりがあれば、それを正せば症状は改善します。思い当たることがなければ早めの受診が賢明です。胃もたれは、加齢でも蠕動運動は低下しますが、まずは①や②がないか見直しを。

【朝7〜9時にしっかり朝食を摂る】

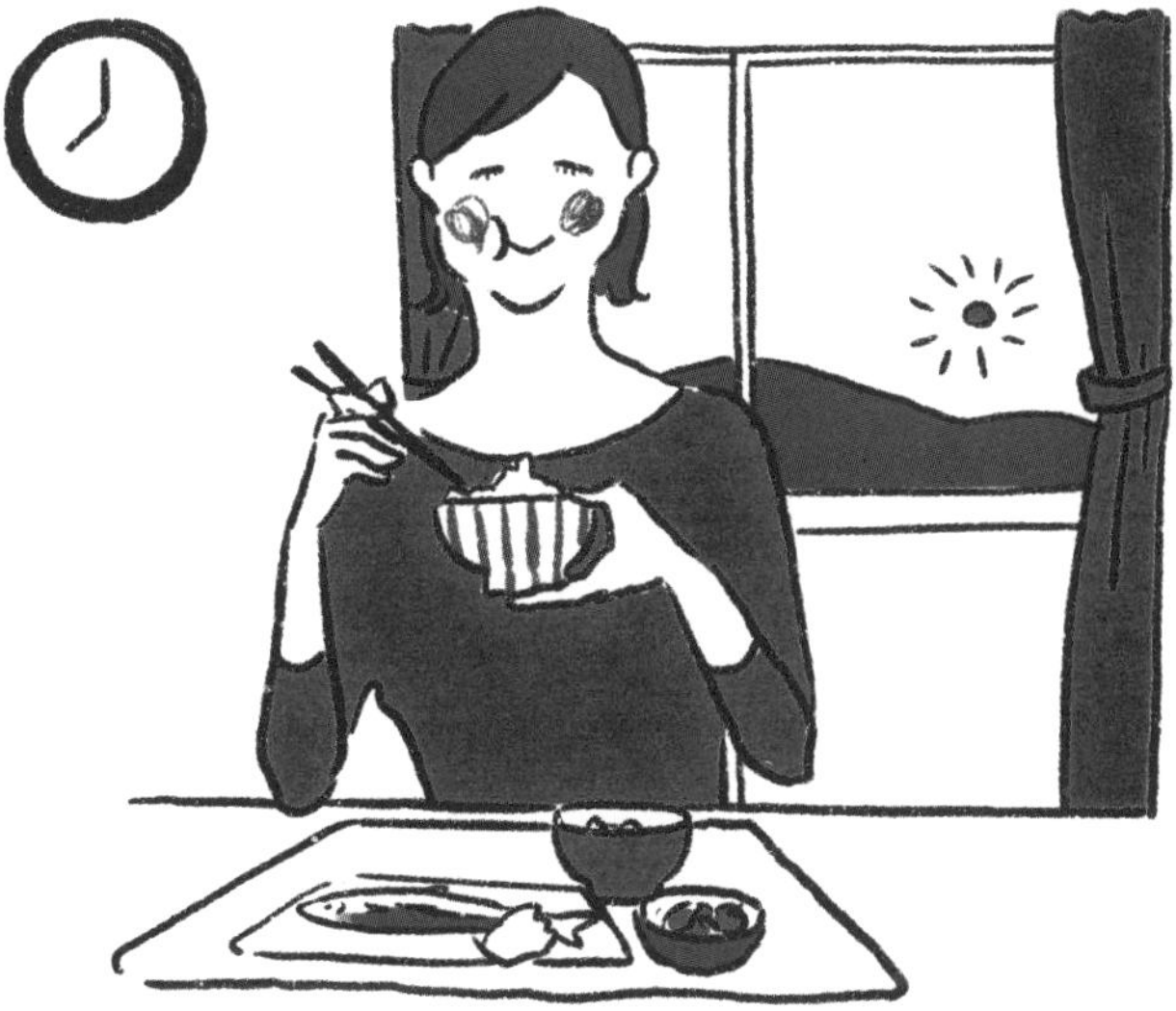

●子午流注《しごるちゅう》によると、7〜9時は「辰《たつ》」の刻。この時間は胃が最も活発に働く時間。ここで朝食をきちんと摂って、胃が活動しやすい習慣をつけることも症状の予防・改善には大事。

●じつは胃や腎臓が疲れていると、本人の気づかぬうちに背中の筋肉がこって張ってしまうことがあるので腹巻き(p.46) もよい。お腹のみならず背中も温めてくれる。

安易な薬の使用にはご用心！

胃痛や胃もたれにより、市販薬や医者に頼ると胃酸を抑える薬を飲むことに。一時的な使用はまだしも安易に飲み続けると、胃酸が欠乏して別の弊害を生むことも。たとえばがんのリスクを持つピロリ菌が入りやすくなるなど。

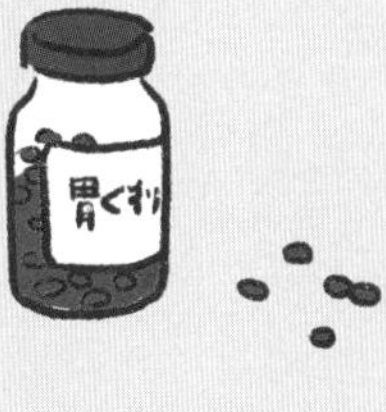

お悩み症状別 13

便秘

すっきりしない、肌荒れやイライラ、痔の原因にも

症状

口から入った食べものは、胃や小腸で消化・吸収され、大腸に入り水分を吸収。残りが直腸を通って肛門から便として出されます。毎朝1回の排便が理想。3日以上ない、あっても硬くて量が少ない、残便感があるなどは便秘と呼ばれます。

大別すると①大腸の働きの低下などによる弛緩《しかん》性《せい》便秘、②ストレスの影響などによる痙攣性《けいれんせい》便秘、③直腸に便がたまってしまう直腸性便秘、④体の器質的なことが原因の器質性便秘などがあります。

改善法

④は専門医に相談が必要ですが、ほかは食習慣の見直しと冷えとりで、多くは改善が可能です。

第一にお腹を冷やさないこと。冷えれば腸の働きはすべて低下します。冷たいものを避けて温かいものを摂り、腹巻きやカイロも活用しましょう。水分は必要ですが多量に飲んでも冷えるだけ。吸収のよい白湯《さゆ》に切り替えを。食物繊維も大事です。

ただし、強い吐き気や発熱を伴う場合、便に血が混ざっている場合などは、早急に受診を。

【朝5～7時にトイレに行く習慣をつける】

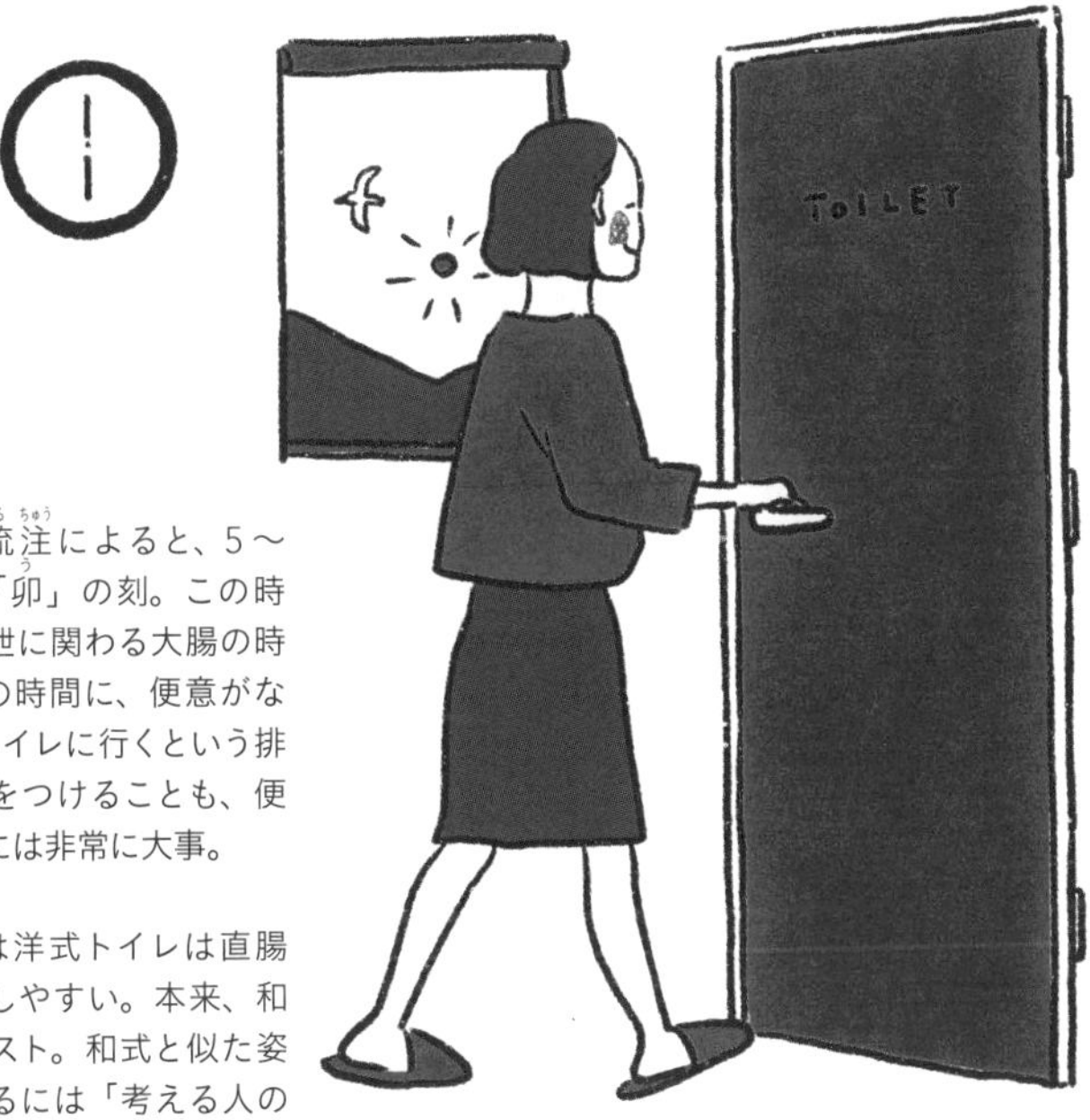

●子午流注《しごるちゅう》によると、5～7時は「卯《う》」の刻。この時間は排泄に関わる大腸の時間。この時間に、便意がなくともトイレに行くという排便習慣をつけることも、便秘改善には非常に大事。

●じつは洋式トイレは直腸を圧迫しやすい。本来、和式がベスト。和式と似た姿勢を作るには「考える人のポーズ」がよい。前かがみになり、かかともやや浮かして。

がんこな便秘には「足三里」のツボ

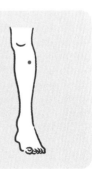

足三里《あしさんり》は、胃腸の働きを高めるツボとして知られる。ひざの皿の下の外側から指4本分下がったところで、左右両足にある。便秘はストレスの影響も大きい。腸の蠕動《ぜんどう》運動は自律神経が関与しているので、ストレスをためないことも大切。

お悩み症状別 14

下痢

便秘と下痢を繰り返すことも。お腹を冷やしちゃダメダメ！

症状

食事中の方には失礼。少し便のお話を。

一般的に、便の理想はバナナ型とされ、その水分量は70〜80％。これが健康な便です。水分量が80〜90％で軟便、90％以上で水様便と呼ばれ、軟便や水様便がしばしば続くことを下痢と言います。

大別すると①腸の水分吸収が低下する浸透圧性《しんとうあつ》下痢、②腸液などの水分分泌量が増える分泌性下痢、③腸の蠕動《ぜんどう》運動が過剰になり、水分吸収が不充分のまま便が腸を通過する蠕動運動性下痢など。

改善法

原因は暴飲暴食、ストレス、ウイルスや細菌の感染、薬の副作用などが考えられますが、下痢も冷えがもたらす典型例。冷えて体が弱っていることが多いので、お腹を中心に温めることがいちばんの薬とも言えます。湯たんぽや腹巻き、白湯《さゆ》など。下痢時は常温か温めたスポーツ飲料も有効。

激しい腹痛や発熱、血便などを伴う場合や温めても症状が改善されずに長引く場合などは、重篤な病気が潜んでいることがあるので早めに受診を。

【体を冷やす食べものに気をつけて！】

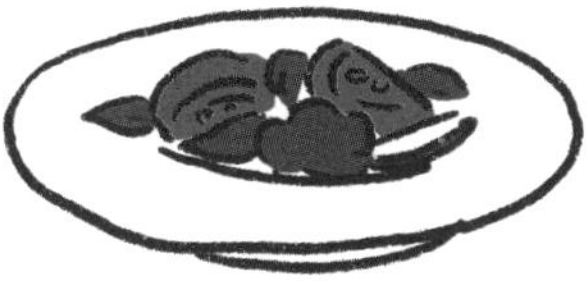

夏野菜たっぷりの生サラダ

トマト、きゅうり、レタスなどの夏野菜の生サラダは体から熱を奪う。下痢で体が冷えている人にはNG。体を温める根菜などの温サラダを選んで。

バナナ・梨

南国産のバナナや水分の多い梨などは体を冷やす。ドライフルーツやりんごなどがおすすめ。

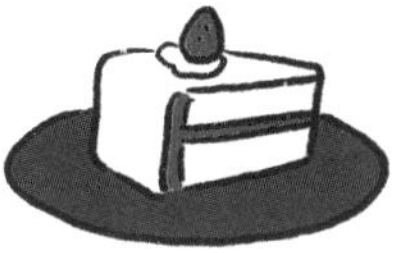

ケーキ

白砂糖たっぷりのケーキは体を冷やす。おやつはドライフルーツやナッツなどはいかが？

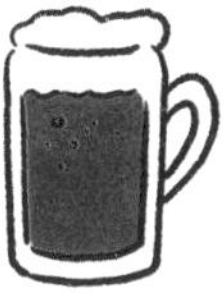

生ビール

キンキンに冷えているので当然、体を冷やす。下痢をしがちなら避けたほうがよい。

コーヒー

ホットでもコーヒーはカフェインが多いので交感神経にスイッチが入り、体を冷やす。

下痢に効くツボはひざにある「梁丘」

梁丘《りょうきゅう》は古くから腹痛や下痢に有効として知られる。ひざを伸ばすとできる外側のくぼみにあり、ひざの皿の上の外側から指２本分上がったところ。左右両足にある。過敏性腸症候群など下痢はストレスの影響も大きい。ツボ刺激もお試しを。

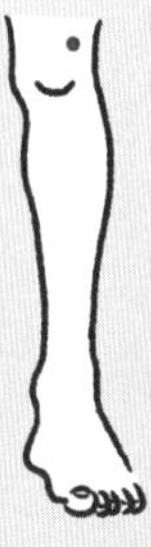

お悩み症状別 15

痔

腹巻き、湯たんぽ、お風呂などで温めて血流を促して

症状

痔は、漢方では血のめぐりが悪い瘀血《おけつ》の代表的症状です。主に次の3つに分類されます。

①痔核《じかく》…いぼ痔。立ちっぱなしや座りっぱなしによって肛門付近の静脈がうっ血し、いぼのようになる。肛門内なら内痔核、外にできると外痔核。痛みがあり出血することも。痔の約半数を占める。

②裂肛《れっこう》…切れ痔。便秘や下痢の排泄時に、肛門付近の皮膚が切れたり裂けたりし、痛みや出血を伴う。排便のたびに痛むので便秘の原因にも。

③痔瘻《じろう》…あな痔。細菌の感染により、肛門内と外のあいだが膿《う》んでトンネル（瘻管《ろうかん》）ができてしまう。痛みと発熱を伴うことも。原則手術が必要。

改善法

初期の①②なら、生活習慣の見直しや体を温めて血流を促すことなどで、改善するケースもあります。漢方薬が合う場合もあるので、専門医に相談するのもひとつの手。ただし、長引く症状や痔の出血と判断できない場合などは早急に受診を。

【生活習慣を見直して症状を緩和したい】

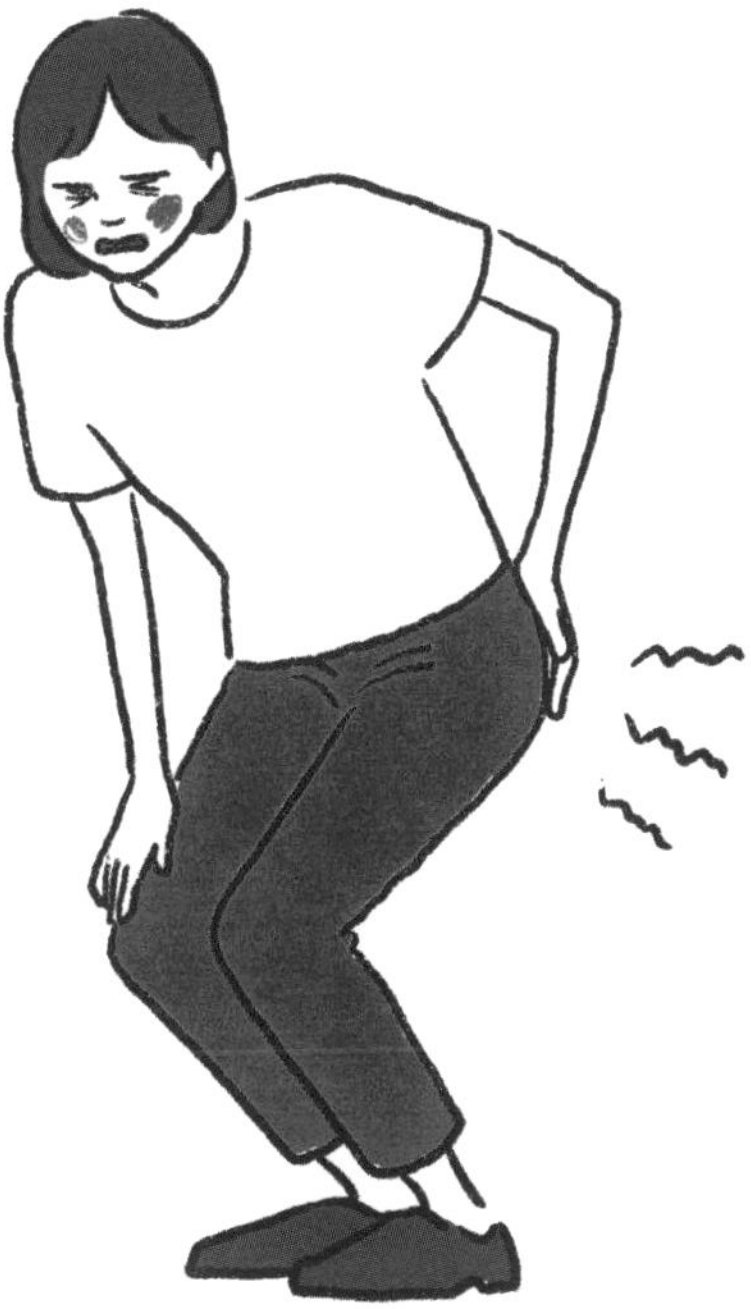

- ☑便秘（p.154）と下痢（p.156）の改善は必須。
- ☑トイレに長く座りすぎないこと。3～5分が目安。
- ☑お尻はやさしくていねいにふく。排便後は肛門を清潔に保つ。
- ☑食物繊維と白湯《さゆ》を上手に摂って腸内環境を整える。
- ☑アルコールや辛いもの、冷たいものは控える。
- ☑長時間の同じ姿勢は避ける。適度な運動をとり入れる。
- ☑38～40度のぬるめのお風呂に毎日入って体を温める。
- ☑ストレスをため込まない工夫を（p.116）。

痔には腰にあるツボ「次髎」が有効

次髎《じりょう》は肛門のうっ血を軽減して、排便をスムーズにするとして古くから知られる。腰の平らな骨にあり、上から2番目の骨のくぼみにある。ツボが探しにくければ、腰に両手を当てて中指でこの付近をマッサージするとよい。生理痛の緩和にも有効。

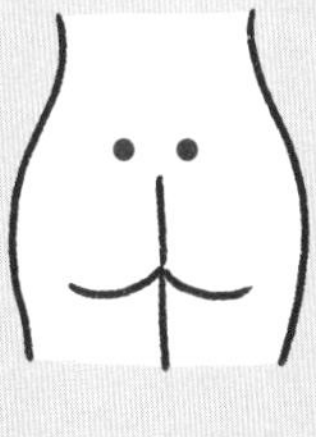

お悩み症状別 16

頻尿

暑い時期には減り、寒い時期に増える傾向がある。冷えの典型例

症状

トイレが近かったり、トイレに行く回数が多かったりすることを頻尿と言います。

1日の排尿回数は5〜7回程度が一般的とされ、8回以上になると頻尿と考えられます。ただし排尿回数は個人差もあるので、8回以上だと健康ではないとは一概に言えません。あくまで目安です。

就寝時に2回以上トイレに起きることを夜間頻尿と言いますが、これもあくまで目安。70代を過ぎると夜中に2回程度は不自然ではありません。

改善法

頻尿も体が冷えている人に多いので、第2章から心地よいものを選んで体を温めましょう。

排尿日誌もよいでしょう。起床・就寝時刻、排尿時刻、尿量、尿意や尿漏れの有無、飲食物の内容などを3日ほど書き出し、明らかな水分の過剰摂取など思い当たる原因があれば改善しましょう。

思い当たる原因がない、体を温めても改善しないなどの場合は、冷え以外の病気が隠れている可能性があるため早急に専門医を受診してください。

【腹筋を鍛えて症状を緩和したい】

加齢に伴う筋肉の衰えも冷えの原因。腹筋を鍛えて体の熱産生を高め、症状の緩和につなげたい。ほかに、38 ～ 40 度のお風呂にゆっくり入る、水ではなく白湯《さゆ》にするなど体を温める工夫をとり入れて。

❶ あお向けに寝て、ひざを立てる。手は軽く床につける。

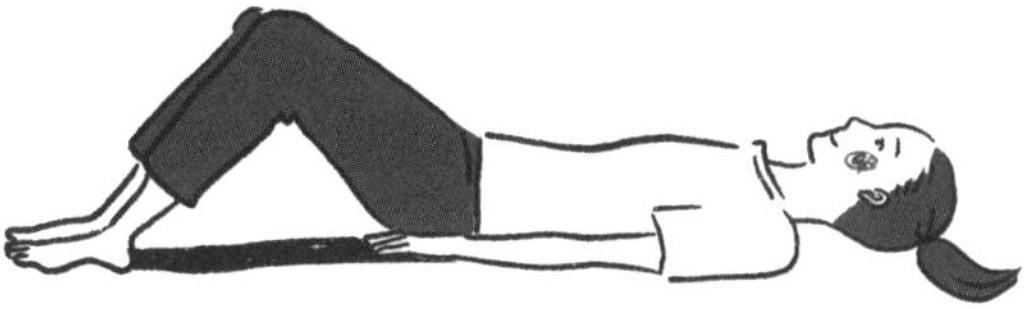

❷ ゆっくりと背中を起こしながら手をひざのほうへ伸ばし、ゆっくりと元に戻る。❶❷を 10 回ほど繰り返す。

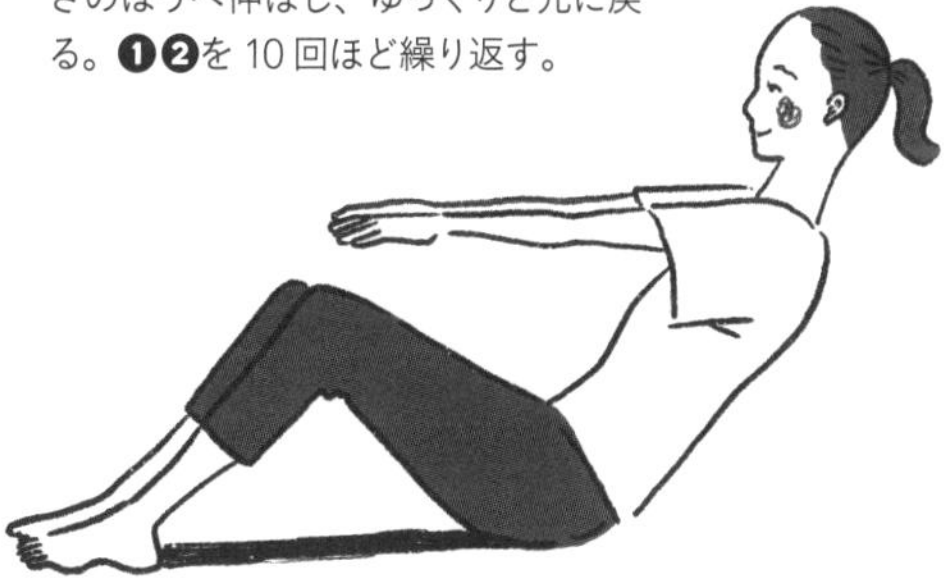

頻尿に効くツボは「曲泉」

足の内側のツボは泌尿器系の症状に働きかけるとされ、なかでも曲泉《きょくせん》は「泉」という漢字が示すように水分に関わる症状に有効。ひざを曲げると内側にできるしわの先端のくぼみにあるツボ。左右両足にある。ほかに照海《しょうかい》（p.126）も有効。

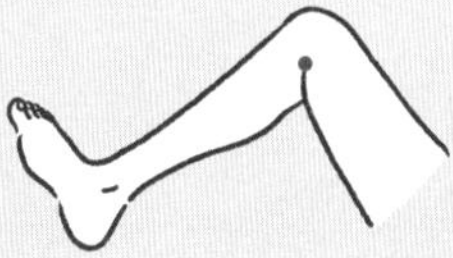

お悩み症状別 17

生理痛

無理に我慢せずに気になる痛みなら早めの受診が安心

症状

生理痛に悩む女性は多いもの。普段の生活が送れないほどの痛みは「月経困難症」と呼ばれます。お腹の痛みに加え、頭痛や腰痛、吐き気やめまいなどを伴うこともあります。

月経困難症は器質性月経困難症といって、子宮筋腫《きんしゅ》や子宮内膜症、子宮腺筋症などの疾患が原因の場合があります。そのため、強い痛みや気になることがあれば早めの受診が安心です。このような疾患がなければ、機能性月経困難症とされます。

改善法

後者の場合、痛みの原因は、子宮口が狭い、はがれ落ちた子宮内膜を排出する際に子宮の収縮を促すプロスタグランジンの分泌量が多い、なども考えられますが、漢方では生理痛は瘀血《おけつ》と捉えます。冷えて血流が悪いので温めることが第一。

また生理痛は、冷えて固くなった子宮筋が強く収縮するために、生じる痛みとも考えられます。温めて子宮筋が柔らかくなれば、強い収縮は必要ないので痛みも和らぐというわけです。

【腹巻きで症状を和らげる】

機能性月経困難症であれば、痛みの原因は冷えやストレスなどが大きい。お腹も背中も温めてくれる腹巻き（p.46）は必須。ただし、締めつけないタイプを選んで。ブラジャーなど下着全般も小さいものや体型に合わないデザインは血行の妨げになるのでご注意を。

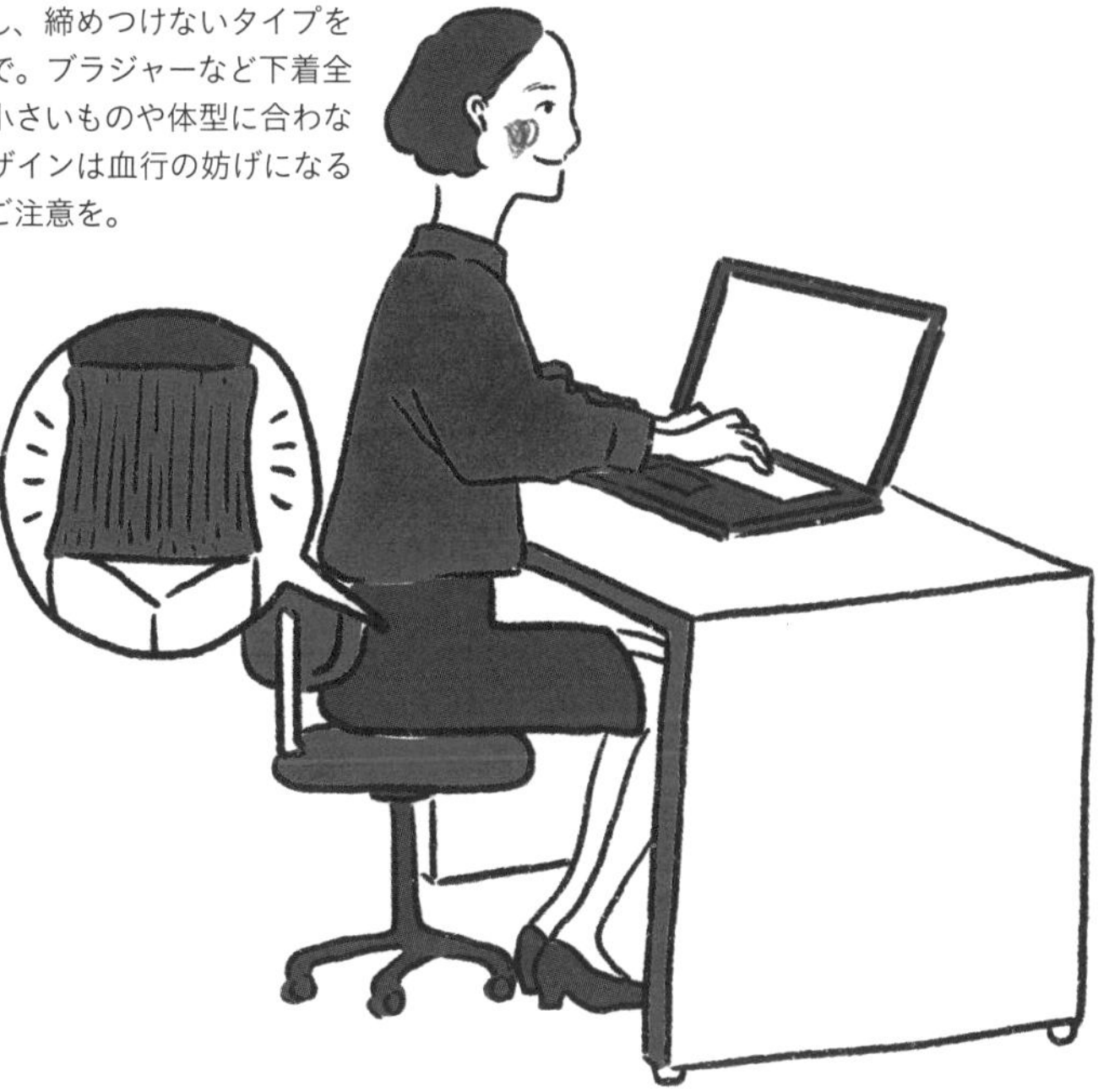

腹巻き＋カイロでお腹ポカポカ

カイロ（p.42）も活用したい。貼る位置は、生理痛ならおへその下あたり、お腹に貼るのもよい。あるいは腹巻きの上からでもOK。最近は、蒸気で温めるタイプなどもあるので自分に合ったものを選んで。この貼り方は便秘にも有効。

＊商品によって体に直接貼るタイプ、貼ってはいけないタイプがあるので、商品の説明をよく読んで使用してください。

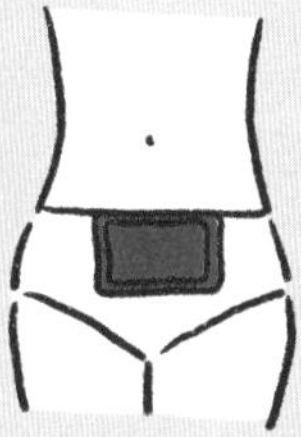

お悩み症状別 18

不妊

体を温めると腎気が高まり血もめぐり、心もリラックス

症状

妊娠を望む男女が1年以上避妊をせずに性交をしていても妊娠しない場合、不妊と考えられます。不妊は、およそ10組に1組と言われますが、近年はひと昔前に比べて、結婚年齢の上昇に伴い、出産を考える年齢も上昇していることから、この割合はもう少し高い可能性も指摘されています。

まずは男女ともに、解剖学的な異常や器質的な疾患がないかなど、専門医を受診することが賢明でしょう。

改善法

検査で何も異常が見つからなかった場合、漢方医学のアプローチは味方になるかもしれません。漢方では、発育や生殖能力は五臓の「腎」が担っていると考えます。不妊は、腎が衰えて腎気《じんき》がめぐっていないことが一因とも。腎気とは生命力の根源といったもので、冷えの影響を受けやすいため、体を温めることから徹底的に始めます。

また血のめぐりをよくするためにも、体を冷やさないことは妊娠にとって大事なことと考えます。

【湯たんぽでお腹を温めて心身ポカポカに】

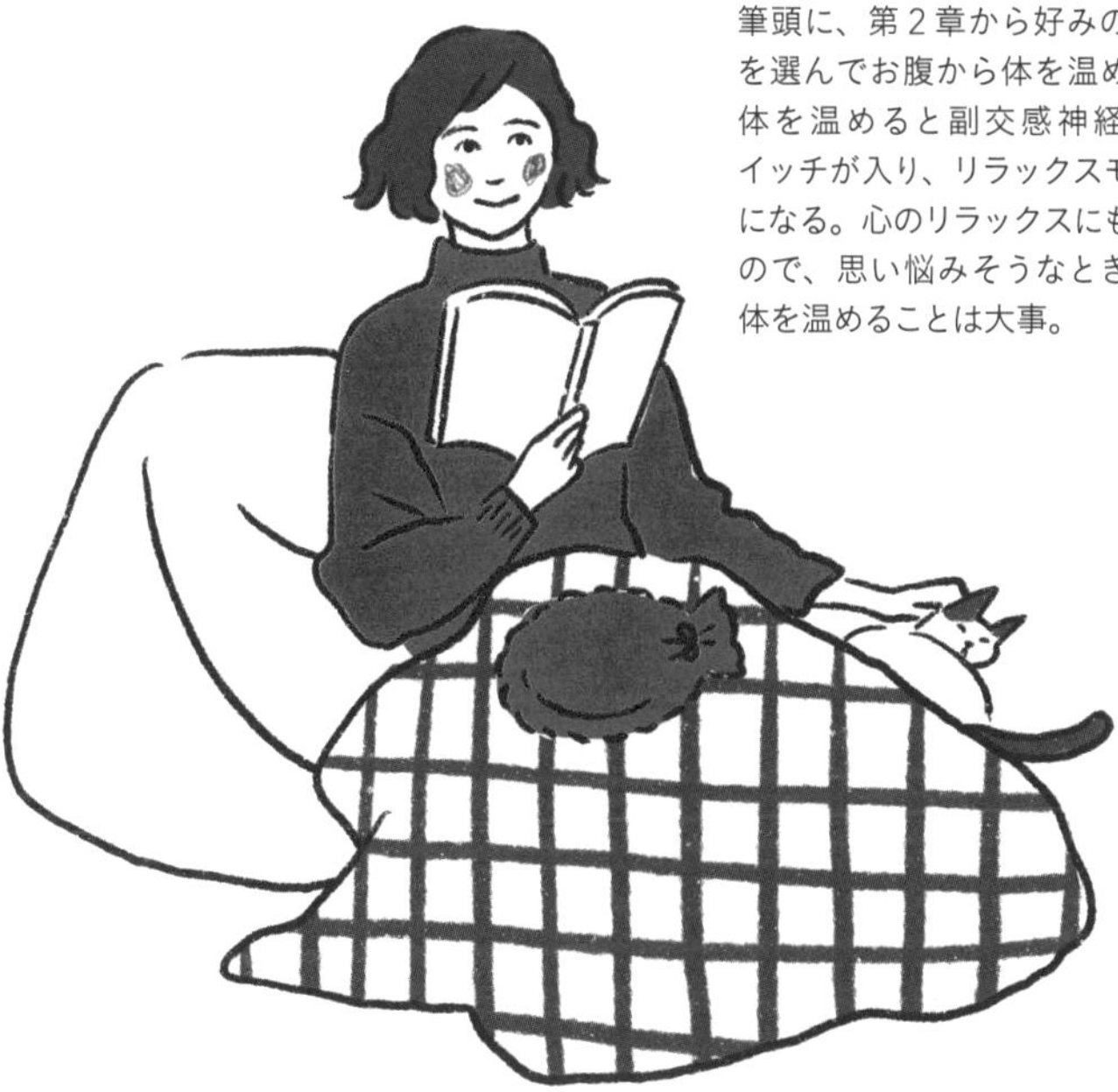

内臓が冷えていると、血のめぐりも気のめぐりも悪い。湯たんぽ（p.38）や腹巻き（p.46）を筆頭に、第２章から好みのものを選んでお腹から体を温めて。体を温めると副交感神経にスイッチが入り、リラックスモードになる。心のリラックスにもなるので、思い悩みそうなときほど体を温めることは大事。

リラックス効果の高いアロマも◎

強い不安など心の緊張は交感神経にスイッチが入り、体を冷やす原因に。心を柔らかくするためにアロマオイルもおすすめしたい。好きな香りを数滴湯船にたらしてゆっくり体を温めて。湯の温度は 38 ～ 40 度。ハンカチに数滴たらして吸香するのもよい。

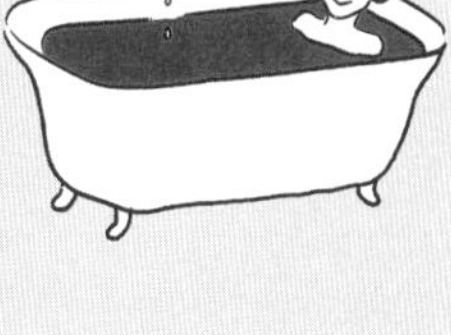

お悩み症状別 19

腰痛

検査で異常がなければ、セルフケアが症状の緩和を左右

症状

腰には重力の影響で上半身の重みが垂直にかかります。その負担を和らげるために、背骨はゆるいS字カーブを描いているのですが、疲労や加齢などによりダメージを受けると痛みが生じます。

腰のねんざとも言われる「ぎっくり腰」のほか、背骨と背骨のあいだでクッションの役目を担う椎《つい》間板《かんばん》の一部が出て神経を圧迫する「腰椎《ようつい》椎間板ヘルニア」、加齢によって生じやすい「変形性脊椎《せきつい》症《しょう》」、「腰部《ようぶ》脊柱管狭窄症《せきちゅうかんきょうさくしょう》」などがあります。

改善法

ほかに内臓や血管などの疾患が原因で生じることもあるので、悪化する場合などは早めの受診を。

検査で異常がなければ血行不良と筋肉の衰えが要因。つまり冷えと運動不足です。重労働に限らずデスクワークで腰痛が多いのは、そのためです。

また近年、腰痛の半分以上はメンタルが関与しているとも言われています。それは抗うつ薬が保険適用になっていることからも明らかです。じつは腰痛は検査で異常がない人のほうが多いのです。

【腰痛改善にはストレスの軽減が大事】

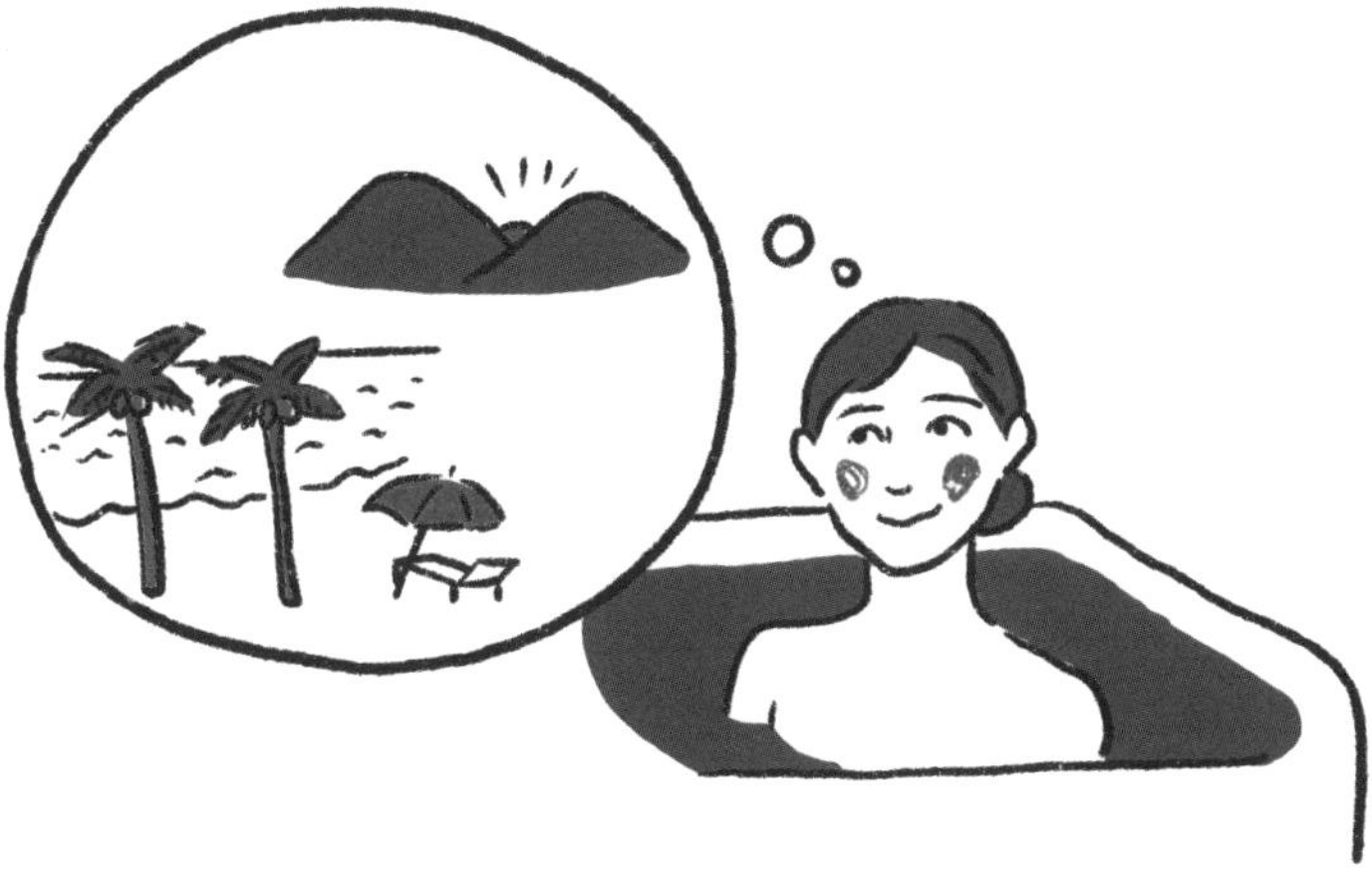

腰痛の原因の半分以上はストレスとも言われている。改善にはストレスを意識して発散する努力も必要。海や山へ行ってみるなど、自分に合った気分転換の方法を見つけたい。痛みが落ち着いたらお風呂（p.104）でゆっくり体を温めることは、腰の血流を促して心の緊張もとるので一石二鳥。予防には普段の姿勢も大事。デスクワークなら三角タオル（p.44）もおすすめ。

仙骨の上にカイロで予防&改善

腰痛持ちの人におすすめなのは腰にカイロを貼る（p.42）こと。暑くて苦痛と感じる以外は年中貼っておくと、ぎっくり腰の予防効果は大。もちろん血流がよくなるので症状緩和にも。湿布などの消炎鎮痛剤の常用は避けてカイロに切り替えを！

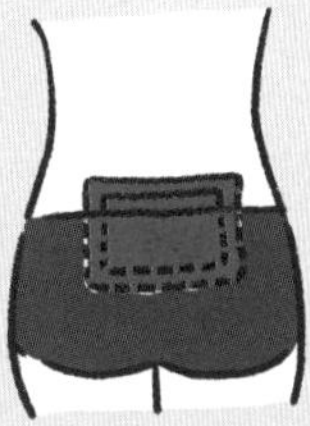

＊商品によって体に直接貼るタイプ、貼ってはいけないタイプがあるので、商品の説明をよく読んで使用してください。

お悩み症状別 20

ひざの痛み

初期なら筋トレで改善可能。放置しないことが大事

症状

ひざの痛みは、若い人に多い運動によって生じるスポーツ外傷を除き、多くは「変形性膝関節症《しつかんせつしょう》」です。主な症状は痛みと水がたまることです。

ひざ関節にある軟骨は、骨と骨のあいだでクッションの役目を担っています。ところが加齢とともにこの軟骨が弾力性を失ってすり減ってしまうと、骨がぶつかって痛みを生じます。

加齢に伴い増える疾患ですが、初期ならば改善が見込めます。大事なのは初期で放置しないこと。

改善法

次ページの太ももの筋トレをしてください。ひざを支える大腿四頭筋《だいたいしとうきん》を鍛えると、初期ならほぼ改善が期待できます。早い人で2週間、少なくとも3か月ほど続けると効果を実感するでしょう。

漢方では水がたまるこの疾患を水滞《すいたい》と捉えます。水はけをよくするために温めることも大事。当然、血流も改善するので症状緩和に相乗効果です。

こうした努力で改善しない場合は、ほかの疾患が疑われるので早めに専門医を受診してください。

【ひざの痛みを和らげる太ももの筋トレ】

痛いからと動かさないでいると、血流が滞りますます悪化してしまう。
痛みが落ち着いたら、動かして鍛えること。
お風呂（p.104）で温めることも大事。最近はレッグウォーマーならぬ
「ひざウォーマー」も出ているので活用するのもよい。

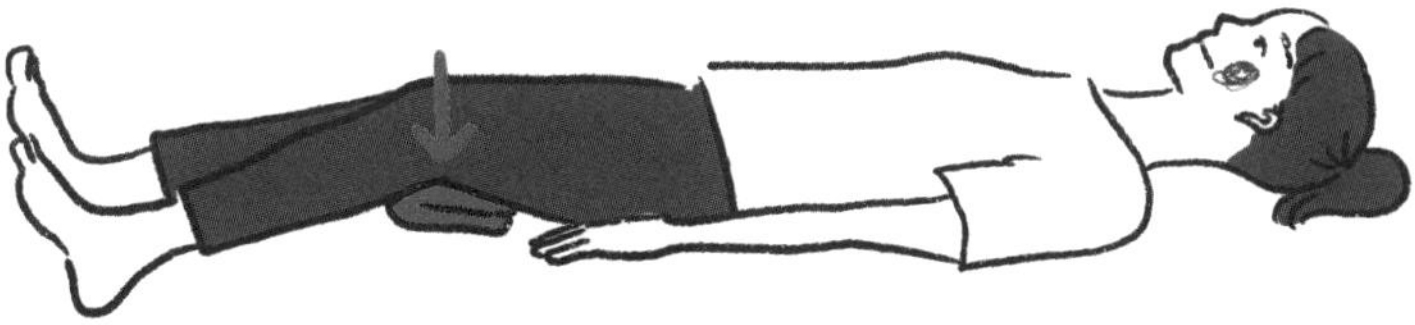

❶
バスタオルなどを巻いた太めのタオルを左ひざの下に置き、あお向けに寝る。

❷
左ひざにぎゅっと力を入れて、タオルを下に押しつける。10秒間キープし、これを10回繰り返す。

❸
左右の足を入れ替えて同様に行ない、2セット程度行なうとよい。

タオルをはさんで快眠！

寝るときにひざが痛む場合は、フェイスタオル2枚を用意し、それぞれ丸めるか折りたたみ、その上に足首をのせるとよい。血流が促されるので痛みの緩和に有効。湿布などの消炎鎮痛剤は、血流を滞らせるものだということを忘れないで。

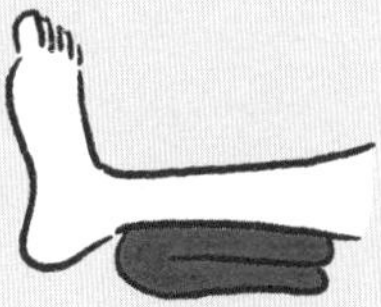

お悩み症状別 21

こむら返り

夜中に突然足がつって激しい痛みに悩まされることも

症状

こむら返りとは、足がつること。筋肉に起こる痙攣《けいれん》のことです。「こむら」とは、ふくらはぎを指し、ふくらはぎに起きるのが顕著ですが、足の裏や指、すね、手、全身などにも起こります。なんらかの原因により、筋肉の伸縮バランスが乱れ、筋肉が異常に緊張して収縮したまま痙攣状態になってしまうと、激しい痛みを伴います。

運動中に生じるのは、準備運動不足や筋肉疲労、発汗による脱水などが原因と言われています。

改善法

就寝中に生じる主な原因は、①冷えによる血行不良、②運動不足による筋肉の衰え、③水分不足などが考えられます。体を温めて血流を促すこと、適度な運動をとり入れることが大事。就寝前には白湯《さゆ》（60ページ）を1杯飲むとよいでしょう。また、芍薬甘草湯《しゃくやくかんぞうとう》は有効な漢方薬として知られています。専門医に相談するのもひとつの手。

こむら返りは重篤な病気が潜んでいることもあるので、頻回に起きる場合などは早急に受診を。

【末端の足指をマッサージして血流改善】

寝る前に行なうと滞っていた血流が促されるので、
こむら返りの予防に効果的。ふくらはぎのマッサージ（p.96）と一緒にぜひ。
お風呂（p.104）か足浴（p.110）で体を温めることも大切。

足指まわし

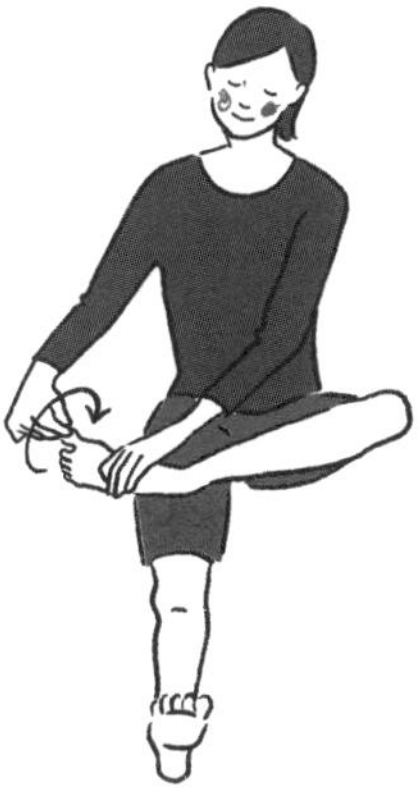

足の指を手の親指と人さし指で軽くつまむ。時計回りに5回、反時計回りに5回ずつまわす。左右すべての足指を同様に行なう。小さな円を描くようにやさしくまわすのがポイント。

足指開き

❶

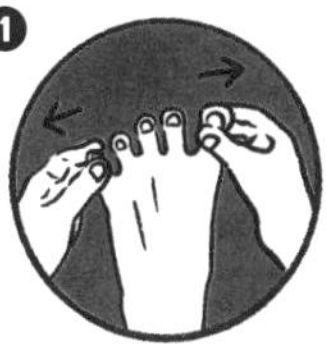

足の親指と小指を手で軽くつまみ、ゆっくり外側へ3秒広げ、ゆっくり戻す。

❷

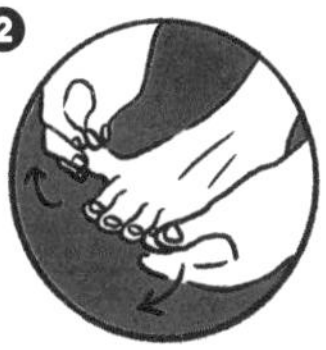

親指は上へ、小指は下へ、3秒ずつゆっくり動かす。上下を替えて同様に行なう。

❸

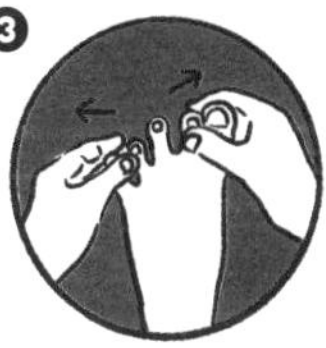

人さし指と薬指も❶❷と同様に行なう。

❹

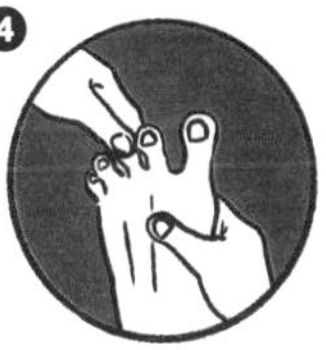

最後に中指をつまみ、軽くひっぱり、元に戻す。もう片方の足も❶～❹を同様に行なう。

こむら返りに有効なツボはこの3点！

「委中《いちゅう》」は、ひざの裏の横じわの真ん中。「承筋《しょうきん》」は、ふくらはぎのいちばんふくらんでいるところの真ん中。「承山《しょうざん》」は、ふくらはぎのふくらみのいちばん下の部分の真ん中。すべて左右両足にある。こむら返りが起きたとき、押す、またはさするとよい。

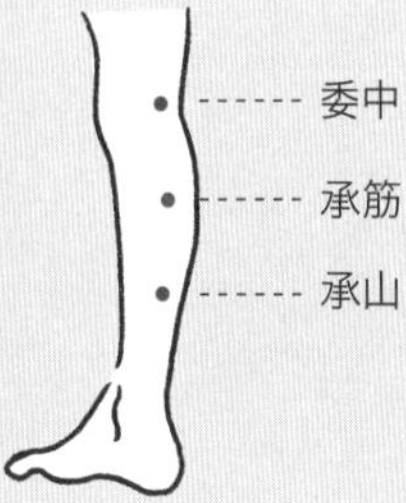

お悩み症状別 22

水虫

近年は女性の3人にひとりが悩まされているという報告も

症状

水虫とは、白癬菌《はくせんきん》というカビが感染することで生じる皮膚の疾患です。足に感染する足白癬の通称が水虫。多くは足の指や爪、足裏、かかとなどですが、手や体に感染することもあります。

主な症状は次の3つです。

①趾《し》間《かん》型…足の指のあいだが白くふやける。

②小水疱《しょうすいほう》型…足裏などに小さな水疱ができる。

③角質増殖型…かかとや足裏がガサガサになる。

じつは、かゆみは人によって有無が異なります。

改善法

白癬菌はカビなので、ジメジメしたところを好みます。通気性をよくすること、清潔を保つことが予防と改善には欠かせません。

水虫の一因に、抗生剤や免疫抑制剤の服用も考えられます。これらの長期服用で免疫力が低下して水虫になりやすいというケースもあるのです。

水虫は一種の感染症なので、免疫力も大事。免疫力を上げるためには、体を温めることです。ただし長引く場合などは、早めの受診に切り替えを。

【アロマの力で水虫を撃退！】

ティートリーというアロマオイルは、水虫に有効として知られる。ティートリーはオーストラリア原産の植物で、古くからアボリジニが消毒薬などとして使用してきた歴史があり、現在では家庭の常備薬とも。足浴（p.110）にオイルを数滴たらすとよい。消臭にも有効。足浴後は指のあいだまでしっかり水分をふいて。

＊肌に合わない場合は使用を中止してください。

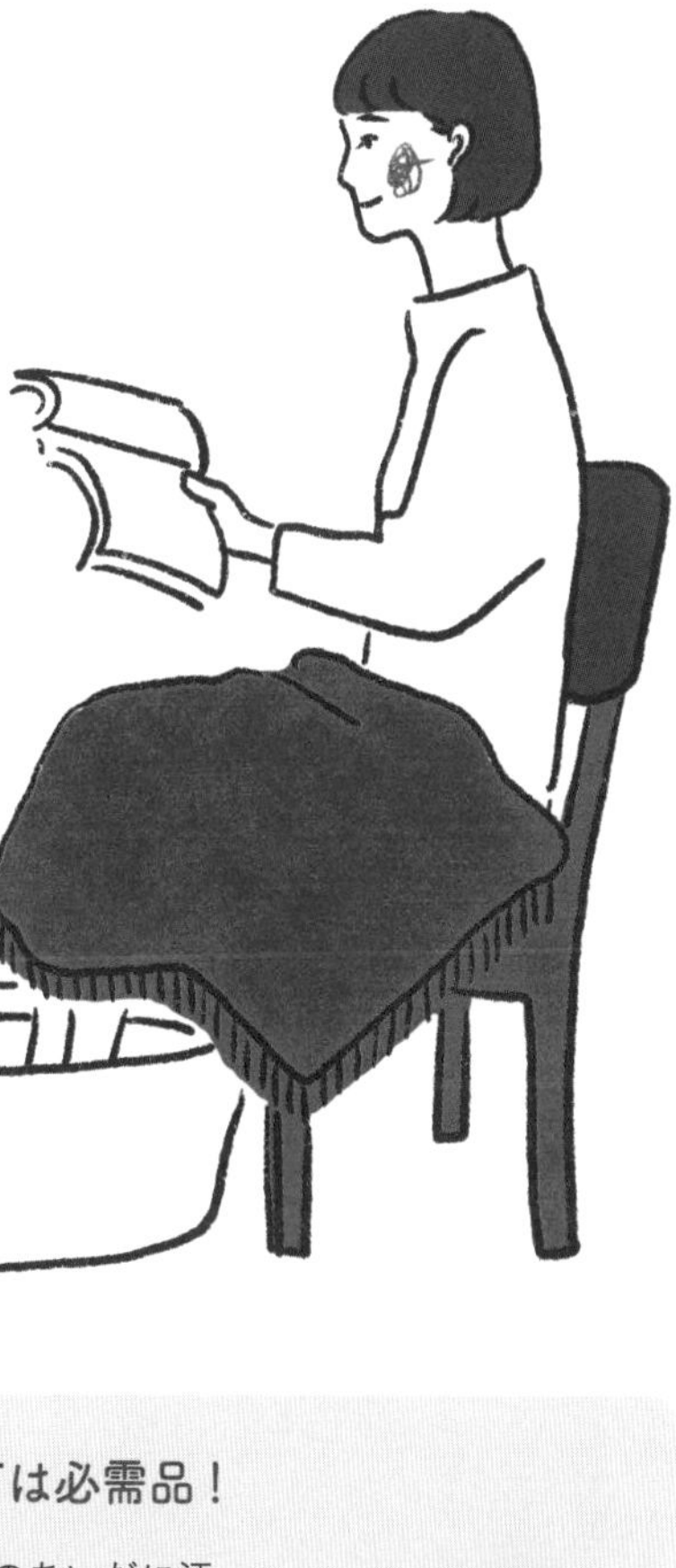

水虫対策に5本指くつ下は必需品！

水虫の予防・改善には、足指のあいだに汗をためないことが大事。5本指くつ下は、足指の股の汗を吸い取ってくれ、ジメジメ環境を解消してくれる。通気性のよい素材だとなおよい。足が蒸れないように靴のはきっぱなしもできるだけ避けて。

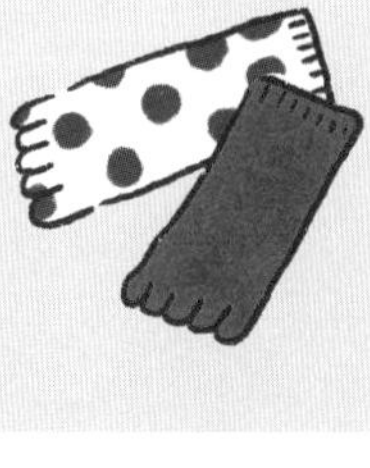

お悩み症状別23

手足の冷え

体質だからとあきらめないで。改善しない冷えはない！

症状

寒い季節になれば、外を歩くと手足が冷えてぶるっとするのは誰しも共通のこと。温かい室内に入っても冷えがとれない、温めても温まらないなど、慢性的に冷えていると「冷え症」と言います。冷え症の特徴に手足の冷えがよく挙げられます。なぜ手足が冷えやすいのか。寒さを感知したときに、体は生命維持のためには重要な臓器がある真ん中に血液を集めて体温を保とうとします。その結果、末端の手足の血流が減り、冷えるのです。

改善法

かつては高齢者に多い症状でしたが、現在は60代より20代、年齢が低いほど増えている傾向が見られます。背景には文明の影響が大きいでしょう。冷えの怖さとデメリットについては第1章でお話ししたとおり。第2章で改善法も紹介していますので、自分に合う方法を実践してください。

冷えとりをしても、それでもよくならないという場合は、何か疾患が隠れている可能性が否定できないため、早めに医療機関を受診してください。

【寝室と寝具の冷えとりポイント】

寝るときも冷えるという人は、寝室や寝具を見直してみて。
寝るときの服装は p.107 を参考に調整を。

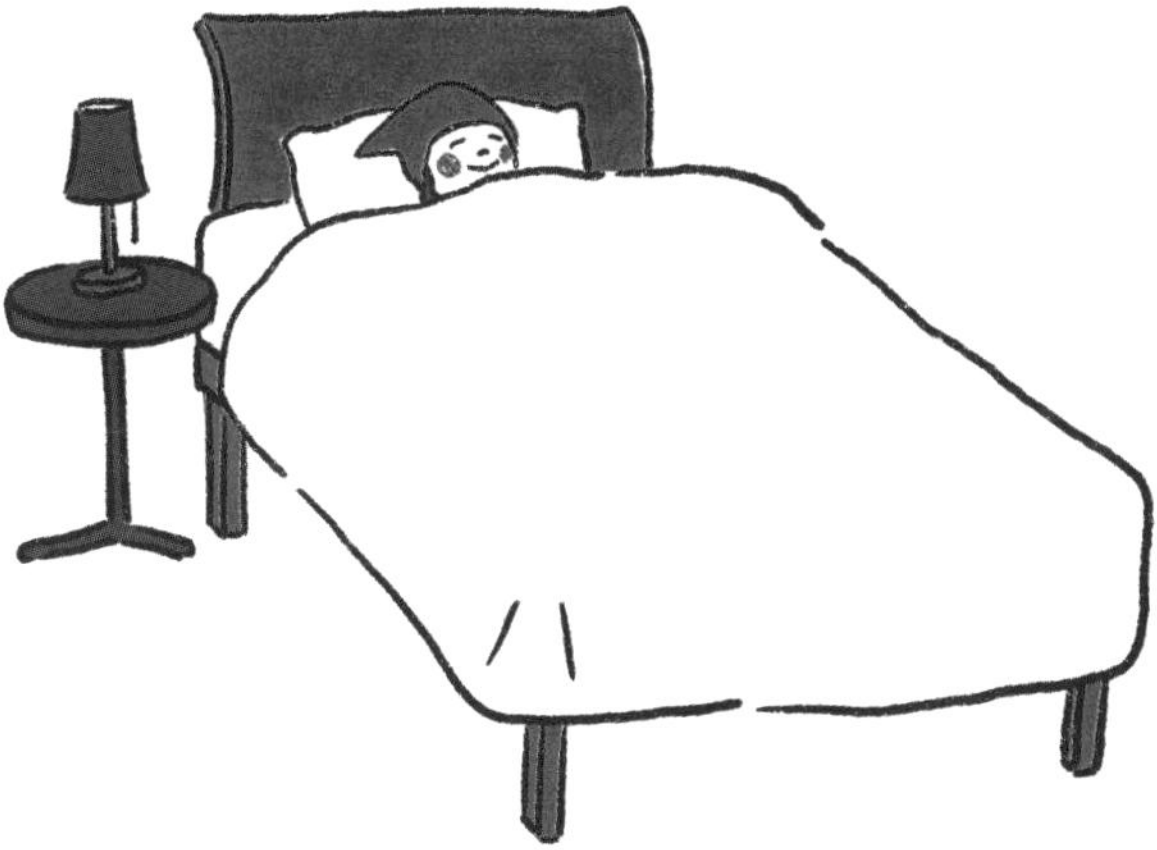

☑ 窓から離れた位置にベッドを置く。

☑ カーテンは厚く長めにして外からの冷気を防ぐ。

☑ 敷き布団を厚くして床に熱を逃がさない。ベッドのマットレスの上に布団を敷いたり、シーツの下に毛布を敷いたりするとよい。

☑ 暖房で寝室を温めておき、寝るときには切る、もしくはタイマーを利用する。

☑ 湯たんぽ（p.38）を使う。寝るときは、お腹から温めて、太もも、足先と移動させるとよい。

くるみで末端の血めぐりを回復

手足の冷えにおすすめなのが殻つきのくるみ。軽くにぎっていると、その独特のゴツゴツした感触が刺激になって血流が促され、全身ポカポカに。肩こりや慢性的な頭痛にも有効。足の裏でコロコロ転がすと、こむら返りなどの予防にも。

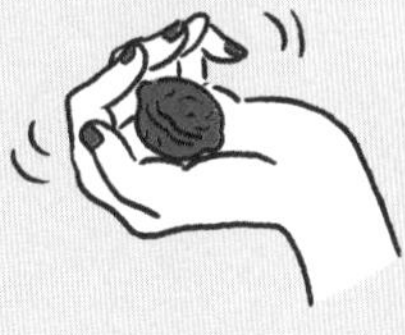

お悩み症状別24

やせにくい、太りやすくなった

体を温めて脂肪を溶かし、筋力をつけて脂肪燃焼！

症状

偏食などの極端なダイエットは体に負担がかかるので避けるべきですが、たとえばひざの痛み（168ページ）などがあり、明らかに肥満がある場合などは減量を検討したほうがよいでしょう。

肥満を知るひとつの基準にBMI（Body Mass Index）があります。日本では、BMIは22が最も病気になりにくい標準体重で、数値が25以上で肥満と判定されます。計算式は次のとおり。

BMI＝体重（kg）÷身長（m）÷身長（m）

改善法

加齢によって筋力も基礎代謝も低下します。体脂肪は冷えているところにつき、冷えると固まります。脂肪を燃焼させるには、温めること、筋力をつけて基礎代謝を上げることが不可欠です。

なお、成人体重の約6割が水分であることなどから、体重は1日に2kg程度までは飲食物や運動量により変動します。ただし1日に2kg以上、毎日増加または減少が続く場合は、重篤な疾患の可能性があるので、早急に受診してください。

【筋力をつけて基礎代謝を上げる！】

基礎代謝を上げるには、大きい筋肉を鍛えると効率的。

筋トレにプラスしてウォーキングなども行なうと、脂肪はぐんぐん燃えていく！　無理のない範囲で、続けられるものをとり入れて。

足を伸ばして腹筋

❶ あお向けに寝て両手は体の横におく。

❷ 片方の足を上げて 30 秒キープ。足の高さは 30 度くらい。左右の足を入れ替えて同様に行ない、これを 10 回繰り返す。

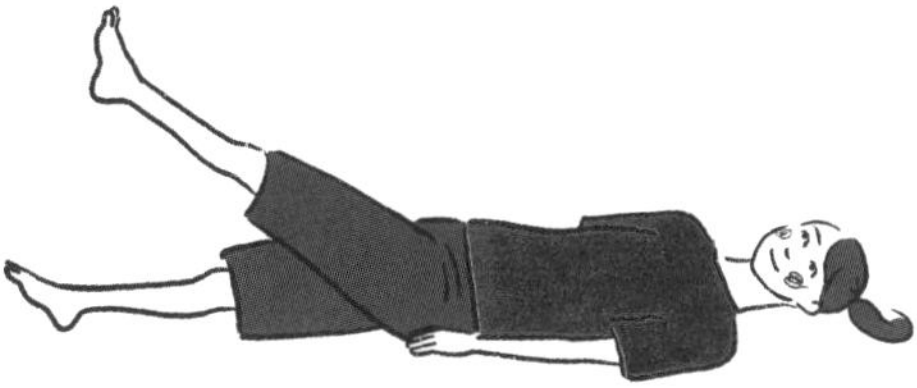

うつ伏せに寝て背筋

❶ うつ伏せに寝て両手は体の横につける。

❷ ゆっくりと上体を起こして 5 秒キープ。これを 10 回繰り返す。

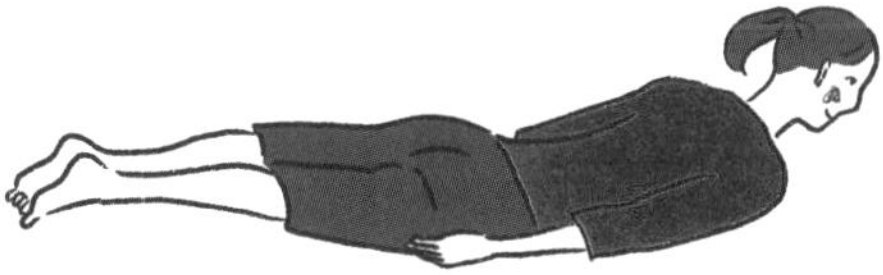

白湯で満腹スイッチオン

白湯《さゆ》（p.60）を飲むと腸への血流が増えるため、脳に届く満腹指令が早くなる。そのため暴飲暴食を防ぐのに効果的。また温かい白湯はリラックス効果があるので、満腹感を得やすいとも。ダイエットには食前に白湯 1 杯が強い味方に。

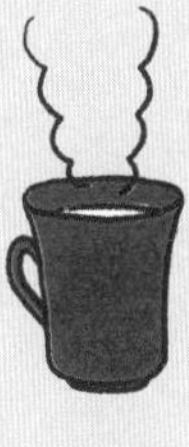

お悩み症状別 25

めまい

重篤な病気が背景にあることも。
軽視せずに早めの対処を

症状

めまいも女性を悩ます症状のひとつ。日本語表記では「めまい」は1種ですが、英語では2種の表記があり、大きく分けて次のふたつがあります。

①回転性めまい（vertigo）…ぐるぐるまわる、回転している、などと感じるのが特徴。

②非回転性めまい（dizziness）…フラフラする、グラグラする、などと感じるのが特徴。

どちらも吐き気や嘔吐を伴うこともあり、一過性の場合もあれば一定期間続く場合もあります。

改善法

漢方では、めまいは水滞《すいたい》の症状と捉えます。冷えて水が滞っているのです。原因は複数考えられますが、①は耳の血流が悪い、②は自律神経の乱れなど。改善には体を温める、適度な運動をすることなどです。漢方薬処方も有効ですが、めまいのタイプによって処方薬が異なるため、自己判断をせずに専門医に相談したほうがよいでしょう。

めまいは脳梗塞《のうこうそく》などの病気の場合もあるので、おかしいと思ったら軽視せずに早急に受診を。

【体を温める食品に変えてポカポカに！】

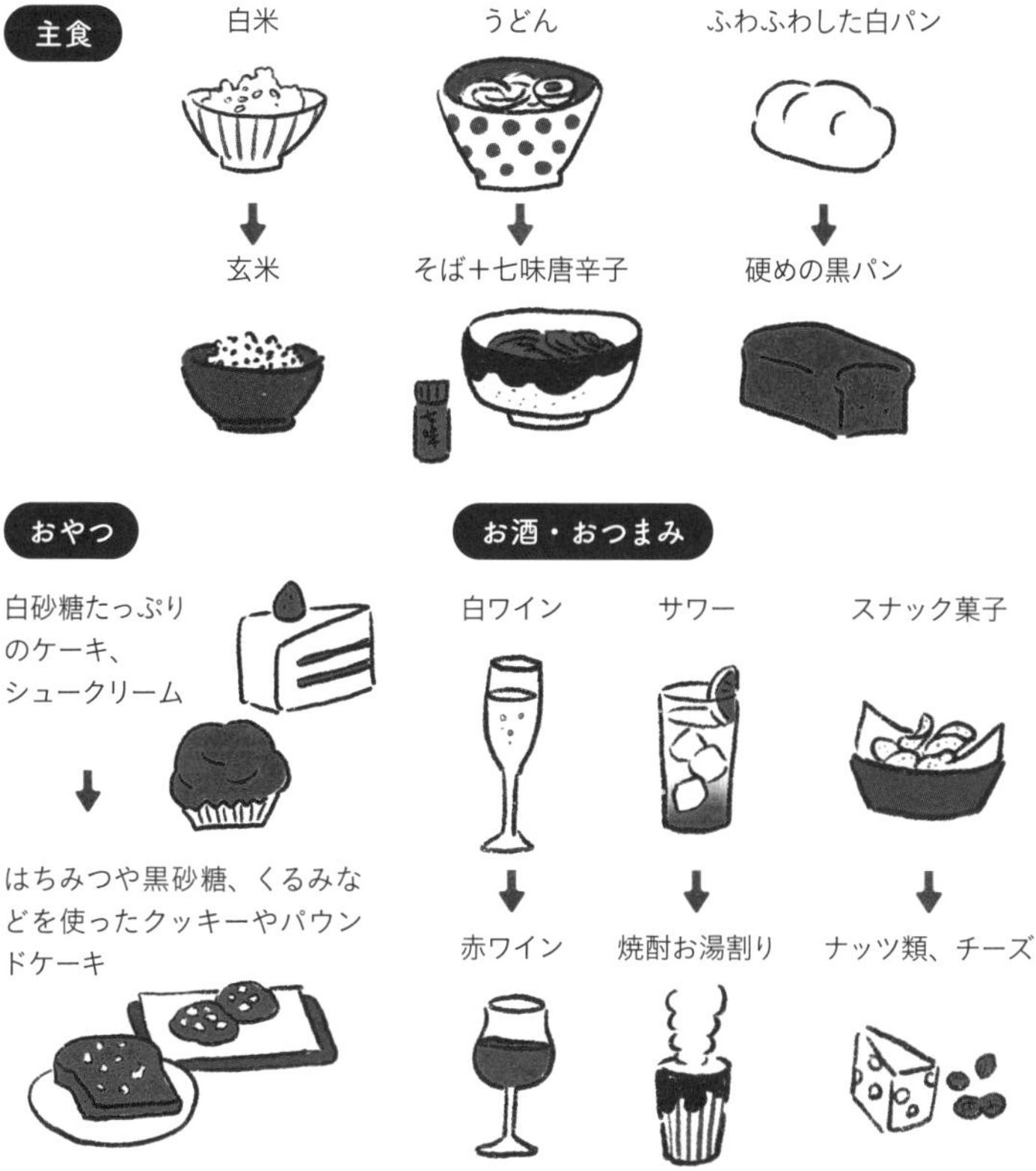
主食
白米
うどん
ふわふわした白パン
玄米
そば＋七味唐辛子
硬めの黒パン
おやつ
白砂糖たっぷりのケーキ、シュークリーム
はちみつや黒砂糖、くるみなどを使ったクッキーやパウンドケーキ
お酒・おつまみ
白ワイン
サワー
スナック菓子
赤ワイン
焼酎お湯割り
ナッツ類、チーズ

適度な運動が水滞解消のカギ

運動で体を温めて水滞解消！　自律神経の乱れも適度な運動で戻ることが多い。自転車も立派な有酸素運動なので、移動を車から自転車に替えるなど、できる範囲で工夫を。もちろん腹巻き（p.46）やお風呂（p.104）で体も温めて。

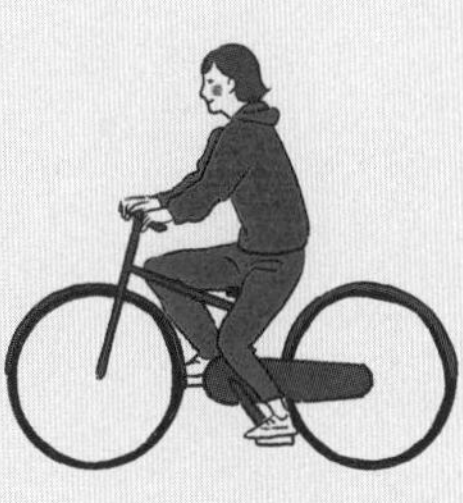

お悩み症状別 26

のぼせ

ほてって汗をかきやすいなど、女性ホルモンの影響もあり

症状

のぼせとは、上半身、とくに顔や頭に血が上ってカーッと熱くなるといった感覚を言います。緊張したとき、恥ずかしいとき、寒い外から温かい室内に入った瞬間などは、誰しも経験したことがあるでしょう。そうした一過性ではなく、日中あるいは夜間も含めて、たびたび起きるのがこの症状の特徴。頭がぼーっとする、汗をかきやすい、頭痛、鼻血などを伴う場合もあります。

更年期の女性が悩まされることが多い症状です。

改善法

主な原因に、冷えによる血行不良と自律神経の乱れが考えられます。更年期の女性の体内では女性ホルモンの急激な分泌低下があり、その影響も少なくないでしょう。

のぼせは交感神経の緊張症状と考えられます。緊張をとるために冷えとりは有効。とくに下半身が冷えている人が多いので服装も注意しましょう。

ただし、のぼせの背景に疾患が隠れている場合もあるので、改善しない場合は早急に受診を。

【ツボを押して症状を和らげる】

三陰交は、脾経《ひけい》、腎経《じんけい》、肝経《かんけい》の3つが交わる要所。

経絡《けいらく》を通じて泌尿器や生殖器などに働きかけ、女性特有の症状に広く有効として知られる万能ツボ。体を温める作用もあり。生理痛などにも有効。

三陰交《さんいんこう》

内くるぶしの骨の上側ふもとから指3本分上、すねの骨の後ろ側のくぼみのなかにあるツボ。両足にある。

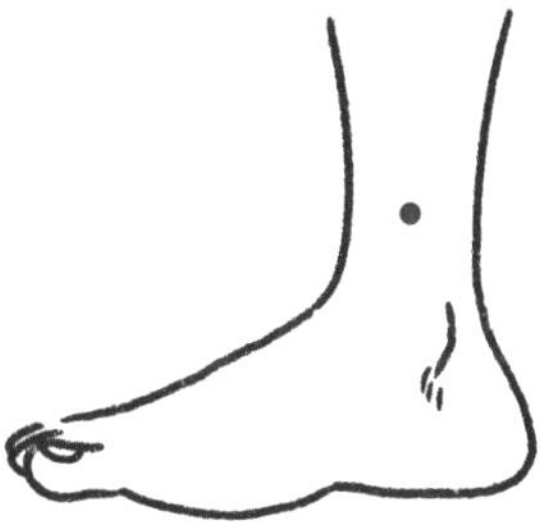

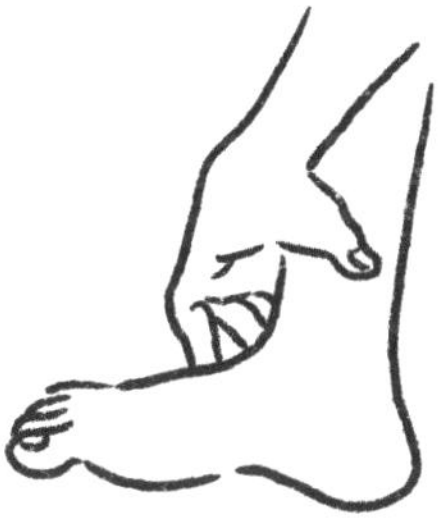

親指か中指の腹で垂直に押し、そのままやや左右に動かしてマッサージするように押してもよい。

スパッツやレギンスを活用

漢方では、のぼせは気のめぐりが悪い気鬱《きうつ》、気が逆流する気逆《きぎゃく》、血のめぐりが悪い瘀血《おけつ》と捉える。下半身の冷えが顕著なので、太ももを覆うスパッツやレギンスの活用を。腹巻きと一体化したタイプもおすすめ。上半身は脱ぎ着しやすいものを。

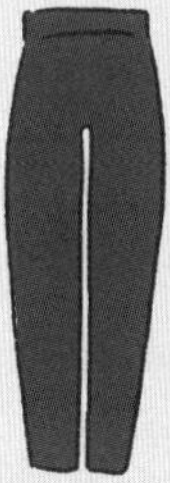

お悩み 症状別 27

不眠

眠れない、寝つきが悪いなどのお悩みも冷えとりは有効

症状

不安や緊張でなかなか寝つけない、眠りが浅いという経験は誰しもあるもの。通常は、数日経てばまた普段の睡眠に戻るものですが、眠れないという感覚や状態が1か月以上続き、日中の活動に支障が生じるようになると、不眠と診断されます。

大別すると、①寝つきが悪い「入眠障害」、②何度も目が覚めてしまう「中途覚醒《かくせい》」、③早く目覚めてしまう「早朝覚醒」、④ぐっすり寝たという満足感がない「熟眠障害」があります。

改善法

最も大きな原因はストレスでしょう。交感神経にスイッチが入っている状態が長く続き、自律神経のバランスが乱れていることが多いのです。

第一に、寝る30分ほど前にぬるめのお風呂に入ること。体が温まり副交感神経に切り替わります。

第二に、定時に起きること。とくに朝、日の光を浴びると体内時計が整えられます。

ただし、特定の病気が原因で不眠が生じていることもあるので、改善しない場合は早めの受診を。

【冷えとり快眠ポイント】

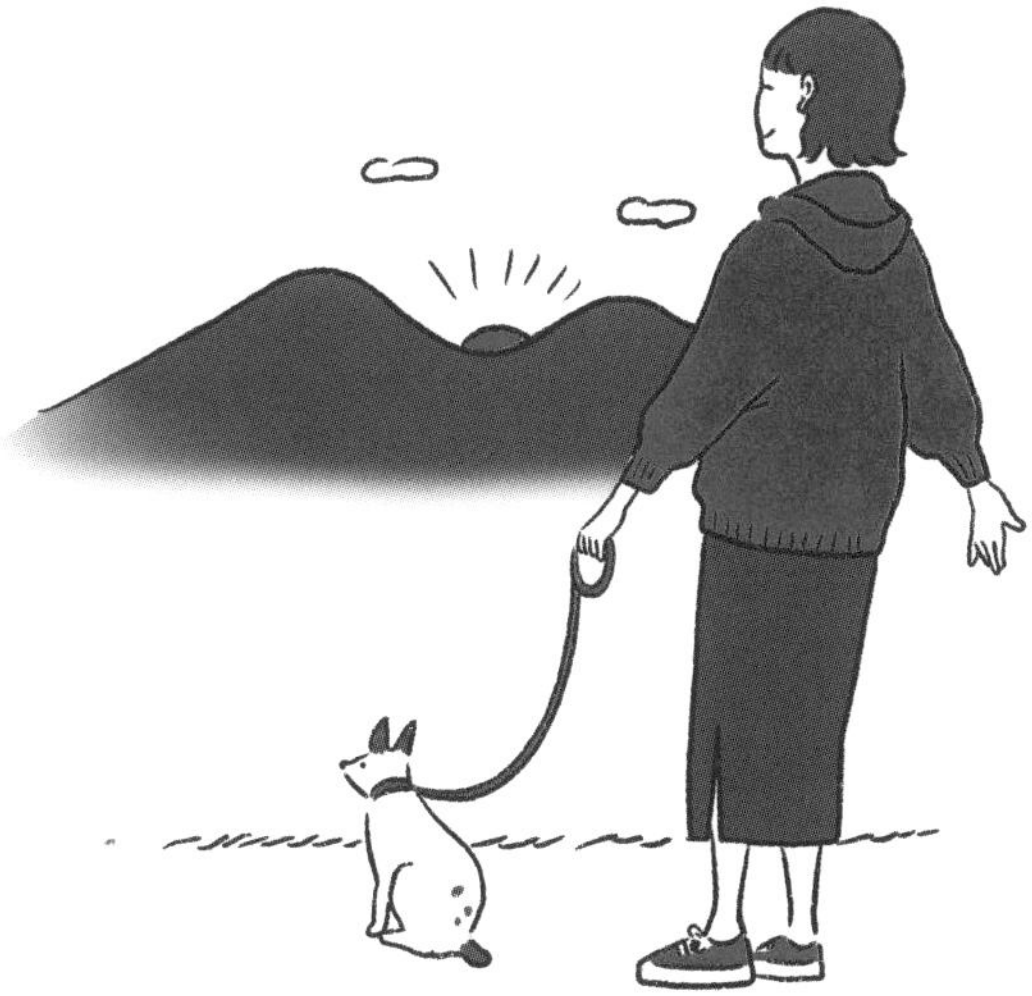

☑ 体は冷えていると寝つきが悪い。寝る30分ほど前にぬるめのお風呂（p.104）でゆっくり体を温める。

☑ 寝る前に目元や首元を蒸しタオル（p.40）で温めるとリラックス効果が高い。

☑ 首に1枚タオルやハンカチをゆるりと巻いて寝ると、温かく安心感を得られやすい。

☑ 枕元にアロマオイルをたらしたハンカチを置くのもよい。

☑ 日中、適度な運動で汗をかくと眠りにつきやすい。

☑ 早朝散歩で気持ちのよい朝日を浴びる。

午後3時以降はノンカフェイン

寝つきが悪いときは、午後3時を目安にカフェインの摂取は控えてノンカフェインの温かい飲みもの（p.77）に切り替えを。また、布団のなかでのスマホの使用は、画面の光が神経を興奮させるので避けて。寝室の環境づくりはp.175を参考に。

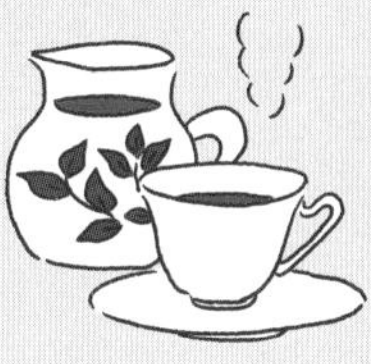

お悩み症状別28

疲れ、だるさ、倦怠感

疲れは漢方では気の不足。内臓を冷やさないことが大事

症状

わたしたちの体には、自然治癒力が備わっています。「疲れた」「だるい」と感じるのは、自然治癒力が発動して、「これ以上進むと危険だから一回休んで」という単純なメッセージなのです。

通常は、睡眠をはじめとした充分な休養をとれば回復します。ところが、休養をとっても疲れやだるさが回復せず、やがて日常生活に適応できないほどの強い倦怠感が6か月以上続く状態になると、それを慢性疲労症候群と言います。

改善法

疲れや倦怠感は、貧血や心臓病、腎臓病などが原因で生じる場合もあります。長引く場合などは、早めに受診をして検査をしたほうが無難です。

漢方では、疲れは気が不足している気虚《ききょ》と捉えます。気の生成に関係する五臓の腎、脾、肺が衰えている可能性があるので、内臓を温めて気の生成を促します。白湯（60ページ）は内臓をダイレクトに温めて血流を促すので、ぜひとり入れて。

改善には適度な運動や充分な睡眠も大事です。

【爪をもんで末端から血流を促す】

適度な運動が大事とわかっていても、倦怠感があって何かすることが
難しいというときには爪もみを。末端の血流が促され、
しだいに体全体の血流が改善して体もポカポカに。リラックス効果も。

ほおずきもみ

❶
右手の親指と人さし指の腹を軽く合わせる。

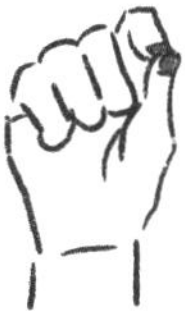

❷
左手の親指と人さし指で、右手の人さし指の爪の両側を軽く押す。

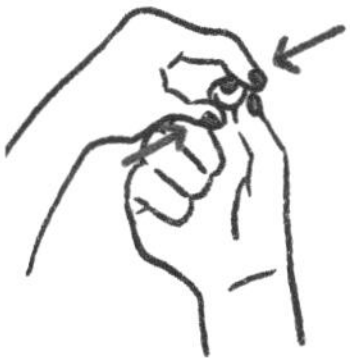

❸
左手の力を抜き、右手の親指と人さし指に軽く力を入れて指の腹を押し合う。

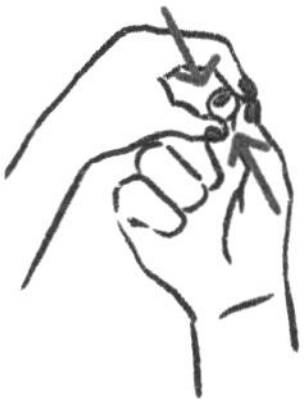

❹
❷と❸を数回繰り返し、左右ほかの指も同様に行なう。ほおずきの実を揉むようなやさしい力加減で！

気を補う食べものをとり入れる

気を補う食べものとして、あわ、ひえ、きび、はとむぎなどの雑穀が知られる。血のめぐりもよくしてくれるので、白米などに混ぜて炊くとよい。お腹を冷やさないように腹巻き(p.46)をするほか、お風呂(p.104)でゆっくり体も温めて。

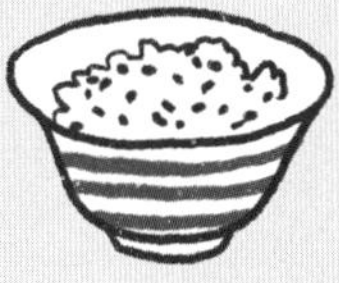

お悩み症状別 29

風邪をひきやすい

夏も冬も感染する風邪、冬場がピークのインフルエンザ

症状

風邪の多くは、鼻やのどなどの上気道にウイルス感染することにより発症します。原因の約9割はウイルスで、約1割はウイルス以外の細菌など。ウイルスの種類は多数あるため特定することは難しく、年間を通して感染しやすい病気です。

せきやのどの痛み、くしゃみ、鼻水、鼻づまりなどのほか頭痛、発熱、倦怠感などを伴うことも。

インフルエンザはインフルエンザウイルスに感染する病気。38~40度の高熱が出るのが特徴です。

改善法

体が冷えれば免疫力は低下し、温まれば免疫力は上がります。ウイルスに対する免疫というのは、リンパ球系の免疫機能が主に働きます。リンパ球は副交感神経にスイッチが入っているとき、その働きが高まります。副交感神経にスイッチが入るのは主に夜間。つまり充分な睡眠をとること、そして体を温めることが予防にも改善にも大事です。

ただし、長引く場合などは、肺炎などの合併症の疑いもあるので早めに専門医を受診しましょう。

【風邪予防におすすめのツボは背中にあり】

漢方では、風邪は「ふうじゃ」と読み、風という邪気が外から入ってくると考える。風門はまさにその入り口。ここを温めると予防に有効。指圧のほかカイロ（p.42）を貼るのもよい。身柱は体を温める作用も。

風門《ふうもん》

頭を前に倒すと首のつけ根に突き出る骨がある。これを１番目と数えて２番目と３番目の骨のあいだにあるツボで、左右にある。自分で押すなら、左右の中指の腹でぎゅっと押す。

身柱《しんちゅう》

頭を前に倒すと首のつけ根に突き出る骨がある。これを１番目と数えて３番目の骨の下のくぼみにあるツボ。自分では手が届きにくいので、風門とセットで誰かに押してマッサージしてもらうとよい。

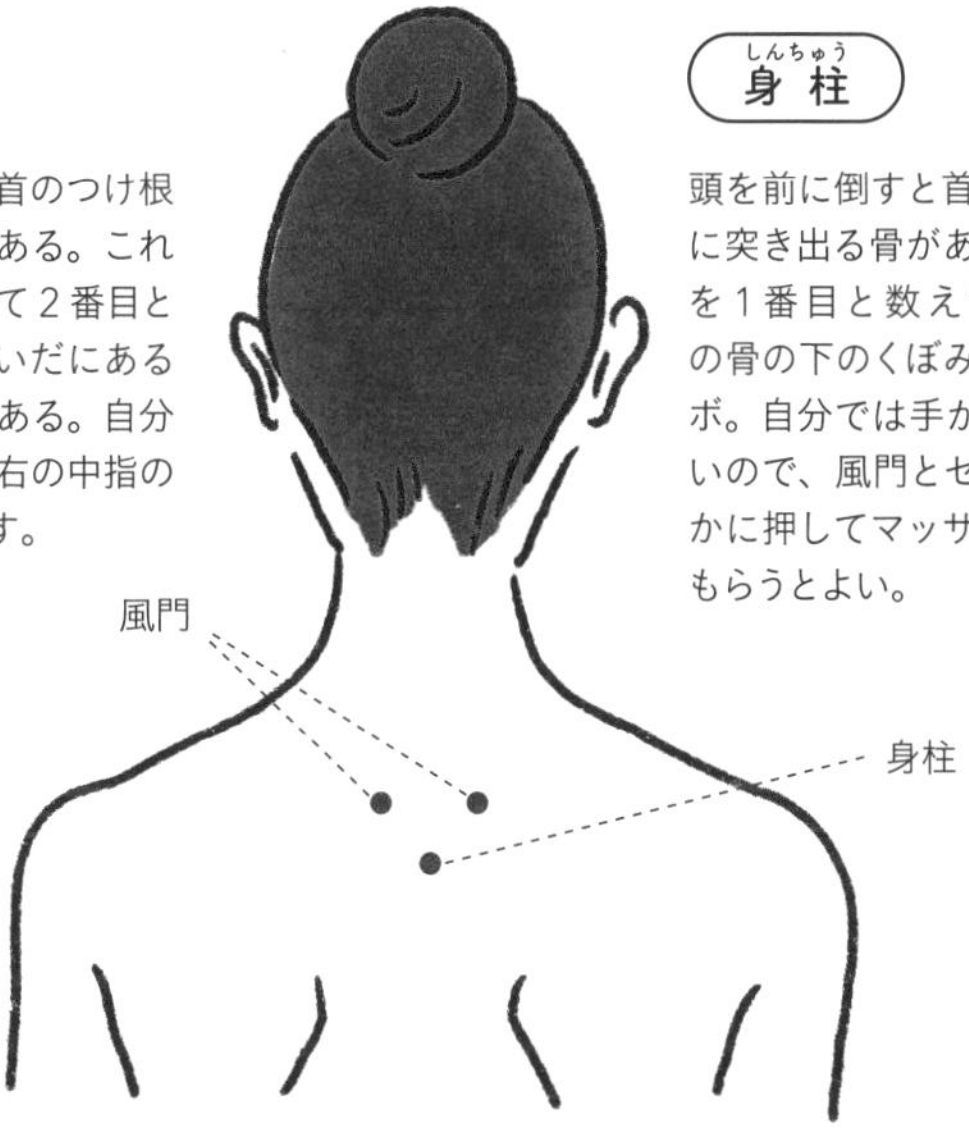

風邪の初期症状には葛根湯

風邪かな？と思ったときは葛根湯《かっこんとう》が有効。ほかに麻黄湯《まおうとう》や小青竜湯《しょうせいりゅうとう》など種々あるが、体力などにもよるので専門医に相談を。発熱は体がウイルスと戦っている証拠。つらくなければお風呂（p.104）で体を温めると免疫機能の働き促進に。

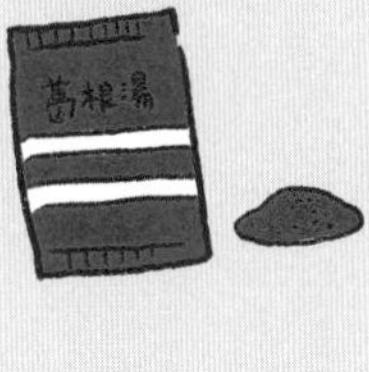

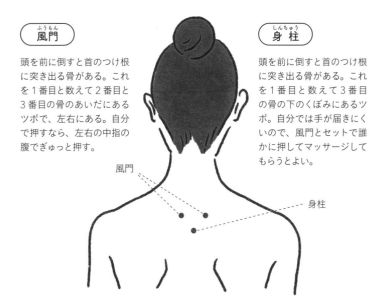

お悩み症状別30

怒りっぽい

イライラや怒りっぽいのは、五臓の「肝」が弱っているかも

症状

漢方では、気《き》・血《けつ》・水《すい》の3つのバランスが崩れると病気になると考えます。バランスが崩れる原因は、外因、内因、不内外因の3つに分かれます。

外因とは体の外から悪い影響を及ぼすもの。内因とは体の内部で発生して体に悪い影響を及ぼすもの。不内外因とは、外因でも内因でもない原因のことを言い、主に不摂生な生活など生活習慣を指します。たとえば睡眠、栄養、運動の不足など。外傷や遺伝的なことも不内外因に分類されます。

改善法

内因には、七情《しちじょう》と呼ばれる7つの感情があり、なかでも「怒、喜、思、憂、恐」の五志《ごし》は、「肝、心、脾《ひ》、肺、腎」の五臓と深い関連があります。

たとえば「怒」は五臓の「肝」と関連しているため、肝の働きが弱っていると怒りっぽいなどの感情が表れ、逆に、怒りが過度になると肝の働きが弱るといった関係にあると考えられます。

感情の調整にフラワーエッセンスという方法も。ホリー（191ページ）は怒りの感情改善に有効。

フラワーエッセンス 1

フラワーエッセンスは全部で 38 種類。
自分に合った癒したい感情を選んで。

フラワーエッセンス名	和名	主な感情・心の状態
❶ アグリモニー	西洋 きんみずひき	内心は悩みがあり苦しいのに、明るく振る舞い平静を装ってしまう
❷ アスペン	ポプラ	自分でも説明のつかない漠然とした不安や恐怖を感じる
❸ ビーチ	ヨーロッパブナ	他人の欠点にばかり目がいき、いら立ち、批判的になる
❹ セントーリー	セントーリー	人に「ノー」と言えず、人の言いなりになってしまう
❺ セラトー	るりまつもどき	自分の考えや判断に自信が持てず、他人の意見に左右されてしまう
❻ チェリープラム	べにはすもも	理性を失い、混乱して取り乱したり自分のコントロールが難しい
❼ チェストナットバッド	西洋トチノキの 新芽	経験を生かせずに、同じ間違いや同じ過ちを繰り返してしまう
❽ チコリー	きくにがな	独占欲が強く自己中心的で、人に干渉したり執着したりしてしまう
❾ クレマチス	せんにん草	現実から目を背けて空想にふけったりぼーっとして無気力
❿ クラブアップル	山りんご	潔癖症で細部が気になる、自分への嫌悪感も強く自己嫌悪に陥る
⓫ エルム	西洋ニレ	仕事や育児、介護などの責任と重圧により自信喪失に陥ってしまう
⓬ ゲンチアナ	西洋りんどう	悲観的または懐疑的になってしまったり、落胆して挫折している

お悩み症状別 31

不安、焦燥感

五臓の「心」の不調は精神の乱れにもつながってしまう

症状

不安や焦燥感などには、五臓の「心」が関係しています。

「心」は、西洋医学でいう心臓を意味するほか、意識や思考、精神などの安定を保つことにも大きく関わっています。つまり「心」は、血液循環と精神活動の統括を果たす司令塔とも言えます。

「心は神《しん》を蔵す」とも言います。「神」とは、思考や精神の活動を指し、記憶や言語能力といった大脳や中枢神経系の働きも「心」が担っています。

改善法

五臓の心の不調、たとえば血のめぐりが悪いと、不安感など精神の乱れが起きやすいと考えられます。こうした面からも、冷えは大敵。やはり体を温めて血のめぐりをよくすることは大切です。

フラワーエッセンスはネガティブな感情の改善を手助けする自然療法です。上手に活用するのもひとつの手。使い方は簡単。飲みものに混ぜて飲んだり湯船にたらしたり。白湯《さゆ》にフラワーエッセンスをたらして飲めば体も温まり一石二鳥ですね。

フラワーエッセンス 2

フラワーエッセンス名	和名	主な感情・心の状態
⑬ ゴース	はりえにしだ	絶望してまったく希望が持てない、あきらめきっている
⑭ ヘザー	夏咲きエリカ	ひとりが耐えられず、話し相手を見つけては自分のことばかり話す
⑮ ホリー	西洋ひいらぎ	怒りや憎しみ、妬みに感情が支配され、攻撃的になってしまう
⑯ ハニーサックル	すいかずら	過去に執着して、よかったと懐かしんだり失敗を悔やんだりしがち
⑰ ホーンビーム	西洋しで	やるべきことがあるのにやる気が起きない、精神的に疲れている
⑱ インパチェンス	ほうせんか	短気でイライラすることが多い、せかせかして落ち着きがない
⑲ ラーチ	ヨーロッパカラマツ	自分に自信がなくコンプレックスがあり他人に対して劣等感が強い
⑳ ミムラス	みぞほおずき	ある事柄や対象に不安や恐れがあるが、内気で人には話せない
㉑ マスタード	野生のからし菜	思い当たる理由はないのに憂鬱で悲しい、気分が晴れることがない
㉒ オーク	西洋かし	厳格で妥協できない、限界を超えていてもがんばりすぎてしまう
㉓ オリーブ	オリーブ	身も心も消耗して完全に疲れ果てている、気力も体力も残っていない
㉔ パイン	西洋あかまつ	罪悪感が強すぎる、人の過ちでさえ自分が悪いと思ってしまう
㉕ レッドチェストナット	ベニバナトチノキ	家族や大事な人を愛するがゆえに、過度に心配してしまう

お悩み症状別 32

思い悩みがち

ついつい考えすぎてしまう、くよくよ思い悩んでしまう

症状

この症状には、五志《ごし》（188ページ）の「思《し》」と五臓の「脾《ひ》」が関係していると考えられます。

五臓の脾は、食物の消化と吸収を担うほか、食物から得るエネルギーで「後天《こうてん》の気《き》」（水穀《すいこく》の気《き》）を産生します。また脾は、思い悩むといった感情のコントロールも行なっています。

したがって、思い悩んだり思いすぎたりすると、脾に悪影響が及びます。逆に脾の働きが低下すると、そういった精神に陥りやすいと言えます。

改善法

感情が不調を引き起こすという漢方の考え方は、フラワーエッセンスと通ずるものがあります。

フラワーエッセンスは、感情のバランスがよいことが健康につながるといった考えからイギリスの医師エドワード・バッチ博士により開発されました。38種の概要を189ページから紹介していますので、興味のある人は参考にしてください。

五臓の働きの低下は心のバランスも崩します。働き低下を阻止するためにも冷えとりは大事です。

フラワーエッセンス③

フラワーエッセンス名	和名	主な感情・心の状態
㉖ロックローズ	はんにち花	突然の恐怖や強いショックによるパニック状態のときなど
㉗ロックウォーター	岩清水	自分の理想や価値観にこだわり完璧を求めるあまり自分に厳格
㉘スクレランサス	しばつめくさ	優柔不断で決断ができない、気持ちが揺れて定まらない
㉙スターオブベツレヘム	おおあまな	過去に経験した強いショックやトラウマから立ち直れていない
㉚スイートチェストナット	西洋くり	目の前が真っ暗で悲しみのどん底、完全なる失意に陥っている
㉛バーベイン	クマツヅラ	自分の価値観や考えを他人にも強制する、押しつけてしまう
㉜バイン	ヨーロッパブドウ	独断的で人に命令をし、人を支配してコントロールしようとする
㉝ウォルナット	ペルシャグルミ	環境の変化に適応できない、あるいは周囲の影響を受けやすい
㉞ウォーターバイオレット	ウォーターバイオレット	人と接するのが嫌で人と距離をとる、干渉しないしされたくない
㉟ホワイトチェストナット	西洋トチノキ	不安や心配事などが際限なく、悩みから離れられず心が休まらない
㊱ワイルドオート	野生のカラス麦	目的が定まらず人生の方向性がわからない、方向性を迷っている
㊲ワイルドローズ	西洋野ばら	理由なく人生をあきらめて成り行きまかせ、無関心で喜びも感じない
㊳ウィロー	やなぎ	被害者的な意識が強く、不平等や不公平などに不平不満が募る

お悩み 症状別 33

やる気が出ない

気力の低下、集中力が続かないなどは五臓の「腎」の衰え

症状

気力が低下してやる気が出ない、集中力が続かないといった症状は、五臓の「腎《じん》」の衰えとして顕著です。気が不足している気虚《ききょ》、血が不足している血虚《けっきょ》を伴っている場合もあります。

腎は、発育や生殖、水分の代謝などを担うとともに、先天《せんてん》の気《き》を貯蔵しています。

五志《ごし》（188ページ）では、「恐」が腎と深い関係性にあります。恐がりすぎると気が低下し、気虚などを招く一因とも考えられます。

改善法

腎の働きを高める食べもの（137ページ）や漢方薬の処方も有効ですが、体が冷えていては気も血も産生できず、当然循環も悪くなります。根本治癒として、冷えとりは欠かせないでしょう。

冷える原因にはストレスの影響が大。緊張で交感神経にスイッチが入りっぱなし、冷えて血流が悪いというのが現代人の特徴とも言えます。リラックスの副交感神経に切り替える方法として、アロマオイルをとり入れるのもよいでしょう。

冷えとりに有効なアロマオイル

冷えに有効なアロマオイルを紹介。
嫌いな香りは逆効果なので、心地よいと感じた香りを選んで。
＊妊娠中や特定の疾患には避けたほうがよいものもあります。
妊娠中の人や持病のある人は、使用前にかかりつけの医師にご相談ください。

精油名	学名	特徴・注意事項など
ベンゾイン	*Styrax benzoin*	バニラに似た甘い香り。リラクゼーション効果が高い
ブラックペッパー	*Piper nigrum*	スパイシーで暖かみのある香り。体を温める効果が高い
サイプレス	*Cypressus sempervirens*	フレッシュでウッディな香り。リンパや血のめぐりを促す
ユーカリラディアタ	*Eucalyptus radiata*	スパイシーでクリアな香り。血流や代謝を促す働きをもつ
ゼラニウム	*Pelargonium graveolens*	バラのような香りとさわやかな香りを併せもつ。人により皮膚刺激性を生じることがあるので合わない場合は使用をやめる
ジンジャー	*Zingiber officinale*	暖かみがあり、シャープでスパイシーな香り。体を温める。人により皮膚刺激性を生じることがあるので合わない場合は使用をやめる
グレープフルーツ	*Citrus paradisi*	フレッシュなシトラスの香り。やや光毒性があるため、肌に直接使用する場合は紫外線は避ける
レモン	*Citrus limonum*	フレッシュでシャープな香り。やや光毒性があるため、肌に直接使用する場合は紫外線は避ける
ユズ	*Citrus junos*	さわやかでありつつやさしい香り。光毒性については研究段階だが、肌に直接使用する場合は紫外線は避ける

6タイプある！

タイプ別・養生ノート

漢方の体質診断

漢方では「気《き》・血《けつ》・水《すい》」のバランスの乱れが不調を招くと考えます。
自分の体質を知り、日々の養生《ようじょう》に役立ててください。

あなたのタイプはどれでしょう？

「気・血・水」のバランスの乱れ方は、大きく分けて6タイプあります。198、200、202、204、206、208ページの6か所にチェック項目があるので、該当する項目にチェックを入れてください。合計数がいちばん多いタイプが今のあなたの体質です。ただし体質はひとつとは限らず複数を併せもつ場合もあるため、チェックが多くついたタイプは参照していただくとよいでしょう。また体質は変わりますので、定期的にチェックして活用ください。

次ページからチェックして自分のタイプを見つけて！

気鬱《きうつ》タイプ

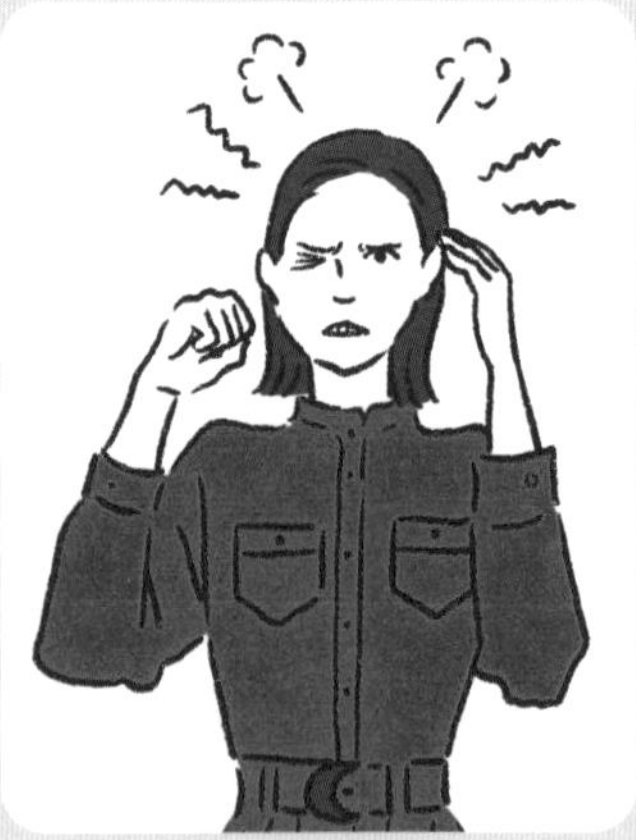

「気」のめぐりが滞っているタイプ

イライラや不安などメンタルが疲れぎみの傾向にある。→200ページへ

気虚《ききょ》タイプ

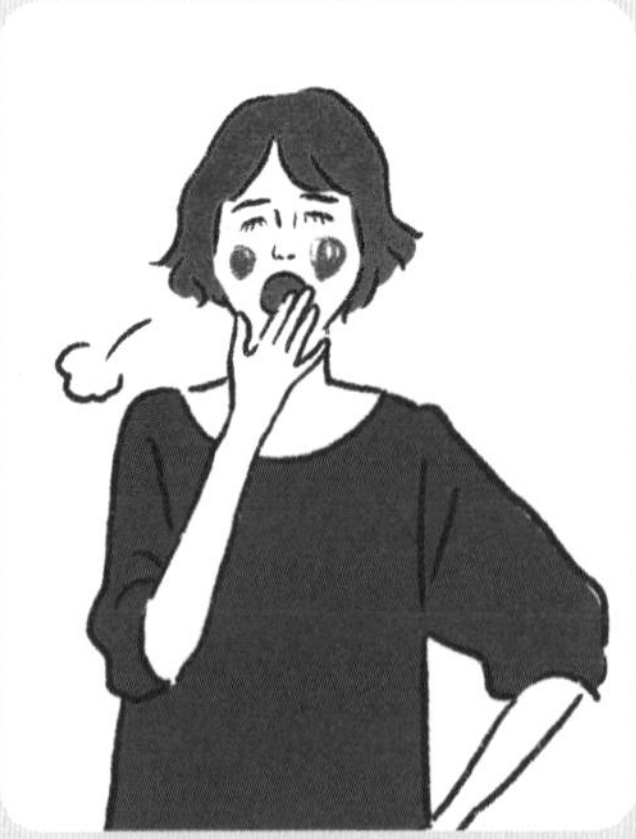

「気」が不足しているタイプ

気力がない、だるい、疲れやすいなどの傾向にある。→198ページへ

血虚《けっきょ》タイプ

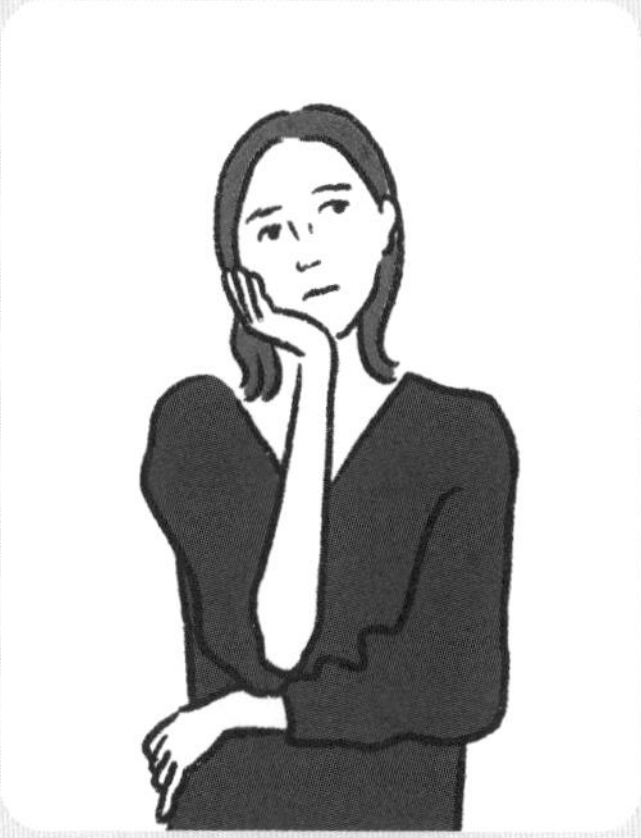

「血」が不足しているタイプ

髪、爪、肌などのトラブルや不眠などの傾向にある。→ 204ページへ

気逆《きぎゃく》タイプ

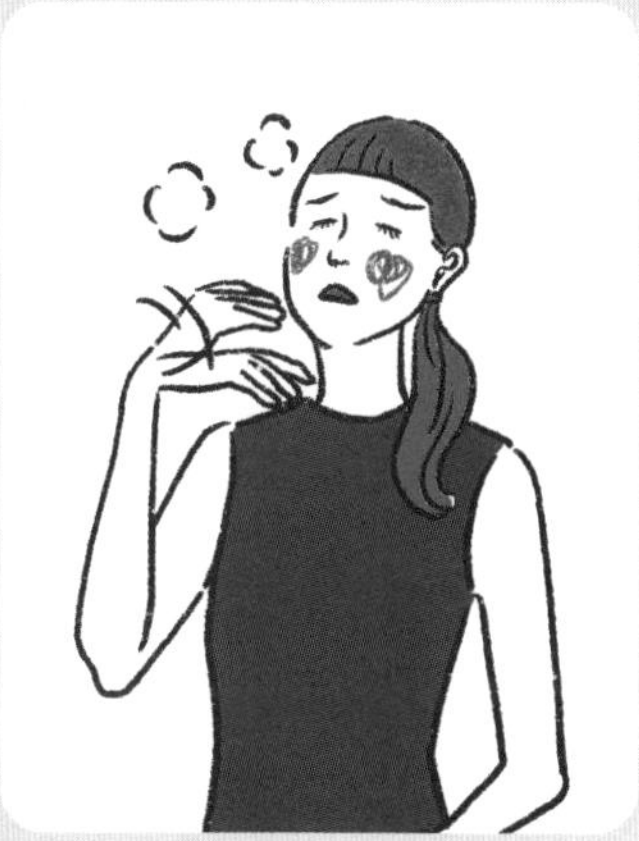

「気」が逆流しているタイプ

のぼせや汗をかきやすいなどの傾向にある。→ 202ページへ

水滞《すいたい》タイプ

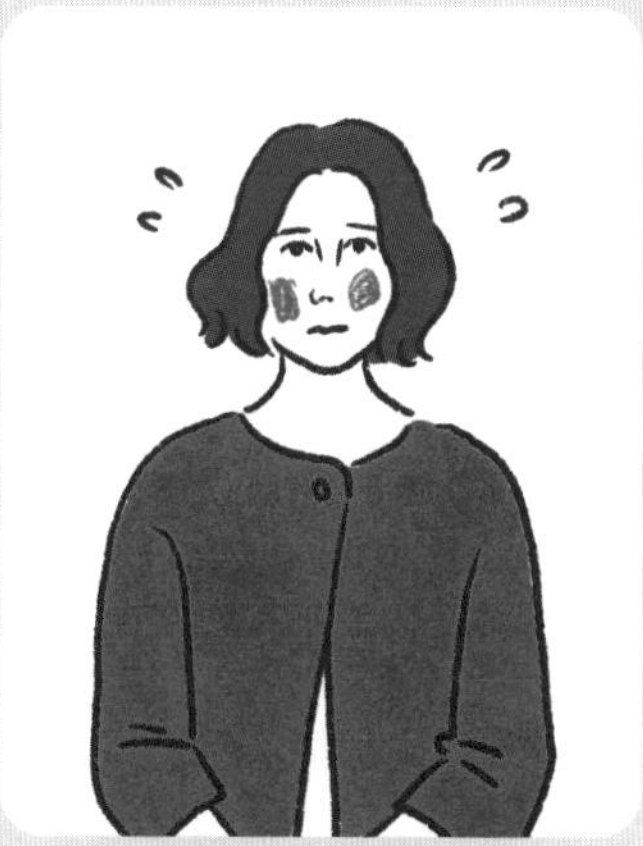

「水」のめぐりが滞っているタイプ

めまいや立ちくらみ、むくみなどの傾向にある。→ 208ページへ

瘀血《おけつ》タイプ

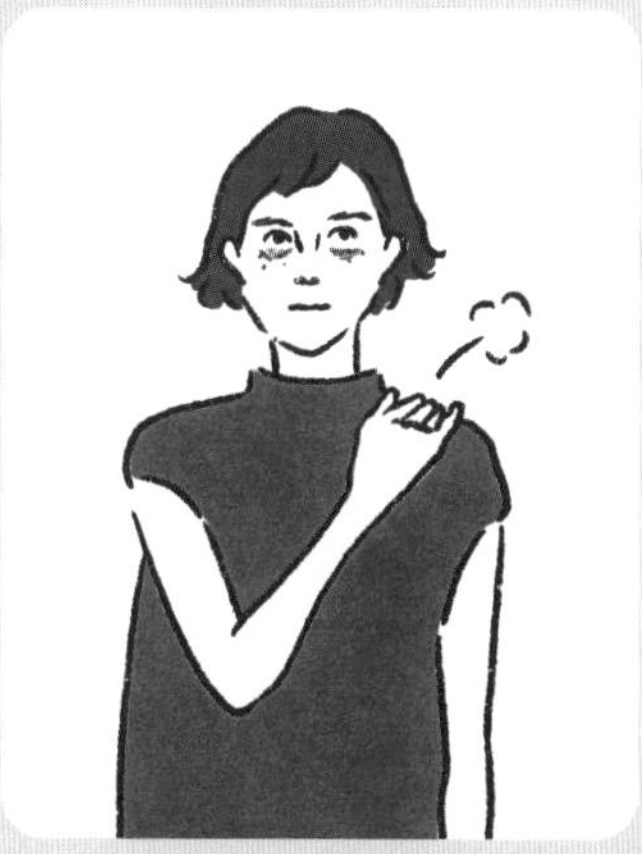

「血」のめぐりが滞っているタイプ

目の下にクマがある、便秘ぎみなどの傾向にある。→ 206ページへ

気《き》虚《きょ》タイプ

「気」が不足している

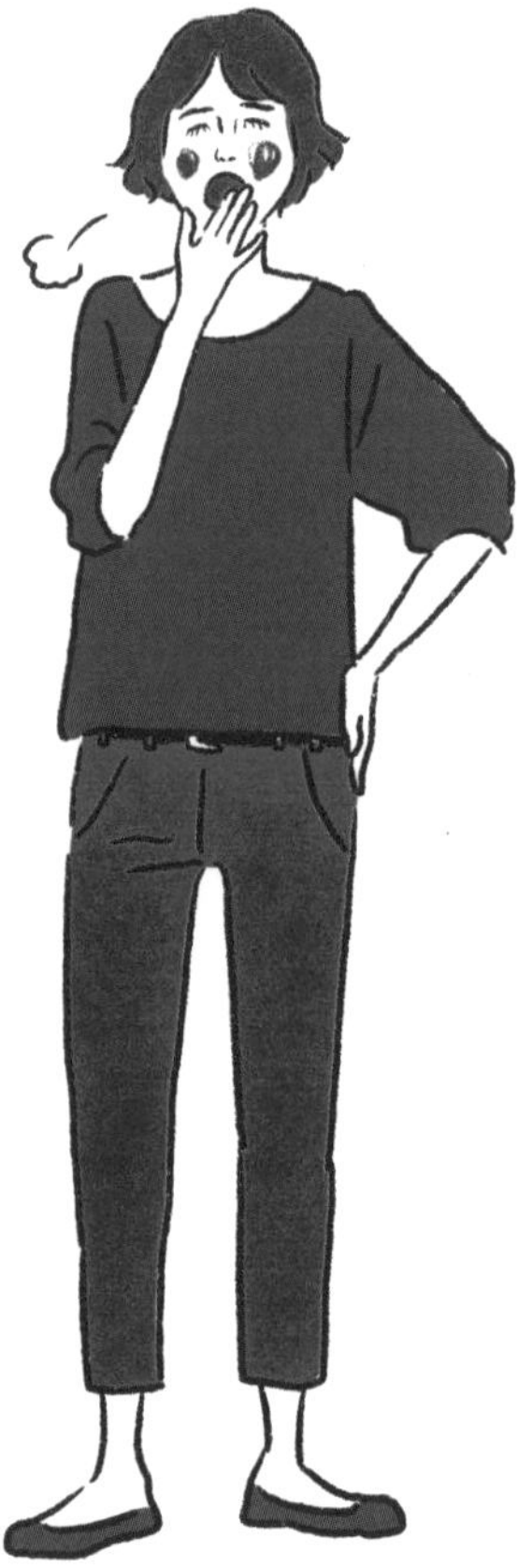

チェック！

- □体がだるい
- □気力がない、やる気が出ない
- □疲れやすい
- □昼間に眠くなることがよくある
- □食欲がない
- □風邪をひきやすい
- □目に力がない、声にも力がない
- □脈拍が弱い
- □胃腸が弱い
- □下痢の傾向がある

合計 □ 個

気虚の養生ノート

●気の不足＝エネルギー不足

漢方医学のなかでも大切な概念のひとつが「気」です。

気とは生命のエネルギーそのもの。その気が不足している状態が気虚です。気が不足した原因は主に３つ考えられます。

・呼吸によって外気をとり入れる五臓の「肺」の働きが低下してうまく機能していない。
・飲食物から水穀の気（後天の気）を吸収する五臓の「脾」がちゃんと機能していない。
・先天の気を蓄えている五臓の「腎」が弱っている。

そのほか、ストレスなどの精神的な負担や過労は気を大量消費するため、全体的な気の不足を生じたとも考えられます。

●休養と睡眠が必要！　自分をいたわって

気虚の主な症状は198ページに挙げた項目です。やる気が出ない、疲れもたまっていてどんより……というのが顕著な例です。

改善には、まず休むことです。五臓もあなた自身も疲れています。充分な睡眠をとり、空気の澄んだ大自然に足を向けてみるなど、目線を変えることも必要です。

免疫力も低下しているので、お腹を中心に温めることが大切です。

【気虚におすすめの食材】

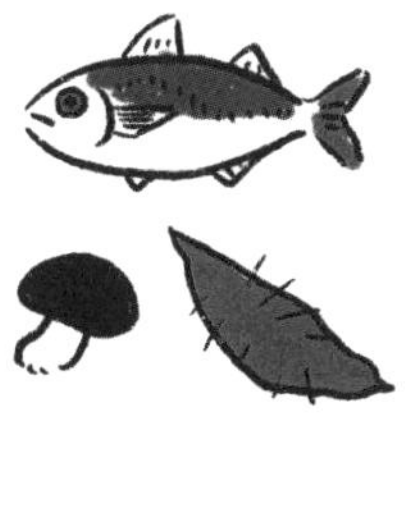

胃腸も弱っているので冷たい飲食物は避けて、消化吸収しやすいものを食べましょう。よく噛むことも忘れずに。

食材

じゃがいも、さつまいもなどのいも類、はとむぎ、きびなどの雑穀類、もち米、かぼちゃ、やまいも、しいたけ、鶏肉、牛肉、かつお、あじ、うなぎなど。

気《き》鬱《うつ》タイプ

「気」のめぐりが滞っている

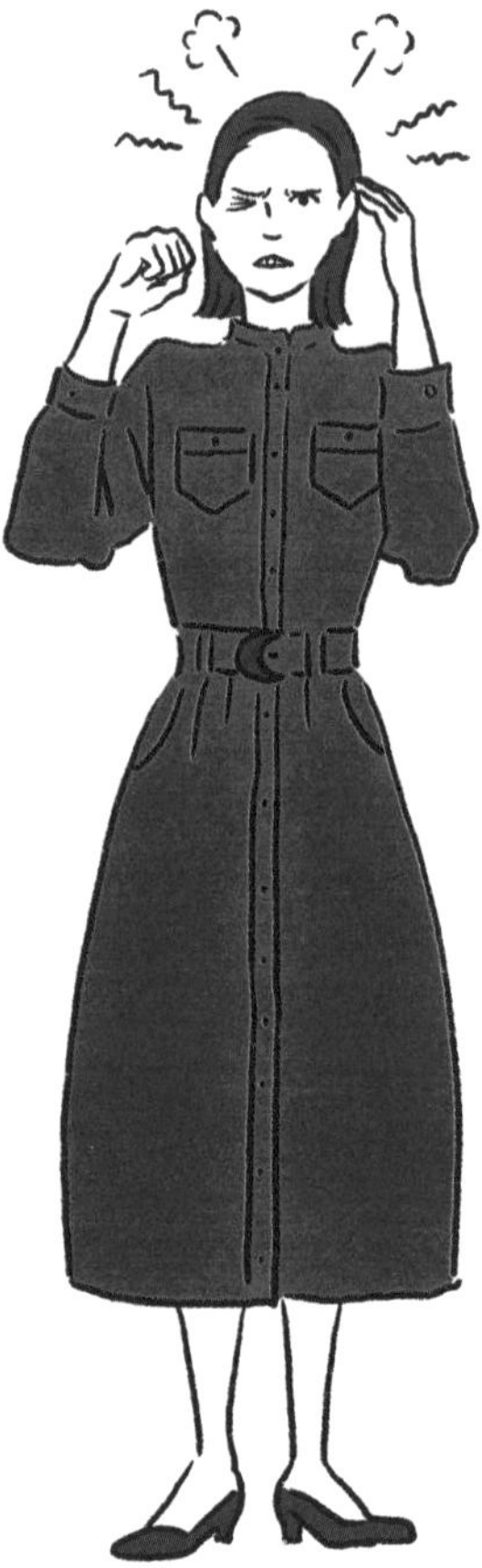

チェック！

□抑うつ傾向にある
□イライラしやすい
□頭が重い感じがする
□のどにつかえた感じなど不快感がある
□胸に詰まった感じなど不快感がある
□お腹が張っている
□朝起きるのがつらく、調子が出ない
□おならが多い
□げっぷがよく出る
□残尿感がある

合計　□　個

気鬱の養生ノート

●気の滞り＝身心ともに鬱積状態

生命のエネルギー源である「気」の循環がうまくいかず、停滞して体のすみずみに行き渡っていない状態が「気鬱」です。

主な症状は200ページに挙げた項目になりますが、体のあちこちで鬱積《うっせき》した状態が現れます。それは心にも同じ影響を及ぼすため、精神が不安定になりイライラや抑うつが見られる傾向にあります。

気血水をスムーズにめぐらせる働きを担っているのは五臓の「肝」です。気の停滞は、肝の働きが低下している可能性があります。

また、余分な「水」が気のめぐりをせきとめている可能性も考えられます。

●深呼吸や香りで心の落ち着きをとり戻して

朝起きるのがつらいという人もいるかもしれませんが、動かないでいると気の停滞は改善されません。激しい運動ではなく、まずは深呼吸やストレッチなどでゆっくり体を伸ばすとよいでしょう。深い呼吸は副交感神経にスイッチが入るので心もリラックスします。

余分な水分を排出するために、38～40度のぬるめのお風呂でゆっくり体を温めましょう。レモンやみかんなどの柑橘類を湯船に浮かべて香りを楽しむのも、心に穏やかさをもたらします。

【気鬱におすすめの食材】

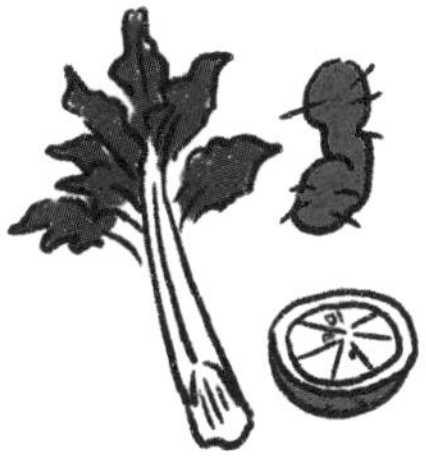

リラックス効果のあるハーブティーもよいでしょう。ジャスミンティー、ミントティーなど。

食材

ゆず、グレープフルーツなどの柑橘類、しそ、みつば、生姜、みょうが、にら、春菊、セロリなどの香味野菜、パセリなどのハーブ類、胡椒など。

気《き》逆《ぎゃく》タイプ

「気」が逆流している

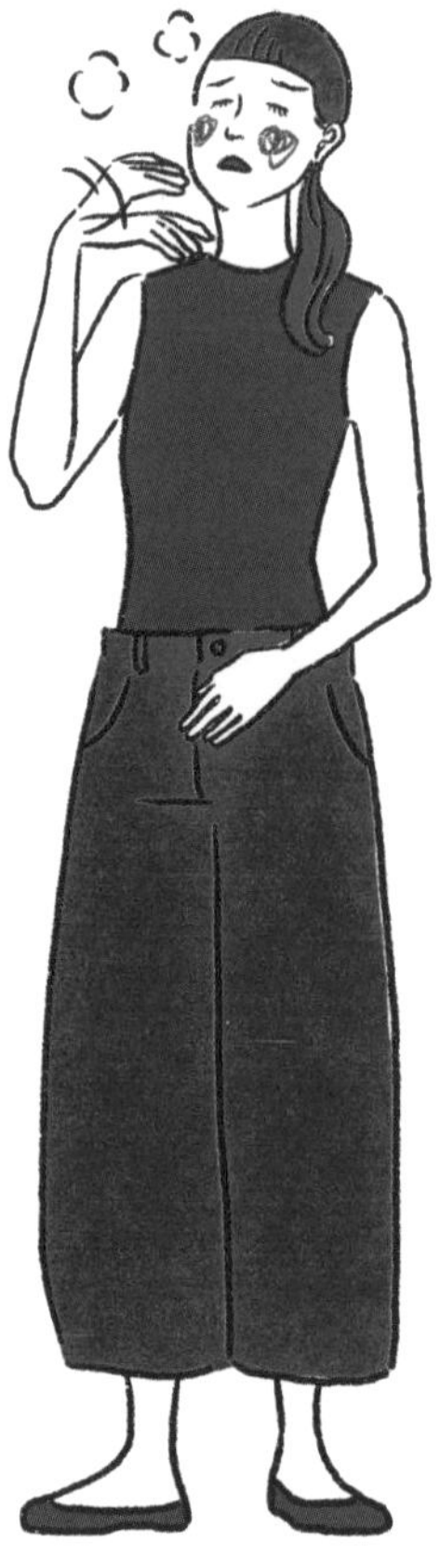

チェック！

□ときどき動悸がある
□発作性の頭痛がある
□発作性のせきがある
□発作性の腹痛がある
□ときどき焦燥感を覚える
□足に冷えはなく、急に熱くなって顔が赤くなることがある（顔面紅潮）
□手足が冷える
□手のひら、足の裏に汗をかく
□吐き気や吐くことがある
□冷えのぼせ（上半身熱感、下肢冷え）

合計□個

気逆の養生ノート

●気が逆流＝上半身に症状が現れやすい

本来、上半身から下半身へと循環するはずの気が逆流している状態が「気逆」です。気のめぐりの異常により、気が上に上りすぎている、または気が下に下がる力が低下しているのです。

一因には、外邪《がいじゃ》が影響している場合もあります。

外邪とは、外から体に悪い影響を及ぼす邪気のこと。ウイルスや細菌などのほか、過度の暑さ寒さなどの気候も外邪に含まれます。

ほかに、冷たい飲食物、あるいは熱すぎる飲食物の摂りすぎや精神状態が不安定だと気逆を引き起こす場合もあります。

●入浴と運動で体全体を温めて

気逆の主な症状は、202 ページに挙げた項目になりますが、逆流の例は以下になります。

肺の気が逆流…せきなど消化器系に不調が出やすい。
胃の気が逆流…げっぷや吐き気など。
肝の気が逆流…頭に血が上ってしまい、イライラやめまいなど。

改善には、五臓の肝や肺の働きを高めることが大事です。

全体のバランスが悪いので、38 ～ 40 度のぬるめのお風呂で体全体を温めたり適度な運動をとり入れたりすることも大切でしょう。

【気逆におすすめの食材】

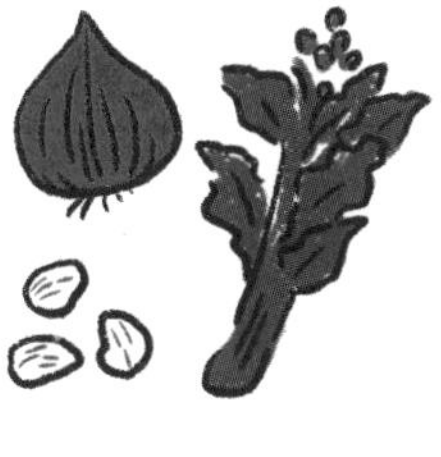

肝の働きを高める食材と肺の働きを高める食材を積極的にとり入れて、胃や腸を整えましょう。

食材

肝と肺の両方の働きを高める松の実、菜の花、セロリ、ごぼう、にんじん、ミント、いちご、もも、肺の働きを高める、のり、やまいも、玉ねぎなど。

血《けっ》虚《きょ》タイプ

「血」が不足している

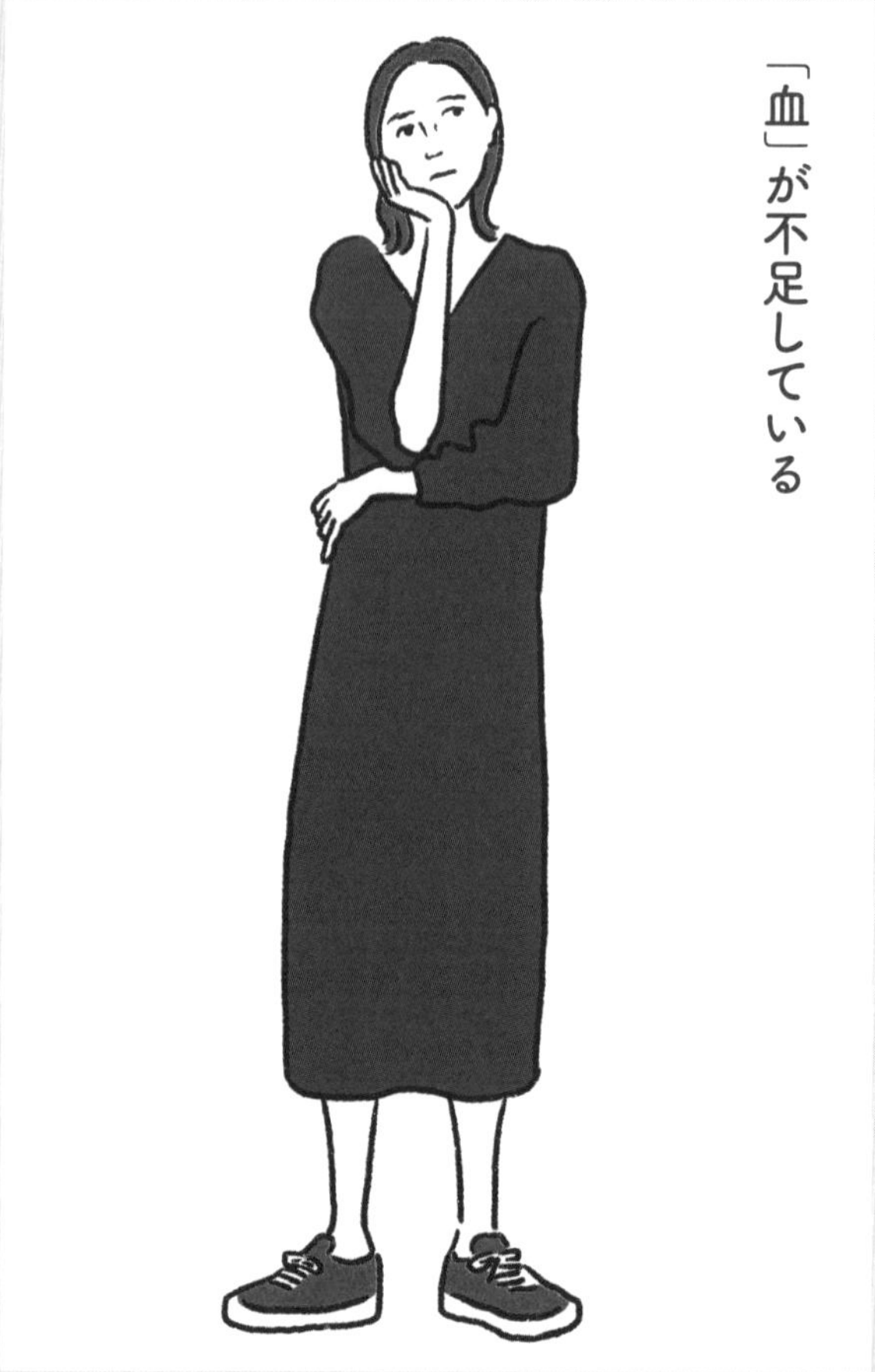

チェック!

□集中力の低下を感じる
□不眠など睡眠障害がある
□眼精疲労がある
□めまいがある
□こむら返りがある
□月経の量または回数が少ない、月経不順
□顔色が悪く白っぽい
□髪が抜けやすい
□肌が乾燥して荒れている、あかぎれがある
□手足の爪が変形している

合計□個

血虚の養生ノート

●血の不足＝肌や髪のトラブルの原因

気血水の「血」は、西洋医学で言う血液とイコールではありませんが、全身に栄養を届けるなど似た働きは担っています。

そうした物質的側面以外に、漢方では血は精神面のサポートもしていると考えます。そんな大事な血の不足状態が「血虚」です。

血を作り出す力が低下しているか、血の消耗量が多すぎるか、あるいは両方によって生じます。

血虚の主な症状は204ページに挙げた項目になります。血の不足により、クラクラとめまいがしたり肌がカサカサになったり、顔の血色が悪い、髪のトラブル、月経不順なども代表的な症状です。

●忙しくても決まった時間に寝て生活を整えたい

血を正しくめぐらせたり体内に分配したりするのは五臓の「肝」。子午流注《しごるちゅう》によると、1～3時は丑《うし》の刻で肝が最も活発に働く時間です。この時間に血を浄化するなど肝はデトックス作業を行なうので、ここでぐっすりと眠り、肝の働きを邪魔しないことが大切です。

気虚（198ページ）を伴っていることも多いので、38～40度のぬるめのお風呂でゆっくり体を温めて休ませるなど、充分な休息もとってください。

【血虚におすすめの食材】

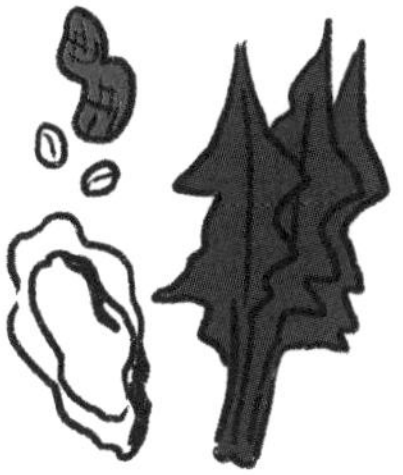

野菜中心になりすぎないようお肉もちゃんと食べましょう。朝食もきちんと食べて体と生活を整えて。

食材

黒ごま、くるみ、落花生などのナッツ類、ドライフルーツ、レバー、羊肉、赤身の肉、牡蠣、ほうれん草、卵など。

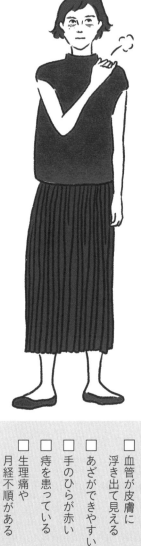

瘀《お》血《けつ》タイプ

「血」のめぐりが滞っている

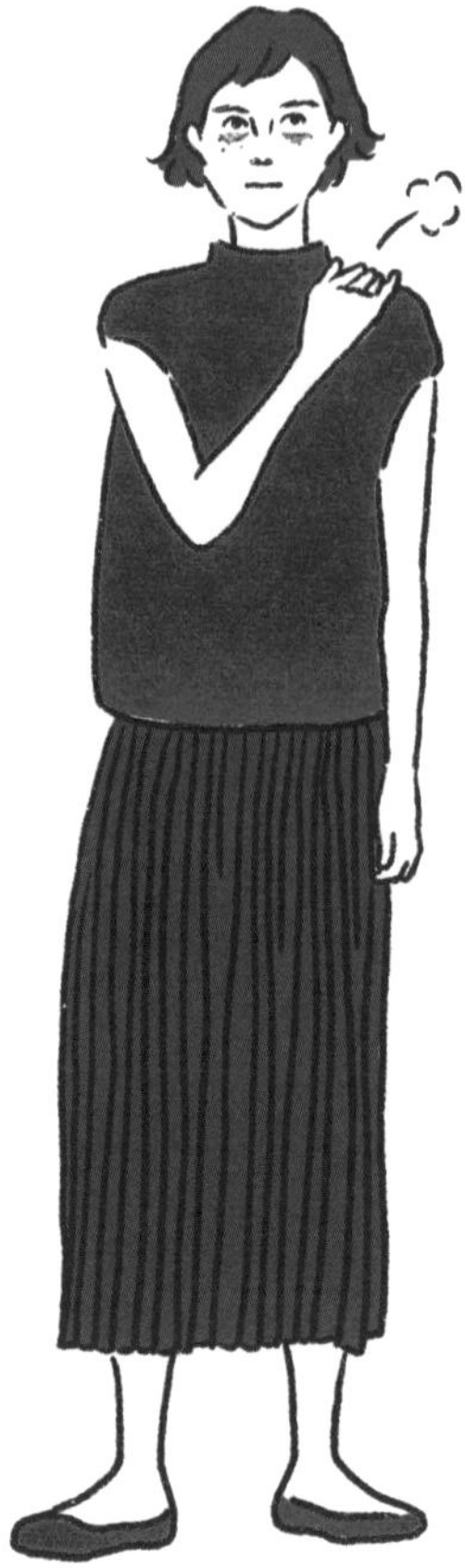

チェック！

- □目の下にクマがある
- □肌荒れしている
- □唇が赤黒い
- □歯肉が赤黒い
- □舌が赤黒い
- □血管が皮膚に浮き出て見える
- □あざができやすい
- □手のひらが赤い
- □痔を患っている
- □生理痛や月経不順がある

合計□個

瘀血の養生ノート

●血の滞り＝肌荒れや便秘の要因

血がうまく循環せずに、流れが停滞や途絶している状態が「瘀血」です。めぐらずに滞っている血は、本来の血の作用はなくなってしまい、むしろ有害にさえなります。

そのため、目の下にクマが出たり、吹き出ものなど肌荒れが生じたり、また肩こりや首のこり、便秘なども招く原因となります。

そのほか、主な症状は206ページに挙げた項目となりますが、血がめぐらないので当然、体も冷え、冷えによる不調も出やすい傾向にあります。

●冷えとりとストレスの発散が大事

血のめぐりを改善するには体を温めることがいちばん。第2章の冷えとり方法のなかから自分に合うものを選んで実践しましょう。

ストレスや過労は体を冷やす要因です。息抜きに、広〜い湯船の銭湯や人里離れた温泉に行くのもよいでしょう。だいそれたことでなくてよいので、体をリフレッシュさせてあげてください。

骨盤まわりの血流を促すために、腹巻きや湯たんぽを活用するほか、長時間の同じ姿勢は避けて、こまめに腰をまわすなどストレッチもとり入れてください。

【瘀血におすすめの食材】

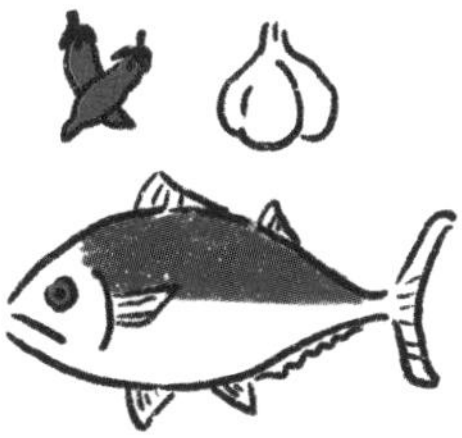

お酢は、血のめぐりを促してくれる作用があるので、調理に上手にとり入れるとよいでしょう。

食材

にんにく、生姜、らっきょう、とうがらし、にら、にんにくの芽、黒きくらげ、黒豆、まぐろ、かつおなど。

水《すい》滞《たい》タイプ

「水」のめぐりが滞っている

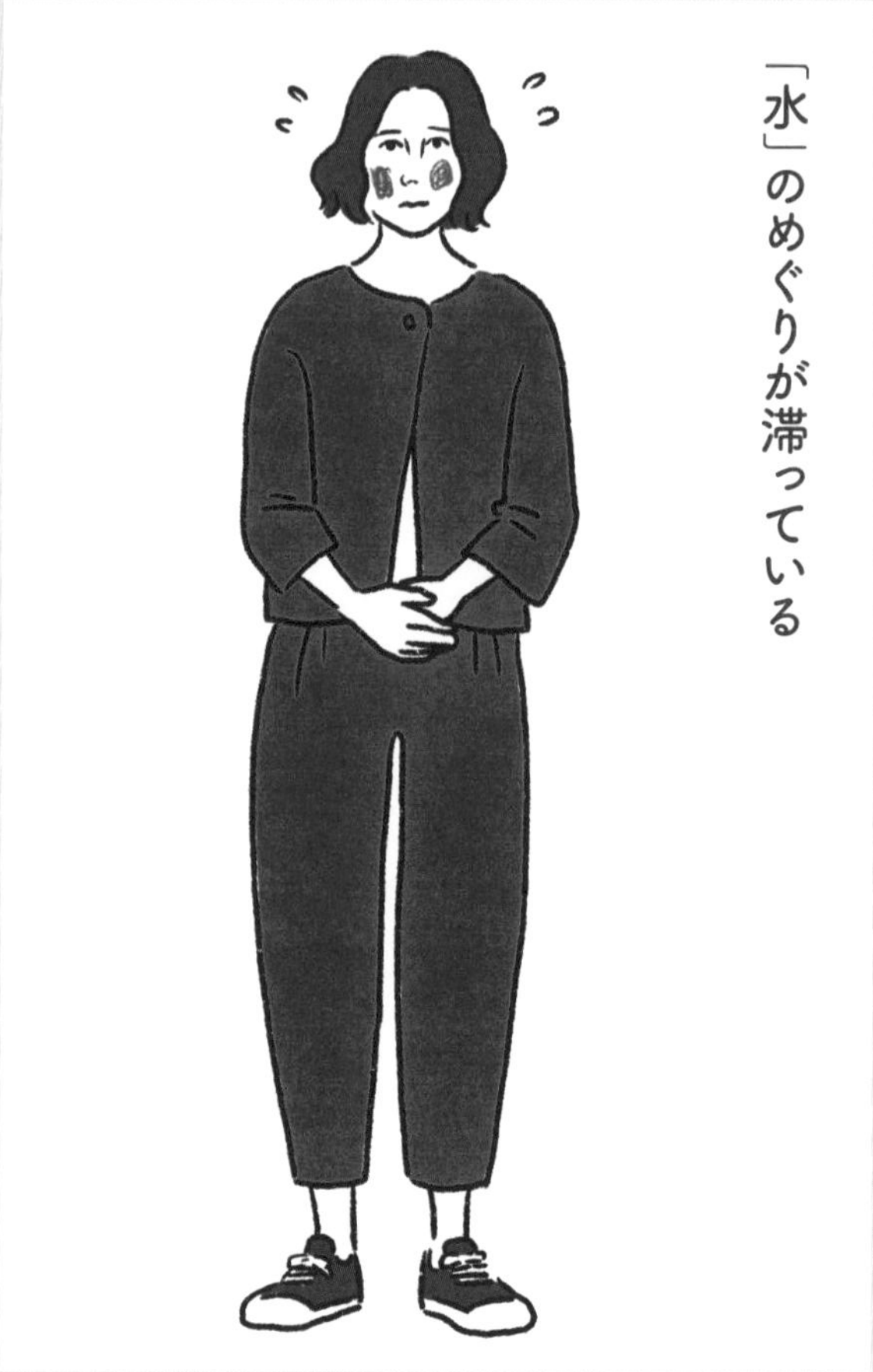

チェック!

- □体が重い感じがする
- □頭が重く、頭痛がある
- □車酔いをしやすい
- □めまい、立ちくらみがある
- □透明の鼻水がよく出る
- □吐き気や吐くことがある
- □朝、手や顔がむくんでいる
- □夕方になると足がむくむ
- □お腹に水がたまっている感じがあり、お腹をたたくとぽちゃぽちゃする
- □下痢ぎみである

合計□個

水滞の養生ノート

●水の滞り＝体の冷え

気血水の「水」の流れに異常が生じ、体の各所で停滞している状態が「水滞」です。「水毒《すいどく》」とも言います。

水が滞ってしまうと、その部分を通るはずの気と血の循環もできなくなり、さまざまな悪影響が及びます。

水滞の主な症状は208ページに挙げた項目になりますが、水滞は大きく分けると次の4つのタイプがあります。

全身タイプ…全身に水が停滞して水太りの状態。めまいなど。
胸タイプ…胸のまわりに水が停滞し、呼吸器系に不調が生じる。
顔・関節タイプ…顔や足に水が停滞し、むくむ、関節リウマチなど。
お腹タイプ…胃や腸に水が停滞し、ぽっこりお腹の状態。下痢、手足の冷えなど。

●体をポカポカに温めて水はけを促して

余分な水分は体を冷やします。水毒とも言うように、余分な水分は体にとってマイナスでしかありません。とにかく体を温める生活習慣に切り替えましょう。38～40度のぬるめのお風呂でゆっくり体を温めるほか、ひと駅分歩くなど、適度な運動で汗として水分を排出することも大切です。

【水滞におすすめの食材】

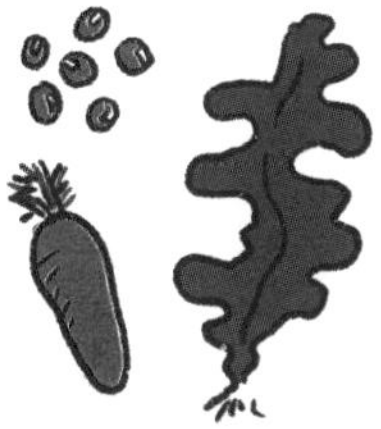

体を冷やす飲食物は避けること。とくに果物や生ものなど。常温以上の温かいものを摂るようにしましょう。

食材

あずき、黒豆などの豆類、のり、昆布、わかめなどの海藻類、はとむぎ、とうもろこし、生姜、はまぐりなど。

季節を感じて過ごしたい

冷えとりカレンダー

漢方においては人間の体も自然の一部。
自然界に準じた生活をすることが
病気にならない秘訣です。
日本には春夏秋冬の季節があります。
季節ごとの冷えとりポイントをご紹介しますので、
季節を感じながら心地よく過ごしてください。

＊旬の食材は、目安です。
＊二十四節気は、2021年の日付を参考に記載しています。
＊和風月名の読み仮名は、月によっては複数ありますが代表的な読み仮名を振っています。

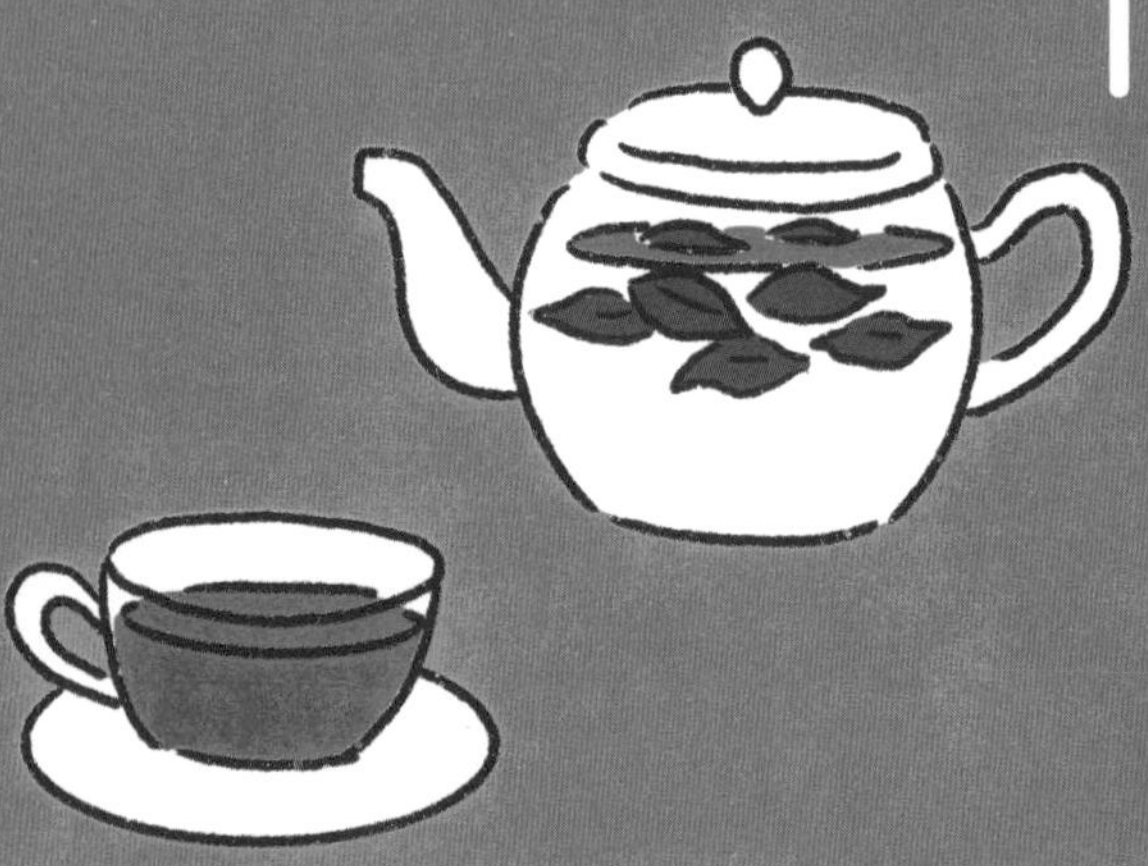

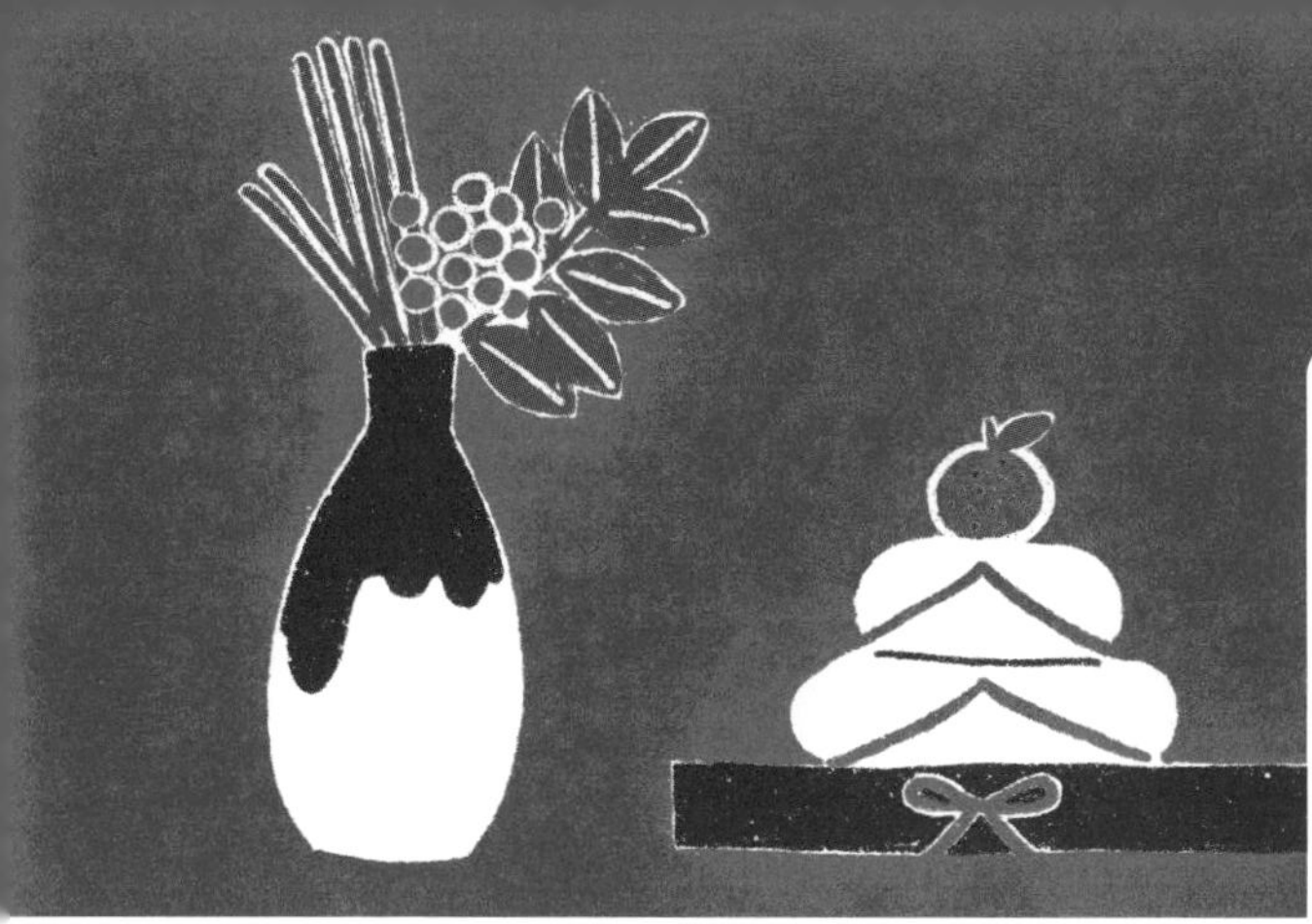

睦月《むつき》（1月）

一年の始まりの1月。新年には目標を立てたり新しいことを始めたりする人も多いですね。ぜひそのひとつに「冷えとり」も入れてほしいと思います。

漢方には「積冷《せきれい》」という言葉があり、日々の小さな冷えの積み重ねが、やがて大きな不調をもたらす原因になるとして冷えを重視し、冷えを防いだり改善したりする工夫を昔からしてきました。

冷蔵庫からペットボトルの水を取り出して飲む習慣などは積冷になること間違いなしの例です。

でも冷えとりは簡単。その冷えた水を白湯《さゆ》に変えればそれでもうOK。気合いも我慢もいりません。だから1月とは言わずにほんとうはいつでも始めてほしいもの。

おすすめする理由もシンプル。気持ちがいいからです。気持ちがよくて健康になるならそれに越したことはないと思いませんか？

冷えがとれると体が楽になります。体が楽になると気持ちが軽くなります。ぜひ気持ちよく一年のスタートを切ってください。

【旬の野菜など】
春菊（11〜3月）、ねぎ（12〜2月）、せり（12〜4月）、小松菜（12〜3月）、やまいも（11〜1月）、さといも（10〜1月）

【二十四節気】
小寒（1月5日頃）、大寒（1月20日頃）

冬の寒い時期に気をつけていただきたいのは、寒暖差です。夏の冷房による室内外の寒暖差という問題もありますが、冬の寒さは命にかかわります。

とくに注意したいのは、部屋のなかでの温度差です。

日本の場合、トイレや脱衣所、お風呂場などが居住スペースと比べて、ぐんと寒いというつくりがほとんどです。

急激な温度変化というのは、交感神経にスイッチがバタッと切り替わるため血圧が急上昇し、脳卒中や心筋梗塞《しんきんこうそく》を引き起こしかねません。実際、一年のなかで死亡率が最も高いのが1～2月なのです。

できれば扉は開けておき、温度差がないようにするとよいでしょう。あるいはトイレや脱衣所などにも暖房をつけておくことです。お風呂場は湯気で温めておくなどちょっとした工夫が大事です。

ちなみに、死亡率が最も低いのは平均気温が21～22度の6月。冬もだいたいこの温度に室内をしておくとよさそうです。

【旬の野菜など】
ブロッコリー（11～3月）、白菜（11～2月）、セロリ（11～2月）、かぶ（11～3月）、ほうれん草（12～2月）
【二十四節気】
立春（2月3日頃）、雨水（2月18日頃）

如月《きさらぎ》（2月）

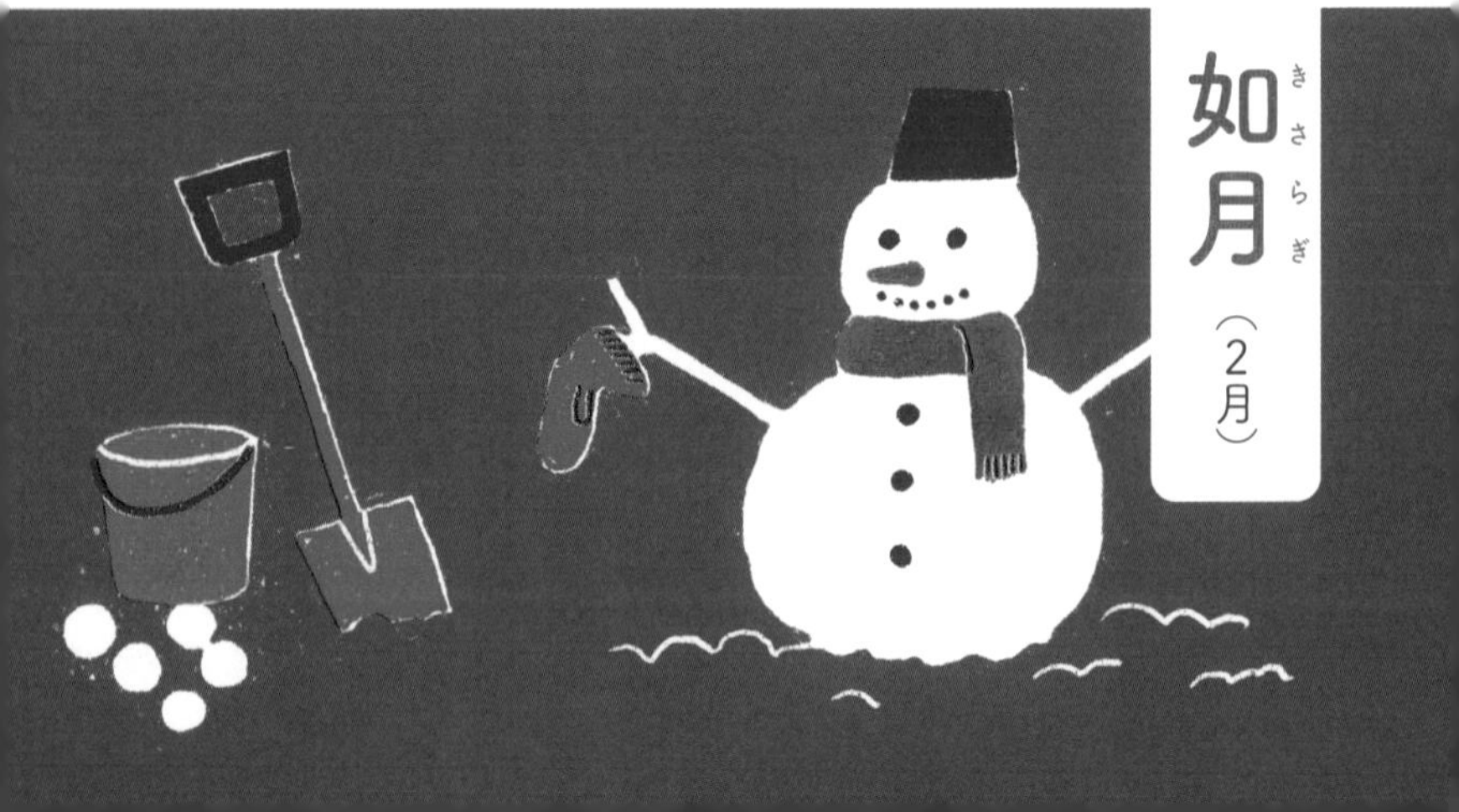

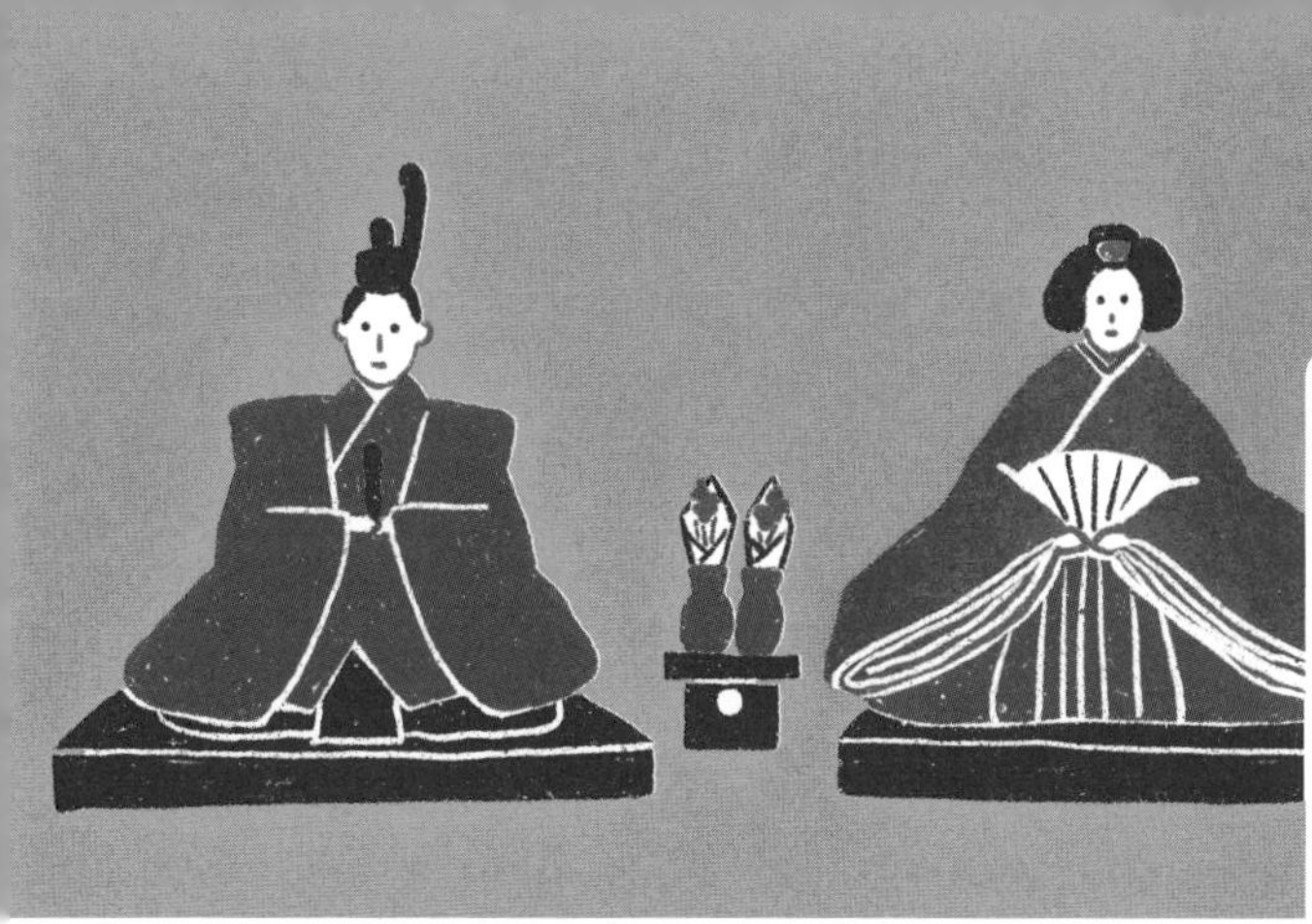

弥生《やよい》（3月）

3月に入るとだんだん温かい日も増えてきて、なんだか気持ちもわくわくしてきますね。

重いコートを脱ぎ捨てて、つい薄着をしたくなりますが、冷えに関しては外出時の服装に注意。

三寒四温の文字どおり、寒い温かいが日ごとに変化します。1日のなかでも日中は汗をかくくらい温かかったとしても、夜はまたぐっと気温が下がることもあります。

外出するときは、いちばん寒い時間帯に備えて、脱ぎ着しやすい服装にしましょう。また、汗はかいたら必ずふくこと。放っておくと冷えの原因になります。

花粉症の人にはつらい季節ですが、春はだんだんと花が色づく季節でもあります。

189ページなどでフラワーエッセンスを紹介しました。フラワーエッセンスは、自分以外の家族や大切な人に使うという方法ももちろんおすすめです。

基本的に無味無臭ですが、保存料によっては、多少味を感じるものもあります。

【旬の野菜など】
菜の花（1〜4月）、ふき（3〜5月）、うど（3〜5月）、グリーンピース（3〜6月）、いちご（3〜5月）

【二十四節気】
啓蟄（3月5日頃）、春分（3月20日頃）

卯月《うづき》（4月）

年度始めの4月は、入学・入社シーズンです。職場や住居など環境の変化がある人も多いでしょう。気候はだんだんと温かくなってくる季節ですが、環境の変化などで精神的に緊張が続き、体を冷やしてしまう人も少なくありません。意識してリラックスする時間をとるようにしましょう。

日中は、持ち運びに便利なロールオンタイプのアロマオイルをポケットにしのばせておくのもおすすめです。さっとひと塗りするだけで、気分転換にもなります。

じつは春先はうつになりやすい季節と言われています。環境の変化に加え低気圧の影響があります。低気圧が通ると空気中の酸素濃度は薄くなり、体は酸欠に近い状態になります。自律神経はこれに対応して体を休ませようと働き、日中でも副交感神経にスイッチが入ってしまうのです。

副交感神経はリラックス担当ですが、過剰に続くと弛緩しきってうつ状態となってしまうのです。バランスを上手にとりましょう。

【旬の野菜など】
たけのこ（4～5月）、さやえんどう（3～5月）、クレソン（3～5月）、しいたけ（3～5月、9～11月）、グレープフルーツ（4～6月）

【二十四節気】
清明（4月4日頃）、穀雨（4月20日頃）

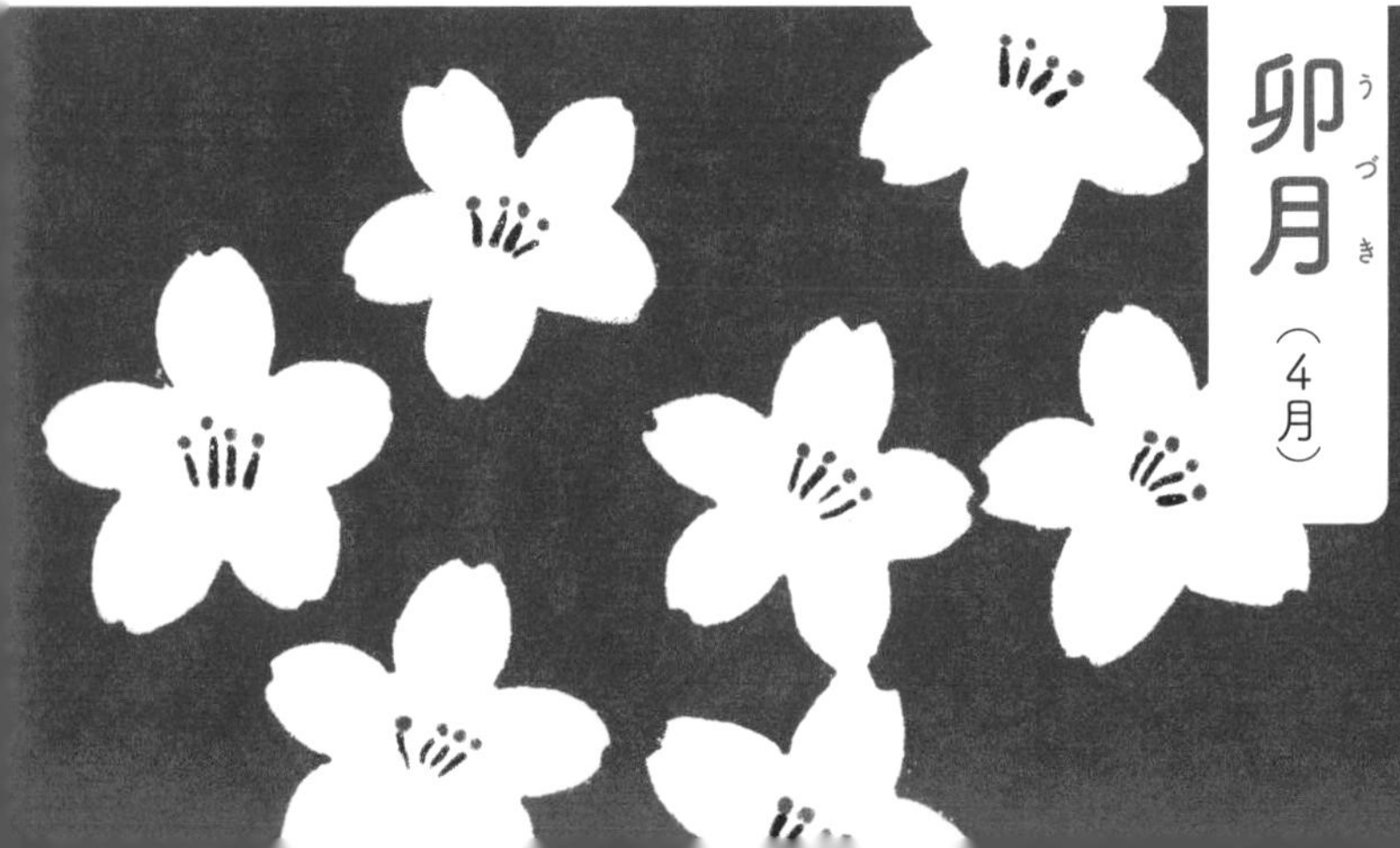

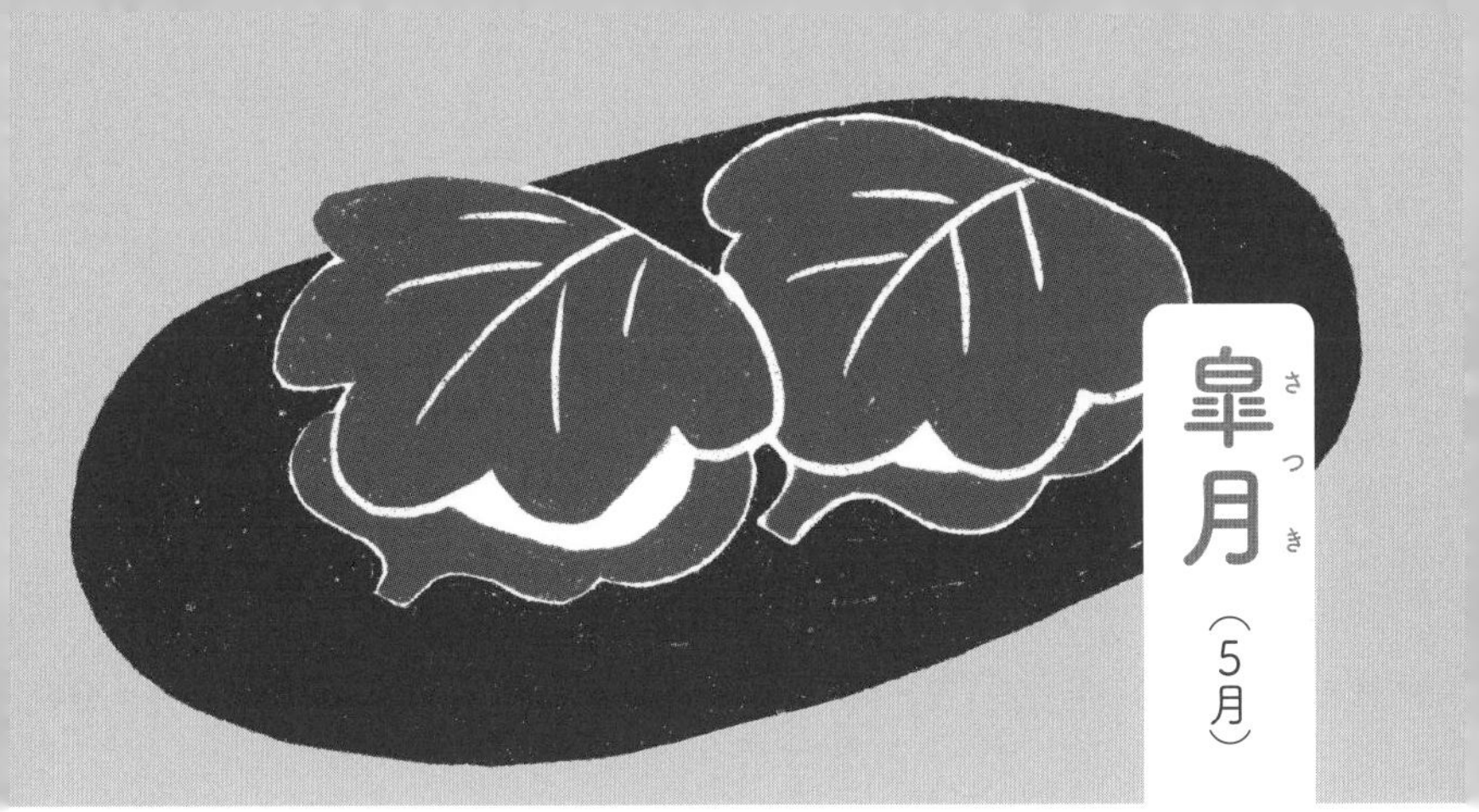

皐月《さつき》（5月）

春先はうつになりやすいというお話を214ページでしましたが、がくっとくるのが5月。五月病という言葉があるように、それまで保っていた緊張の糸が5月の連休でぷつんと切れ、連休明けに気分の落ち込みが生じてしまうのです。

ストレスは、ためないように自分なりの解消方法を見つけていただきたいのですが、大事にしてほしいのは、自分をいたわることです。ストレスがたまりやすい人は、なにかと自分より他人や仕事を優先しがちだからです。

大事なのはあなた自身です。ほかのあれこれよりも、あなたを優先していたわってあげてください。

いい人をやめてみる、というのもひとつの方法。話せる誰かがいれば、気持ちをぶちまけることもときには必要です。ため息もいいでしょう。114ページでお話ししましたが深い呼吸は体をリラックスさせてくれます。

ストレスが減れば体の冷えも軽減し、身体的な不調の改善や予防にもなります。

【旬の野菜など】
にら（3～9月）、玉ねぎ（5～6月）、そら豆（5～6月）、アスパラ（5～7月）、おかひじき（4～6月）

【二十四節気】
立夏（5月5日頃）、小満（5月21日頃）

水無月《みなづき》（6月）

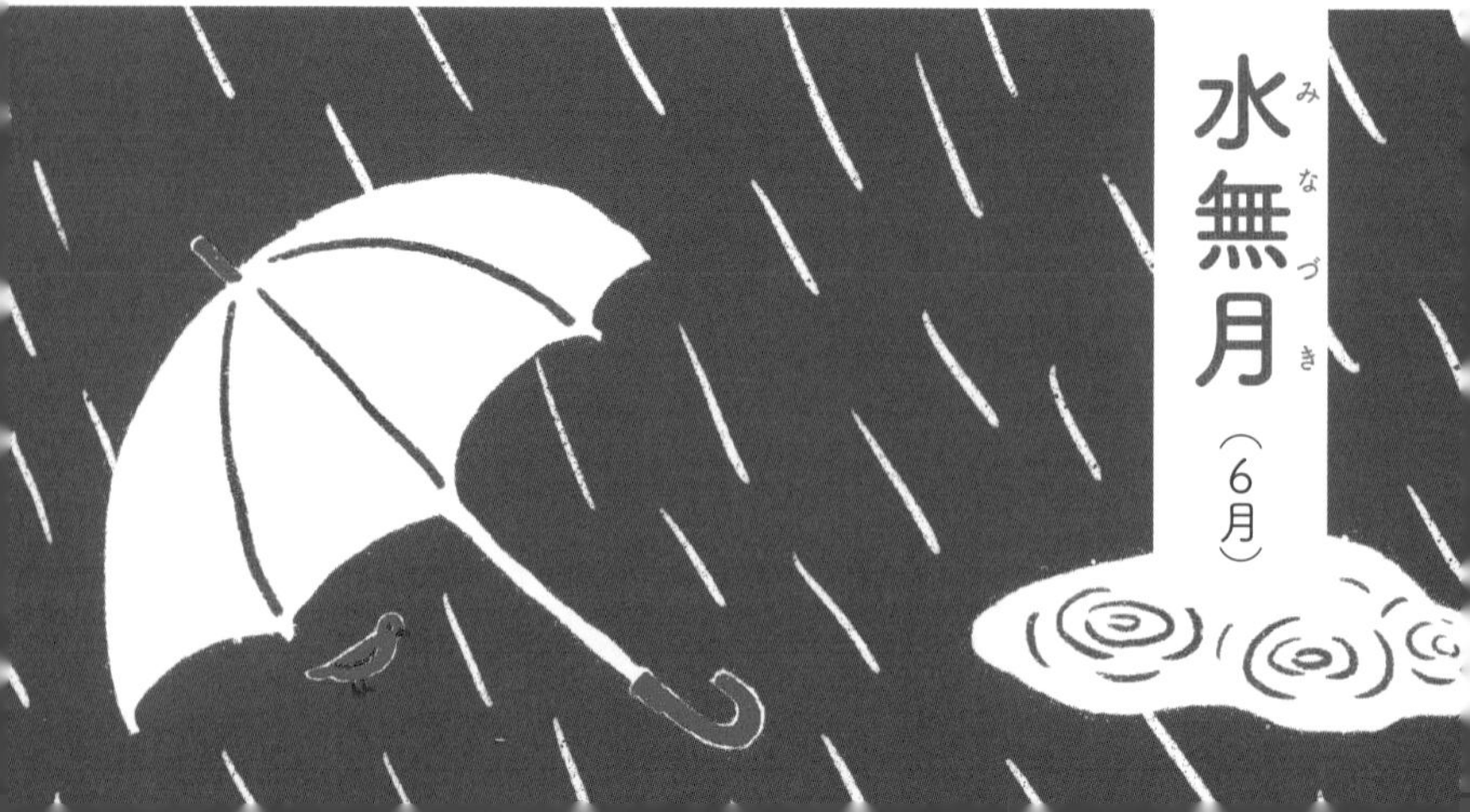

雨が続く梅雨時期は、不快や不調を感じる人も多いでしょう。

大きな原因は低気圧です。214ページでお話ししましたように、低気圧になると自律神経が乱れがちになるからです。

また、体に余分な水分があることも原因のひとつと考えられます。外気が暑ければ汗をかいて水分は出ていきますが、じめじめと湿気が多いと発汗は減ります。そのため体内にある余分な水分は行き場を失い、ますます水をため込むことに。梅雨時期にめまいや頭痛などが頻発するのはそのためです。

水滞《すいたい》タイプ（208ページ）の人はもちろん、雨が降ると調子が悪いという人は、水分の摂りすぎには気をつけて、体を温めて余分な水分の排出を促しましょう。

このように自然現象も行きすぎると病気の原因になります。漢方ではこれを「外邪《がいじゃ》」と呼び、「風《ふう》邪《じゃ》・寒邪《かんじゃ》・暑邪《しょじゃ》・湿邪《しつじゃ》・燥邪《そうじゃ》・火《か》邪《じゃ》」の6つを六邪《ろくじゃ》と呼びます。

なにごとも「過ぎたるは及ばざるが如し」ですね。

【旬の野菜など】
モロヘイヤ（6〜8月）、とうがん（6〜9月）、さやいんげん（6〜9月）、空心菜（6〜8月）、しそ（6〜8月）、うめ（6〜8月）、メロン（6〜7月）

【二十四節気】
芒種（6月5日頃）、夏至（6月21日頃）

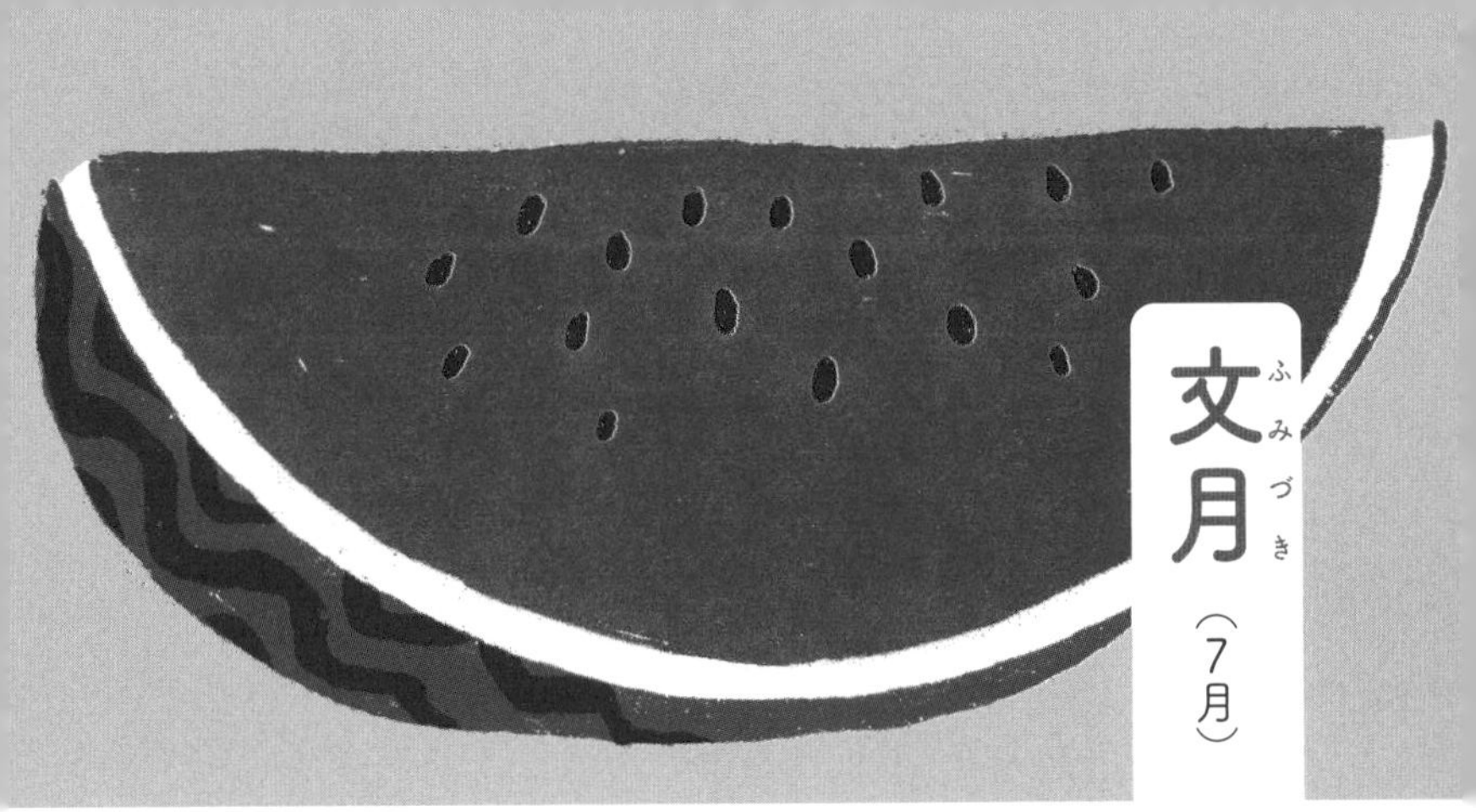

文月《ふみづき》（7月）

暑い季節になると寝苦しい夜も増えますね。朝起きたら布団をはねのけていた、なんてことも少なくないでしょう。しかしお腹の丸出しはよくありません。外気で内臓が冷えてしまうからです。

そこで夏の就寝時には、ぜひ腹巻きを。腹巻きは一年中おすすめですが、腹巻きをして寝れば布団をはねのけても安心だからです。

内臓は大切な臓器が集まっています。締めつけないタイプを選んで、ここだけは死守してください。

ちなみに寝相がいい人は体が冷えている可能性があるので要注意。

人は就寝中に体勢を変えて、こりや疲れを無意識にとっています。また体温により布団のなかが温まってくると、温まりすぎないように、ひんやりした部分を求めて寝返りを打ちます。発汗もしているので蒸れも回避しているでしょう。

体が冷えていると布団はなかなか温まらず、ひんやりした部分も嫌うので、結果、寝相がよくなります。寝相の「良い・悪い」は、じつは体にとっては逆なんです。

【旬の野菜など】
レタス（7～8月）、ピーマン（6～8月）、かぼちゃ（5～8月）、枝豆（7～8月）、ししとうがらし（7～9月）、オクラ（6～9月）、梨（7～10月）

【二十四節気】
小暑（7月7日頃）、大暑（7月22日頃）

本来「冷え」は、寒い時期に多いものでしたが、近年は冷房による「夏冷え」が増えています。

室内は寒い。しかし一歩外に出れば暑い。ゆえに冷たい飲みもののがぶ飲みでお腹は冷え、室内に戻ると冷房で冷える、という冷えの二重奏が生じているのです。

冷房には服装などで身を守り、冷たい飲みものの摂りすぎには注意しましょう。

反対に、熱中症にも注意です。

冷房を嫌って冷房を切ってしまい、熱中症になってしまったというケースも少なくありません。

窓を開けて風通しがよければ涼しい、というのが理想ですが、なかなかそういう時代でもなくなってきました。扇風機やエアコンを上手に使いましょう。エアコンの設定温度は28度がよいでしょう。

高齢になると体温の変化を感じにくいという人もいます。こまめに体温チェックするなどの対処を。

脱水を避けるため、常温以上の水分を補給して、夏冷えと熱中症の予防に備えましょう。

【旬の野菜など】
トマト（6～9月）、とうもろこし（6～8月）、ゴーヤ（7～8月）、きゅうり（6～8月）、ズッキーニ（7～9月）、いちじく（8～10月）、ぶどう（8～10月）

【二十四節気】
立秋（8月7日頃）、処暑（8月23日頃）

葉月《はづき》（8月）

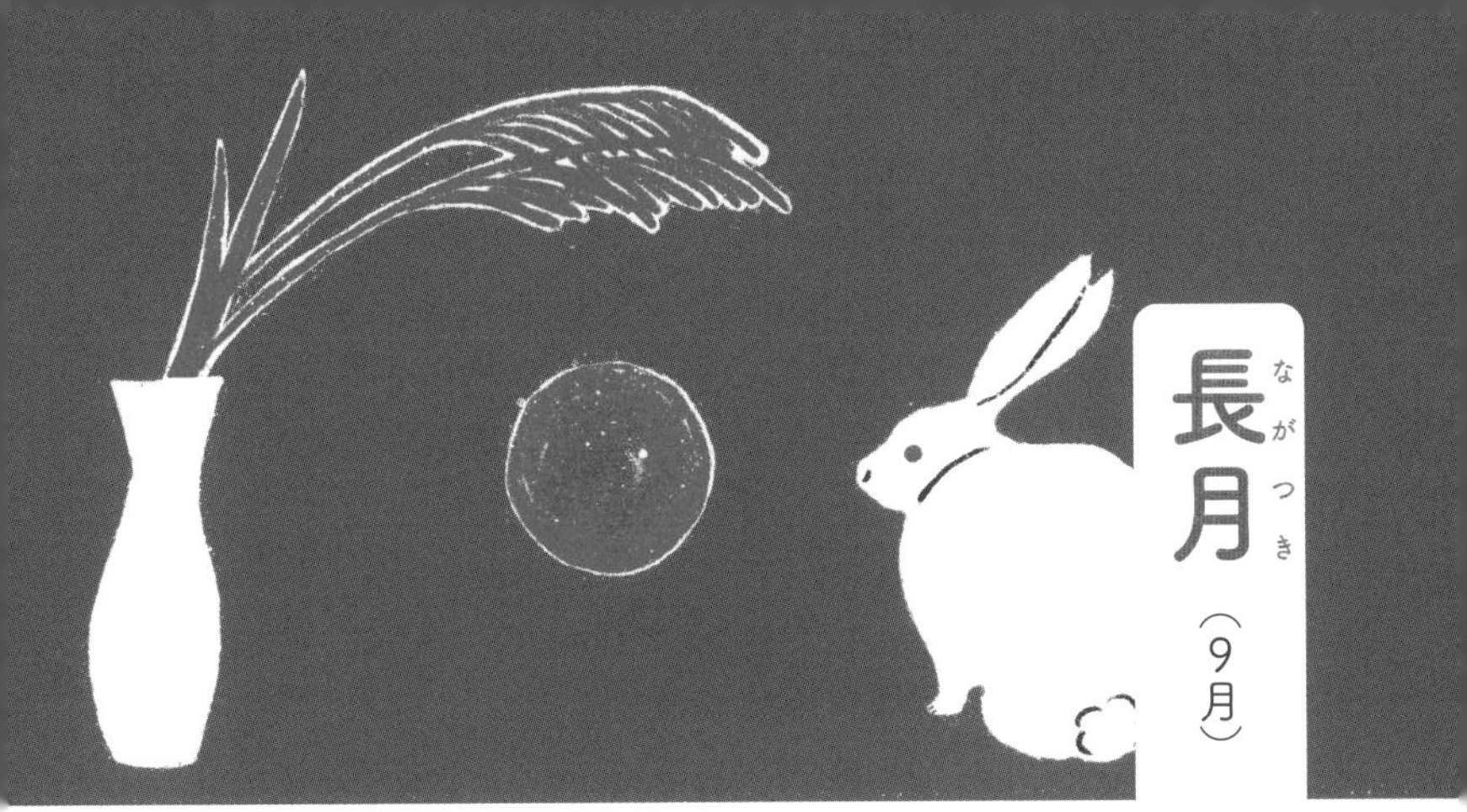

長月《ながつき》（9月）

一説によると、長月とは夜《よ》長月《ながつき》が転じた呼び名と言われています。残暑が残りつつも、ひと雨ごとに吹く風の温度が季節の移行を知らせ、だんだんと夜が長くなり月がきれいな季節を迎えます。

過ごしやすい季節ですが、秋はメランコリックになりやすい季節でもあります。やはり低気圧の影響が大きいのです。物思いにふけったり感傷的な気分になったりするのも無関係ではないでしょう。

春（214ページ）と似た季節ではありますが、台風の影響で春以上に激しい温度変化が生じます。自律神経が乱れやすく体調も崩しやすいので、服装の調節や入浴で体を温めて1日をリセットするなど、自分の体をいたわりましょう。

なお、秋は六邪《ろくじゃ》の燥邪《そうじゃ》（216ページ）に注意。夏の湿気が薄れる分、乾燥が目立ち、せきやのどの痛みを訴える人が増えます。はちみつは、のどの痛みを和らげる作用があるので上手に摂ったり、首に1枚ショールを巻いて出かけたりなど養生《ようじょう》してください。

【旬の野菜など】
なす（7～9月）、みょうが（7～11月）、チンゲンサイ（8～11月）、しめじ（9～11月）、くり（9～10月）

【二十四節気】
白露（9月7日頃）、秋分（9月23日頃）

神無月《かんなづき》（10月）

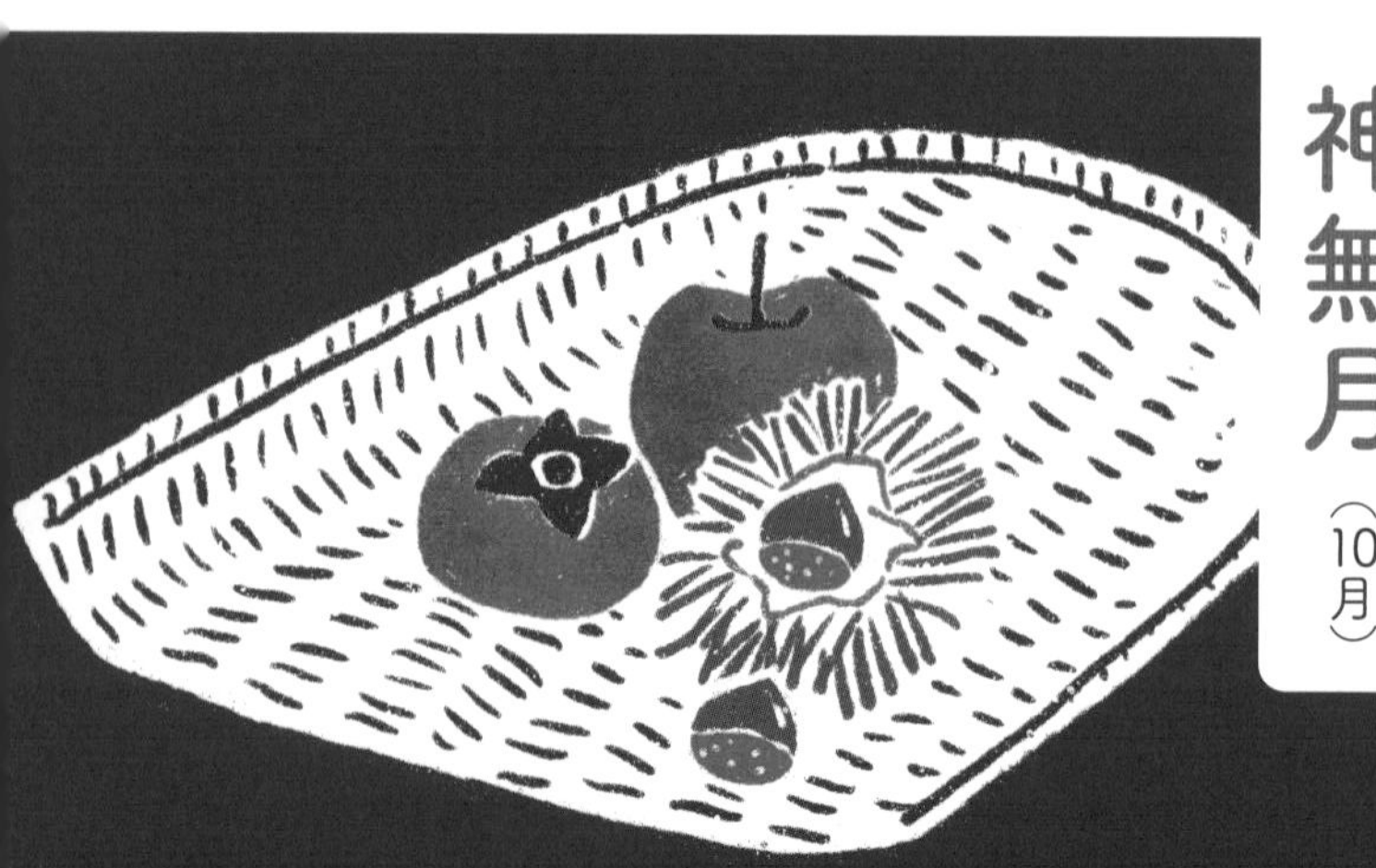

秋はやっぱり食欲の秋。いもや栗、きのこに柿などが店頭に並び、食べることが楽しい季節です。「身土不二《しんどふじ》」や「一物全食《いちぶつぜんしょく》」という言葉をご存じですか。

身土不二とは、わたしたち人間の体と大地は切り離せず一体であるという意味から、自分が暮らしている土地で収穫される旬の食材を食べる生活がよいという意味。

一物全食とは、まるっと全部いただきましょうという意味。

本来、人は暑い夏には汗をかき、寒い冬には熱を作り、その季節に収穫される旬の食べものを摂って体温調節をしていました。

季節を問わず食材が手に入る現代社会は便利ではありますが、現代人は体が冷えている人が多いので、冷えている人が冬でも夏野菜ばかりを食べると、ますます冷えてしまうのです。

言うまでもなく、食事が体を作ります。自分の体の状態や旬の食材を知ることは大切でしょう。そしてできるだけ地産地消を心がけたいものです。

【旬の野菜など】
水菜（10～3月）、にんじん（10～11月）、つるむらさき（7～11月）、カリフラワー（10～2月）、じゃがいも（10～11月、5～6月）、柿（10～11月）

【二十四節気】
寒露（10月8日頃）、霜降（10月23日頃）

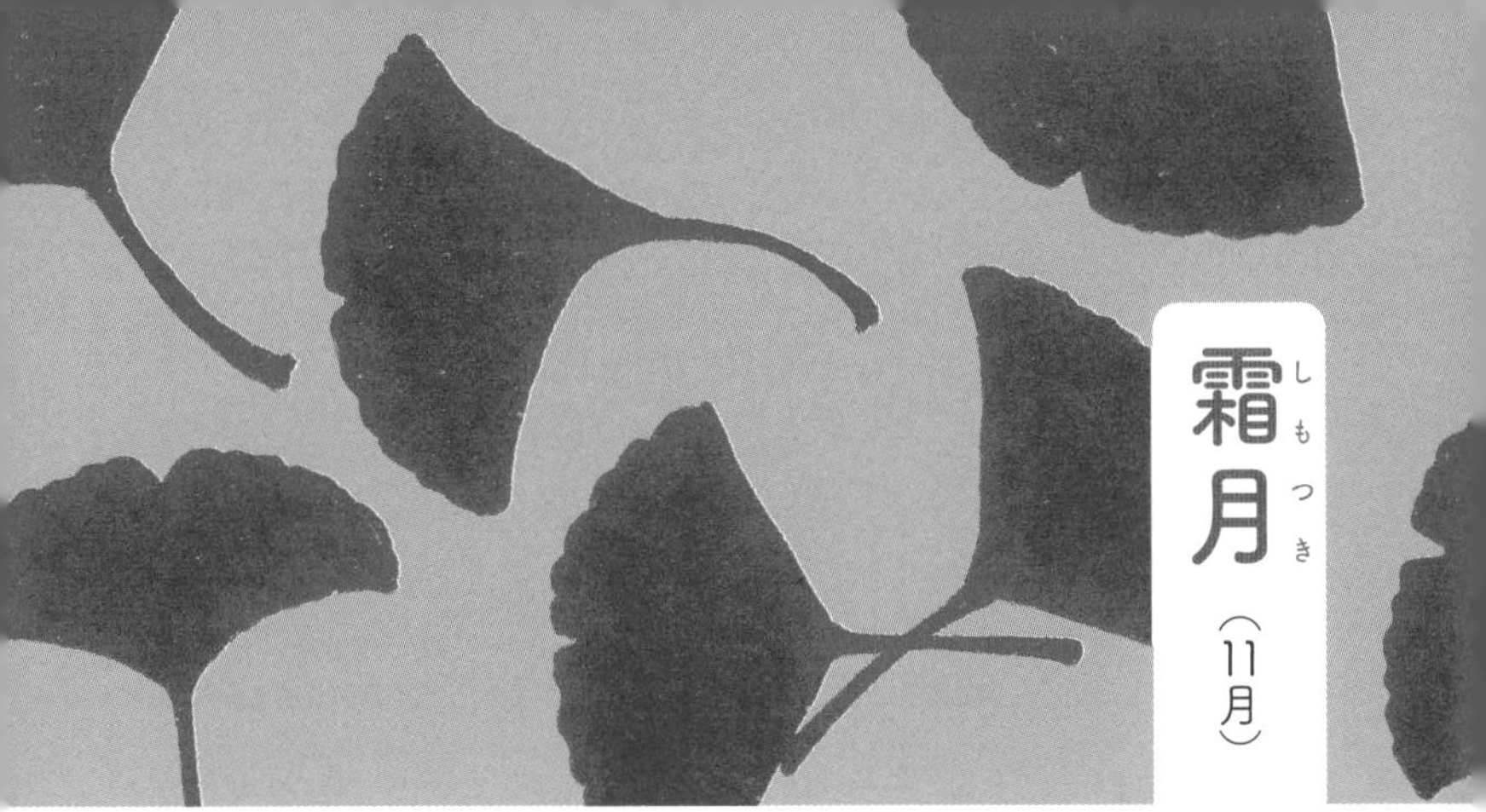

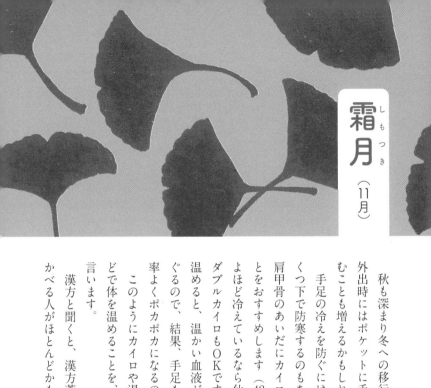

霜月《しもつき》（11月）

秋も深まり冬への移行のあいだ。外出時にはポケットに手を突っ込むことも増えるかもしれません。

手足の冷えを防ぐには、手袋やくつ下で防寒するのもありですが、肩甲骨のあいだにカイロを貼ることをおすすめします（42ページ）。よほど冷えているなら仙骨付近とダブルカイロもOKです。ここを温めると、温かい血液が全身をめぐるので、結果、手足も温まり効率よくポカポカになるのです。

このようにカイロや湯たんぽなどで体を温めることを、温罨法《おんあんぽう》と言います。

漢方と聞くと、漢方薬を思い浮かべる人がほとんどかもしれません。しかし漢方医学は、こうした温罨法のほか食養生《しょくようじょう》、子午流注《しごるちゅう》に見られる日常生活の養生などたくさんの知恵の総体なのです。

いずれも長い歴史を経てきた先人たちの知恵ですから、今に伝わるものは歴史のなかで淘汰され、経験的によかったものと言えます。長い歴史の月日が、エビデンスそのものとも言えるでしょう。

【旬の野菜など】
れんこん（11～2月）、ゆりね（11～2月）、ルッコラ（11～12月）、さつまいも（9～11月）、マッシュルーム（11～12月、3～6月）、ぎんなん（10～11月）

【二十四節気】
立冬（11月7日頃）、小雪（11月22日頃）

師走《しわす》（12月）

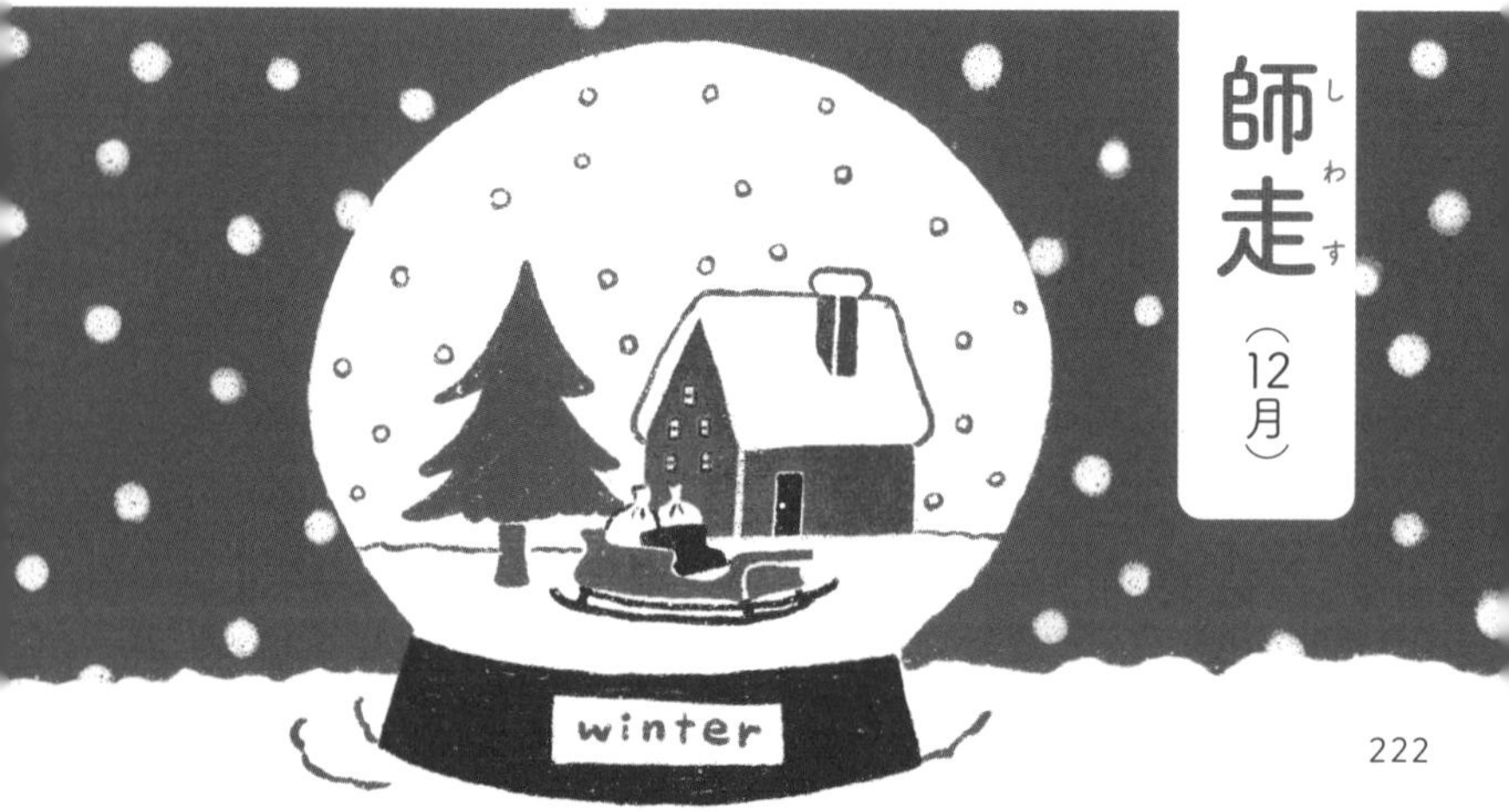

忘年会シーズンですね。一年のあれやこれやを忘れてパーッと飲もうというわけですが、ごめんなさい、暴飲暴食はやっぱりおすすめできません。

食べすぎると、体は消化器に血液の集合をかけて、血液が総出で消化促進作業に励むことになります。その間、ほかの臓器をはじめ体のすみずみに充分な血液が運ばれなくなり体は冷えてしまいます。

冷たいビールをぐぐっと飲むことも増えるでしょうが、ほどほどに。内臓を冷やすと免疫力の低下を招き、とくに寒い時期は風邪をはじめとしたウイルス感染には致命的です。

口から入ってきた飲食物は、小腸で必要・不必要のセレクションがかかります。そのため、免疫を司るリンパ球は、小腸の粘膜に約6割が集まっています。

食べすぎたら運動を。じつは基礎代謝の量は一年で変動し、夏よりも冬のほうが基礎代謝量は上がるのです。やせるチャンスは冬にあり！ということです。

【旬の野菜など】
大根（12〜2月）、ごぼう（10〜12月、3〜5月）、キャベツ（12〜4月）、くわい（11〜12月）、ゆず（10〜12月、7〜8月）、りんご（10〜12月）

【二十四節気】
大雪（12月7日頃）、冬至（12月22日頃）

【著者】
川嶋 朗（かわしま・あきら）
1957年、東京都生まれ。北海道大学医学部卒。東京女子医科大学病院入局、ハーバード大学医学部マサチューセッツ総合病院留学。東京女子医科大学附属青山自然医療研究所クリニック所長を経て、2014年より東京有明医療大学保健医療学部鍼灸学科教授。東洋医学研究所附属クリニック自然医療部門担当医師。日本予防医学会理事。主な著書、監修書は『心もからだも「冷え」が万病のもと』（集英社新書）、『病気にならない体をつくるドライヤーお灸』（青山出版社）、『「がん」も「うつ」も体温が低い』（KAWADE夢新書）など多数。

ブックデザイン　菅谷真理子（マルサンカク）
イラスト　くぼあやこ
構成・編集　小野眞由子
編集協力　風土文化社

不調が消え、免疫力アップ
毎日の冷えとり漢方

2021年11月20日　初版印刷
2021年11月30日　初版発行

著　者　川嶋 朗
発行者　小野寺優
発行所　株式会社河出書房新社
〒151-0051 東京都渋谷区千駄ヶ谷2-32-2
電話 03-3404-1201［営業］
03-3404-8611［編集］
https://www.kawade.co.jp/

印刷・製本　図書印刷株式会社

Printed in Japan
ISBN978-4-309-28935-9